HTLV-1 関連脊髄症（HAM）診療ガイドライン 2019

～HTLV-1 陽性関節リウマチ＆HTLV-1 陽性臓器移植　診療の対応を含めて～

Practical Guideline for HTLV-1-associated myelopathy (HAM) 2019

© Societas Neurologica Japonica, Japanese Society of Neurological Therapeutics, The Japanese Society for Neuroimmunology, Japanese Society for Neuroinfectious Diseases, The Japanese Society of HTLV-1 and Associated Diseases, The Japan Society for Transplantation, 2019

Published by Nankodo Co., Ltd., Tokyo, 2019

HTLV-1 関連脊髄症（HAM）診療ガイドライン 2019

2019

～HTLV-1 陽性関節リウマチ＆HTLV-1 陽性臓器移植　診療の対応を含めて～

監修　日本神経学会，日本神経治療学会，日本神経免疫学会，
　　　日本神経感染症学会，日本 HTLV-1 学会，日本移植学会

編集　厚生労働省「HAM ならびに HTLV-1 陽性難治性疾患に関する国際的な
　　　総意形成を踏まえた診療ガイドラインの作成」研究班，
　　　「HTLV-1 関連脊髄症（HAM）診療ガイドライン 2019」作成委員会

南江堂

監修

日本神経学会，日本神経治療学会，日本神経免疫学会，日本神経感染症学会，
日本 HTLV-1 学会，日本移植学会

統括

日本神経学会ガイドライン統括委員会

編集

厚生労働省「HAM ならびに HTLV-1 陽性難治性疾患に関する国際的な総意形成を踏まえた診療ガイドラインの作成」研究班，
「HTLV-1 関連脊髄症（HAM）診療ガイドライン 2019」作成委員会

委員長

| 山野　嘉久 | 聖マリアンナ医科大学難病治療研究センター　教授 |

委　員

内丸　　薫	東京大学大学院新領域創成科学研究科メディカル情報生命専攻病態医療科学分野　教授
梅北　邦彦	宮崎大学医学部内科学講座免疫感染病態学分野　准教授
遠藤　寿子	国立病院機構新潟病院神経内科
岡山　昭彦	宮崎大学医学部内科学講座免疫感染病態学分野　教授
鴨居　功樹	東京医科歯科大学大学院医歯学総合研究科眼科学　講師
川上　　純	長崎大学大学院先進予防医学共同専攻　主任教授
久保田龍二	ヒトレトロウイルス学共同研究センター鹿児島大学キャンパス　教授
郡山　達男	脳神経センター大田記念病院　院長
中島　　孝	国立病院機構新潟病院　院長
中村　龍文	長崎国際大学人間社会学部社会福祉学科　教授
中村　英樹	長崎大学大学院先進予防医学共同専攻　講師
法化図陽一	大分県立病院神経内科　部長
松浦　英治	鹿児島大学大学院医歯学総合研究科神経病学講座脳神経内科・老年病学　准教授
松尾　朋博	長崎大学大学院医歯薬学総合研究科泌尿器科学　病院講師
松崎　敏男	大勝病院脳神経内科　医師
松下　拓也	九州大学病院脳神経内科　診療准教授
村井　弘之	国際医療福祉大学医学部神経内科学　主任教授
八木下尚子	聖マリアンナ医科大学難病治療研究センター　講師
山内　淳司	聖マリアンナ医科大学難病治療研究センター　助教
湯沢　賢治	国立病院機構水戸医療センター臨床研究部移植医療研究室　部長

評価・調整委員

| 亀井　　聡 | 日本大学医学部神経内科学　主任教授 |
| 吉良　潤一 | 九州大学大学院医学研究院神経内科学分野　教授 |

中川　正法　　京都府立医科大学大学院医学研究科医療フロンティア展開学　教授
渡邉　俊樹　　東京大学医科学研究所附属病院　教授

システマティックレビュー委員
井上　永介　　聖マリアンナ医科大学医学教育文化部門医学情報学　教授
佐藤　知雄　　聖マリアンナ医科大学難病治療研究センター　准教授
高田　礼子　　聖マリアンナ医科大学予防医学　教授
山口直比古　　聖隷佐倉市民病院図書室/日本医学図書館協会

外部委員（診療ガイドライン作成方法専門家）
中山　健夫　　京都大学大学院健康情報学　教授

その他，臨時委員など
石母田　衆　　全国 HAM 患者友の会（アトムの会）（患者会代表）
菅付加代子　　NPO 法人スマイルリボン（患者会代表）

ガイドライン作成協力者
崎間　洋邦　　琉球大学医学部附属病院第三内科　助教
坪井　義夫　　福岡大学医学部医学科神経内科学教室　教授
森尾　裕志　　湘南医療大学保健医療学部リハビリテーション学科　准教授

パネル会議パネリスト
石原　聡　　　琉球大学医学部附属病院第三内科（崎間洋邦代理）
石母田　衆　　全国 HAM 患者友の会（アトムの会）（患者会代表）
久保田龍二　　ヒトレトロウイルス学共同研究センター鹿児島大学キャンパス　教授
郡山　達男　　脳神経センター大田記念病院　院長
菅付加代子　　NPO 法人スマイルリボン（患者会代表）
玉木　慶子　　福岡大学医学部医学科神経内科学教室（坪井義夫代理）
中島　孝　　　国立病院機構新潟病院　院長
中村　龍文　　長崎国際大学人間社会学部社会福祉学科　教授
法化図陽一　　大分県立病院神経内科　部長
松浦　英治　　鹿児島大学大学院医歯学総合研究科神経病学講座脳神経内科・老年病学
　　　　　　　准教授
松尾　朋博　　長崎大学大学院医歯薬学総合研究科泌尿器科学　病院講師
松崎　敏男　　大勝病院脳神経内科　医師
松下　拓也　　九州大学病院脳神経内科　診療准教授
村井　弘之　　国際医療福祉大学医学部神経内科学　主任教授
森尾　裕志　　湘南医療大学保健医療学部リハビリテーション学科　准教授
山野　嘉久　　聖マリアンナ医科大学難病治療研究センター　教授

（50 音順）

神経疾患診療ガイドラインの発行にあたって

　日本神経学会では，2001 年に当時の柳澤信夫理事長の提唱に基づき，理事会で主要な神経疾患について治療ガイドラインを作成することを決定し，2002 年に「慢性頭痛」，「パーキンソン病」，「てんかん」，「筋萎縮性側索硬化症」，「痴呆性疾患」，「脳卒中」の 6 疾患についての「治療ガイドライン 2002」を発行しました．

　「治療ガイドライン 2002」の発行から時間が経過し，新しい知見も著しく増加したため，2008 年の理事会（葛原茂樹元代表理事）で改訂を行うことを決定し，「治療ガイドライン 2010」では，「慢性頭痛」（2013 年発行），「認知症」（2010 年発行），「てんかん」（2010 年発行），「多発性硬化症」（2010 年発行），「パーキンソン病」（2011 年発行），「脳卒中」（2009 年発行）の 6 疾患の治療ガイドライン作成委員会，および「遺伝子診断」（2009 年発行）のガイドライン作成委員会が発足しました．

　「治療ガイドライン 2010」の作成にあたっては，本学会としてすべての治療ガイドラインについて一貫性のある作成委員会構成を行いました．利益相反に関して，このガイドライン作成に携わる作成委員会委員は，「日本神経学会利益相反自己申告書」を代表理事に提出し，日本神経学会による「利益相反状態についての承認」を得ました．また，代表理事のもとに統括委員会を置き，その下に各治療ガイドライン作成委員会を設置しました．この改訂治療ガイドラインでは，パーキンソン病を除く全疾患について，他学会との合同委員会で作成されました．

　2009 年から 2011 年にかけて発行された治療ガイドラインは，代表的な神経疾患に関するものでした．しかし，その他の神経疾患でも治療ガイドラインの必要性が高まり，2011 年の理事会で新たに 6 神経疾患の診療ガイドライン（ギラン・バレー症候群・フィッシャー症候群，慢性炎症性脱髄性多発根ニューロパチー・多巣性運動ニューロパチー，筋萎縮性側索硬化症，細菌性髄膜炎，デュシェンヌ型筋ジストロフィー，重症筋無力症）を，診断・検査を含めた「診療ガイドライン」として作成することが決定されました．これらは 2013〜2014 年に発行され，「ガイドライン 2013」として広く活用されています．

　今回のガイドライン改訂・作成は 2013 年の理事会で，「遺伝子診断」（2009 年発行），「てんかん」（2010 年発行），「認知症疾患」（2010 年発行），「多系統萎縮症」（2010 年発行），「パーキンソン病」（2011 年発行）の改訂，「単純ヘルペス脳炎」と「ジストニア」の作成，2014 年の理事会で「脊髄小脳変性症・多系統萎縮症診療ガイドライン」の作成が承認されたのを受けたものです．さらに，2017 年の理事会で「HTLV-1 関連脊髄症（HAM）診療ガイドライン」と「筋強直性ジストロフィー診療ガイドライン」の作成が承認されました．

　これらのガイドライン改訂は従来同様，根拠に基づく医療（evidence-based medicine：EBM）の考え方に従い，「Minds 診療ガイドライン作成の手引き」2007 年版，および 2014 年版が作成に利用できたものに関しては 2014 年版に準拠して作成されました（2014 年版準拠は「多発性硬化症・視神経脊髄炎」，「パーキンソン病」，「てんかん」の診療ガイドラインなど）．2014 年版では患者やメディカルスタッフもクリニカルクエスチョン作成に参加する GRADE システムの導入を推奨しており，GRADE システムは新しいガイドラインの一部にも導入されています．

　診療ガイドラインは，臨床医が適切かつ妥当な診療を行うための臨床的判断を支援する目的

で，現時点の医学的知見に基づいて作成されたものです．個々の患者さんの診療はすべての臨床データをもとに，主治医によって個別の決定がなされるべきものであり，診療ガイドラインは医師の裁量を拘束するものではありません．診療ガイドラインはすべての患者に適応される性質のものではなく，患者さんの状態を正確に把握したうえで，それぞれの治療の現場で参考にされるために作成されたものです．

　神経疾患の治療も日進月歩で発展しており，診療ガイドラインは今後も定期的な改訂が必要となります．新しい診療ガイドラインが，学会員の皆様の日常診療の一助になることを心から願いますとともに，次期改訂に向けて，診療ガイドラインをさらによいものにするためのご評価，ご意見をお待ちしております．

　2019 年 5 月

日本神経学会 前代表理事　髙橋　良輔

日本神経学会 代表理事　戸田　達史

日本神経学会 ガイドライン統括委員長　亀井　聡

序

　ヒト T 細胞白血病ウイルス 1 型（human T-cell leukemia virus type I：HTLV-1）の感染者の一部にみられる HTLV-1 関連脊髄症（HTLV-1-associated myelopathy：HAM）は，1986 年に鹿児島大学名誉教授 納光弘先生や Dr. Gessain A らによって提唱された進行性の痙性脊髄麻痺を呈する疾患である．HTLV-1 は，1980 年に成人 T 細胞白血病・リンパ腫（adult T-cell leukemia-lymphoma：ATL）の原因として発見されたレトロウイルスで，当時は腫瘍ウイルスとしての研究が進行していたため，HTLV-1 が ATL とはまったく異なる神経疾患をも引き起こすということは驚くべき発見であった．しかしながらその後，多くの希少神経疾患がそうであるように，HAM もまた，症状を劇的に改善させる治療法や，症状の進行を止める根本的な治療薬は発見されず，患者はもとより医療者・研究者にとっても苦難の時代が続いた．このような状況を打破するため，HAM 患者会が奮起し，その勇気ある粘り強い活動がついに国を動かし，2010 年に国主導の「HTLV-1 総合対策」が策定された．この施策は，感染予防対策，相談支援，医療体制整備，普及啓発，研究開発推進の 5 つを柱としており，妊婦健診での HTLV-1 抗体検査の無償化がスタートし，相談体制も整備が進められ，HTLV-1 研究に対して大型予算が組まれるようになった．この「HTLV-1 総合対策」は HTLV-1 研究の大きな推進力となり，HAM 研究にとっても大きな転換期になった．

　このような対策がなされるなか，HAM の新規発症者数はいまだ減少しておらず，特にこれまで少ないとされてきた大都市圏での患者数が増加していることが最近の疫学調査から明らかとなった．そのため，患者が全国どの地域に居住していても，質の高い HAM の治療を受けることができるようになるには，診療ガイドラインの策定が喫緊の課題である．これまで，厚生労働省研究班により「HAM 診療マニュアル」（2013 年，2016 年）が作成されてきたが，本書はこれらを更に発展すべく，日本神経学会，厚生労働省研究班および患者会と協力し，GRADE システムを取り入れたエビデンスに基づくガイドラインとすること，また将来の研究課題を明確化することを意識して作成した．また最近，HTLV-1 陽性の関節リウマチ患者や臓器移植患者への対応に関する指針策定のニーズが高まっているため，これらについても最新の情報を整理して掲載した．

　本ガイドラインは 4 つの章から構成されており，第 1 章には HAM ならびに HTLV-1，HAM と合併しうる ATL をはじめとする関連疾患などの基本的情報について，最新の知見を織り交ぜて記述した．第 2 章には HAM 患者の治療に関するクリニカルクエスチョンに対する推奨を，第 3 章にはエビデンスが不十分で推奨が提示しにくい臨床課題に対する内容を Q&A 形式で掲載した．更に第 4 章には，HAM 患者の治療などに対する価値観や意向に関する調査結果を掲載した．

　現段階では，HAM や HTLV-1 陽性患者の診療における臨床課題に対する十分なエビデンスがないために推奨を提示できない臨床課題が多くあり，HAM の診療の支援となるような構成となったが，今後，更に良質なエビデンスを創出し，より信頼性の高いガイドラインへと発展させる必要があると考える．また，先進国で HAM が多いのは日本のみであり，日本は HTLV-

1 分野の研究に積極的に取り組む使命を背負っている．本ガイドラインが日本のみならず，世界
の HTLV-1 診療の向上に少しでも役立つことを期待する．そして最後に，本書の作成にあたり
多大なるご貢献を賜った諸先生や患者会の方々に心から謝意を表したい．

2019 年 5 月

「HTLV-1 関連脊髄症（HAM）診療ガイドライン 2019」作成委員会 委員長

山野嘉久

本ガイドラインの基本理念および概要

目的

　本ガイドラインは，HAM や HTLV-1 陽性患者の診療において，患者の身体機能の長期予後ならびに生命予後を改善させるために，適切な臨床上の判断を行うための情報や推奨を提供することを目的としている．本ガイドラインでは，現時点で利用可能なエビデンスに基づき，個々の患者の価値観にも配慮したうえで推奨を提供するように努めた．

対象

　本ガイドラインの利用者は，主に HAM や HTLV-1 陽性患者の診療に従事する専門医を想定したが，総合診療医，家庭医，一般医，他領域専門医などの非専門医や看護師，薬剤師，理学療法士，検査技師などの医療従事者，ならびに患者やその家族も利用できるように配慮した．

利用にあたっての注意

　本ガイドラインは，あくまで臨床医が適切かつ妥当な診療を行うための臨床的判断を支援するものであり，すべての患者に適応されるものではなく，また医師の裁量を拘束するものでもない．個々の患者の診療は，すべての臨床データをもとに患者の状態を正確に把握し，更に患者の価値観や診療の実態を踏まえたうえで，主治医によって個別の決定がなされるべきものであり，その過程で参考となるよう作成されたものである．

対象患者

　HAM 患者，HTLV-1 陽性の関節リウマチ患者，HTLV-1 陽性の臓器移植候補者（ドナーおよびレシピエント）を対象とする．HAM 患者のみ成人を対象とし，HTLV-1 陽性の関節リウマチ患者および臓器移植候補者の年齢は問わない．なお，性別・臨床状況・除外基準などは設定していない．

治療目標

　身体機能の長期予後の改善ならびに生命予後の改善を目指す．

治療方針

- 身体機能障害をできるだけ速やかに改善し，改善した状態を長期間維持する．
- 合併症の適切な管理によって QOL の改善に努める．
- 薬剤の適正使用により有害事象の発現を予防あるいは低減し，生じた場合は適切に対応する．
- 治療法の選択には患者と情報を共有し，協働的意思決定（シェアード・ディシジョン・メイキング）を行う．

内容

　本ガイドラインは4章から構成されている．第1章には，HAM患者およびHTLV-1陽性患者を診療するうえでの基本情報を掲載した．第2章には，成人HAM患者に対する薬物療法に関するシステマティックレビューによる推奨を掲載した．第3章には，エビデンスが不十分で推奨が作成できないが，重要な臨床課題をQ&A形式で解説した．第4章には，HAM患者の価値観や意向に関する調査結果の情報を掲載した．エビデンスが不十分で推奨を提示できない重要臨床課題が多くあったが，基本情報やQ&Aを掲載することで，診療現場の支援となるように努めた．

取り扱う臨床上の課題

　本ガイドラインでは，成人HAM患者に対する薬物療法の以下の4つのクリニカルクエスチョン（Clinical Question：CQ）に対してシステマティックレビューを行い，推奨を提示した（第2章）．

　CQ1　成人HAM患者において，ステロイド内服治療は推奨されるか
　CQ2　成人HAM患者において，インターフェロンα治療は推奨されるか
　CQ3　成人HAM患者において，抗レトロウイルス薬（逆転写酵素阻害薬）は推奨されるか
　CQ4　成人HAM患者において，ステロイドパルス療法は推奨されるか

　エビデンスが不十分で推奨が作成できない重要臨床課題は，以下の4つのテーマに分けてQ&Aとして取り上げた（第3章）．

　1．HAMの診療に関するQ&A
　2．HTLV-1陽性関節リウマチ患者の診療に関するQ&A
　3．臓器移植におけるHTLV-1感染への対応に関するQ&A
　4．ATLのスクリーニング検査に関するQ&A

患者の価値観

　Grading of Recommendations Assessment, Development and Evaluation（GRADE）システム[1,2]では，ガイドライン作成に際して患者の価値観や希望，重要視する点などに配慮して患者関連アウトカムを検討することが求められている．本ガイドラインでは，患者代表にパネル会議でパネリストとして参画してもらい，推奨決定に寄与していただいた．また，HAM患者を対象に価値観に関するアンケート調査を行い，アウトカムの重要性を評価するための参考資料とした（第4章）．

診療ガイドライン利用促進の工夫

　本ガイドラインは書籍として刊行し，日本神経学会および日本医療機能評価機構Mindsの運営するホームページにて公開する予定である．また，利用促進のための簡易版などを作成し，講演会も開催する予定である．更に今後，ガイドラインのなかから“診療プロセスにおける重要項目”を抽出し，それらの実践度を定量的に評価する診療の質評価指標（Quality Indicator：QI）を開発し，全国調査を実施する計画である．具体的な評価指標としては，発症から診断までの年数，機能予後，生命予後，検査の実施状況，診断および治療アルゴリズムの実施状況などが考えられる．

透明性の確保

　本ガイドライン作成にあたり，ガイドライン統括委員会，ガイドライン作成グループ，システマティックレビューチームの構成員が，原則として独立してそれぞれの作業を進めることで，作成過程の透明性を確保した．また，推奨決定の過程をガイドライン本文中に記載した．更に日本神経学会のホームページを通じて本ガイドラインに対するパブリックコメントを募集し，評価の結果を可能な限り反映させた．

資金

　本ガイドラインは厚生労働科学研究費補助金　難治性疾患等政策研究事業（難治性疾患政策研究事業）の資金により作成し，ほかの組織・団体・企業からの資金提供は一切受けていない．本ガイドライン作成委員会の構成員に日当などは支払われず，必要な場合のみ交通費宿泊費を支給した．

利益相反（Conflict of Interest：COI）

　すべての本ガイドライン作成委員会の構成員は，経済的 COI について，日本神経学会利益相反委員会へ利益相反自己申告書を提出した．日本神経学会では，内科系学会とともに策定した COI に関する共通指針ならびに細則に基づき，COI を適正に管理している（日本神経学会ホームページ https://www.neurology-jp.org/gaiyo/kaisoku.html に指針・書式等を掲載している）．本ガイドライン作成委員会のすべての構成員について，システマティックレビュー（SR）作成・パネリストの担当状況，経済的 COI（2017 年），学術的 COI（アカデミック COI）の具体的な状況は以下に示す通りである．経済的 COI について日本神経学会の開示基準に該当した委員は 1 名で，SR 作成，パネリストは担当しなかった．

委員名	SR 作成	パネリスト	経済的 COI	学術的 COI（アカデミック COI）
山野嘉久	―	CQ1 ～ CQ4	なし	HAM 診療マニュアル第 1 版策定委員会委員 HAM 診療マニュアル第 2 版策定委員会委員 日本神経学会ガイドライン統括委員会委員 日本 HTLV-1 学会診療委員会委員 HTLV-1 陽性関節リウマチ患者診療の手引第 1 版作成メンバー HTLV-1 陽性関節リウマチ患者診療の手引第 2 版作成メンバー
内丸薫	―	―	なし	日本 HTLV-1 学会診療委員会委員
梅北邦彦	―	―	なし	HTLV-1 陽性関節リウマチ患者診療の手引第 2 版作成メンバー
遠藤寿子	―	―	なし	なし
岡山昭彦	―	―	なし	日本 HTLV-1 学会診療委員会委員長 HTLV-1 陽性関節リウマチ患者診療の手引第 1 版作成メンバー HTLV-1 陽性関節リウマチ患者診療の手引第 2 版作成メンバー
鴨居功樹	―	―	なし	日本 HTLV-1 学会診療委員会委員 HTLV-1 関連ぶどう膜炎　診療の手引き作成メンバー HTLV-1 陽性関節リウマチ患者診療の手引第 1 版作成メンバー ベーチェット病診療ガイドライン眼病変分科会メンバー
川上純	―	―	有り*	HTLV-1 陽性関節リウマチ患者診療の手引第 1 版作成メンバー HTLV-1 陽性関節リウマチ患者診療の手引第 2 版作成メンバー
久保田龍二	―	CQ1 ～ CQ4	なし	HAM 診療マニュアル第 1 版策定委員会委員 HAM 診療マニュアル第 2 版策定委員会委員
郡山達男	―	CQ1 ～ CQ4	なし	なし
中島孝	―	CQ1, CQ2	なし	日本神経学会神経疾患の遺伝子診断ガイドライン作成委員会委員
中村龍文	―	CQ1 ～ CQ4	なし	HAM 診療マニュアル第 1 版策定委員会委員 HAM 診療マニュアル第 2 版策定委員会委員

* 研究費（受託研究）小野薬品工業株式会社、研究費（産学共同研究）ブリストルマイヤーズスクイブ株式会社

委員名	SR 作成	パネリスト	経済的 COI	学術的 COI（アカデミック COI）
中村英樹	—	—	なし	HTLV-1 陽性関節リウマチ患者診療の手引第 2 版作成メンバー
法化図陽一	—	CQ1 〜 CQ4	なし	HAM 診療マニュアル第 2 版策定委員会委員
松浦英治	—	CQ1, CQ2	なし	HAM 診療マニュアル第 1 版策定委員会委員 HAM 診療マニュアル第 2 版策定委員会委員
松尾朋博	—	CQ1 〜 CQ4	なし	HAM 診療マニュアル第 2 版策定委員会委員
松崎敏男	—	CQ3, CQ4	なし	HAM 診療マニュアル第 1 版策定委員会委員 HAM 診療マニュアル第 2 版策定委員会委員
松下拓也	—	CQ1, CQ2	なし	なし
村井弘之	—	CQ3, CQ4	なし	日本神経学会ガイドライン統括委員会委員 重症筋無力症／ランバート・イートン筋無力症候群診療ガイドライン作成委員会委員長 日本神経免疫学会 MG 委員会副委員長
八木下尚子	—	—	なし	なし
山内淳司	—	—	なし	なし
湯沢賢治	—	—	なし	日本移植学会臓器移植抗体陽性診療ガイドライン策定委員
亀井聡	—	—	なし	日本神経学会ガイドライン統括委員会委員長 細菌性髄膜炎診療ガイドライン作成委員会委員長 単純ヘルペスウィルス脳炎診療ガイドライン作成委員会委員長 日本神経治療学会ガイドライン作成委員会委員 日本神経感染症学会ガイドライン委員会委員
吉良潤一	—	—	なし	日本神経免疫学会 MS 委員会委員長
中川正法	—	—	なし	HAM 診療マニュアル第 1 版策定委員会委員 HAM 診療マニュアル第 2 版策定委員会委員 日本神経学会神経疾患の遺伝子診断ガイドライン作成委員会委員
渡邉俊樹	—	—	なし	HTLV-1 陽性関節リウマチ患者診療の手引第 1 版作成メンバー
井上永介	CQ2, CQ3	—	なし	なし
佐藤知雄	CQ1 〜 CQ4	—	なし	なし
高田礼子	CQ1, CQ4	—	なし	なし
山口直比古	CQ1 〜 CQ4	—	なし	なし
中山健夫	—	—	なし	厚生労働科学「診療ガイドラインの今後の整備の方向性についての研究（2018 〜 9 年度 指定課題）」（代表研究者） 厚生労働省費用対効果専門組織委員 公益財団法人日本医療機能評価機構医療情報サービス事業 Minds 運営委員長・診療ガイドライン選定部会長 日本医学会連合診療ガイドライン検討委員 日本神経学会診療ガイドライン統括委員
石母田衆	—	CQ1 〜 CQ4	なし	なし
菅付加代子	—	CQ1 〜 CQ4	なし	なし
崎間洋邦	—	—	なし	なし
坪井義夫	—	—	なし	なし
森尾裕志	—	CQ1 〜 CQ4	なし	日本心臓リハビリテーション学会心臓リハビリテーション標準プログラム策定部会員
石原聡	—	CQ1, CQ2	なし	なし
玉木慶了	—	CQ1 〜 CQ4	なし	なし

外部評価

　本ガイドラインを，診療の専門家およびガイドラインの専門家の意見を取り入れて，より質の高いガイドラインとするために外部評価を受けた．具体的には，日本神経学会ガイドライン統括委員会，日本神経治療学会ガイドライン作成委員会，日本神経免疫学会 MS 委員会，日本神経感染症学会ガイドライン委員会，日本 HTLV-1 学会診療委員会，日本移植学会医療標準化委員会，および Minds による外部評価を受けた．Minds による外部評価は，診療ガイドライン

表 1　Minds による公開前評価　AGREE Ⅱ 評価表

領域		項目		項目別平均値 (1-7)
1 対象と目的		1	ガイドライン全体の目的が具体的に記載されている.	6.75
		2	ガイドラインが取り扱う健康上の問題点が具体的に記載されている.	6.25
		3	ガイドラインの適用が想定される対象集団（患者，一般市民など）が具体的に記載されている.	4.75
2 利害関係者の参加		4	ガイドライン作成グループには，関係するすべての専門家グループの代表者が加わっている.	5.75
		5	対象集団（患者，一般市民など）の価値観や希望が調べられた.	6.75
		6	ガイドラインの利用者が明確に定義されている.	6.5
3 作成の厳密さ		7	エビデンスを検索するために系統的な方法が用いられている.	6.25
		8	エビデンスの選択基準が明確に記載されている.	5.25
		9	エビデンス総体（body of evidence）の強固さと限界が明確に記載されている.	6.75
		10	推奨を作成する方法が明確に記載されている.	6.5
		11	推奨の作成にあたって健康上の利益，副作用，リスクが考慮されている.	6.75
		12	推奨とそれを支持するエビデンスとの対応関係が明確である.	6.75
		13	ガイドラインの公表に先立って，専門家による外部評価がなされている.	3.75
		14	ガイドラインの改定手続きが示されている.	5
4 提示の明確さ		15	推奨が具体的であり，曖昧でない.	6.25
		16	患者の状態や健康上の問題に応じて，異なる選択肢が明確に示されている.	5
		17	重要な推奨が容易に見つけられる.	6.25
5 適用可能性		18	ガイドラインの適用にあたっての促進要因と阻害要因が記載されている.	5.75
		19	どのように推奨を適用するかについての助言・ツールを提供している.	5.25
		20	推奨の適用に対する，潜在的な資源の影響が考慮されている.	6
		21	ガイドラインにモニタリングや監査のための基準が示されている.	6.25
6 編集の独立性		22	資金提供者の見解が，ガイドラインの内容に影響していない.	5.25
		23	ガイドライン作成グループメンバーの利益相反が記録され，適切な対応がなされている.	4.5

評価の国際標準ツールである AGREE Ⅱ[3] の 6 領域 23 項目からなる評価項目を用いて行われた（表 1）．AGREE Ⅱ では各項目を 1〜7 点の 7 段階で評価し，記載内容が優れているほど評点が高い．外部評価の結果は，可能な限りガイドラインに反映させた．主なコメントとコメントに対する対応は巻末資料（p.176〜）に記載した．また，本ガイドラインの利用者の意見を取り入れるために，日本神経学会および日本移植学会のサイトを通じて本ガイドラインに対するパブリックコメントを募集した結果，コメントは 0 件であった．

　HTLV-1 陽性関節リウマチ患者に対する診療の対応については，リウマチ医が参照しやすいように，本ガイドラインと内容をすり合わせた「HTLV-1 陽性関節リウマチ患者診療の手引（Q&A）第 2 版」（https://www.ryumachi-jp.com/pdf/HTLV-1.pdf）を作成し，日本リウマチ学会，日本 HTLV-1 学会，HAM 患者会，日本リウマチ友の会より外部評価を受けた．

改訂予定

　本診療ガイドラインは，新しい臨床試験や外部評価などの結果を受けて，日本神経学会ガイドライン統括委員会が主体となり，3〜5年後に改訂予定である．ただし，重要な知見が得られた場合には，必要に応じて改訂時期の前倒しや部分改訂を検討する．

文献

1) GRADE working group.　http://www.gradeworkinggroup.org/
2) 相原守夫．診療ガイドラインのための GRADE システム―第 2 版，凸版メディア，弘前，2015
3) 公益財団法人日本医療機能評価機構 EBM 医療情報部（2016 年 7 月）．AGREE Ⅱ日本語訳．参照先：AGREE Ⅱ（The Appraisal of Guidelines for Research and Evaluation Ⅱ）http://minds4.jcqhc.or.jp/minds/guideline/pdf/AGREE2jpn.pdf

2019 年 5 月

「HTLV-1 関連脊髄症（HAM）診療ガイドライン 2019」作成委員会

HAM の診療の流れ

＜HTLV-1 感染の診断のためのフローチャート＞

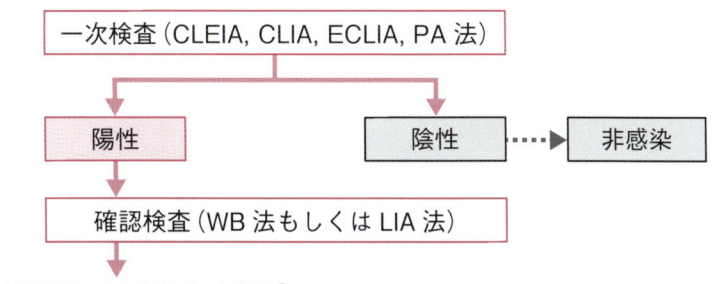

一次検査（CLEIA, CLIA, ECLIA, PA 法）

陽性 → 陰性 ┈┈▶ 非感染

確認検査（WB 法もしくは LIA 法）

【推奨法による判定確定法】

陽性	判定保留	陰性
「陽性」と確定	核酸検出（PCR 法）の実施を推奨	「陰性」と確定

【WB 法もしくは LIA 法の判定保留に対する核酸検出（PCR 法）】*

陽性	陰性
「陽性」と確定	陰性もしくは検出感度以下

＊：保険適用は妊婦のみ

＜HAM の診断アルゴリズム＞

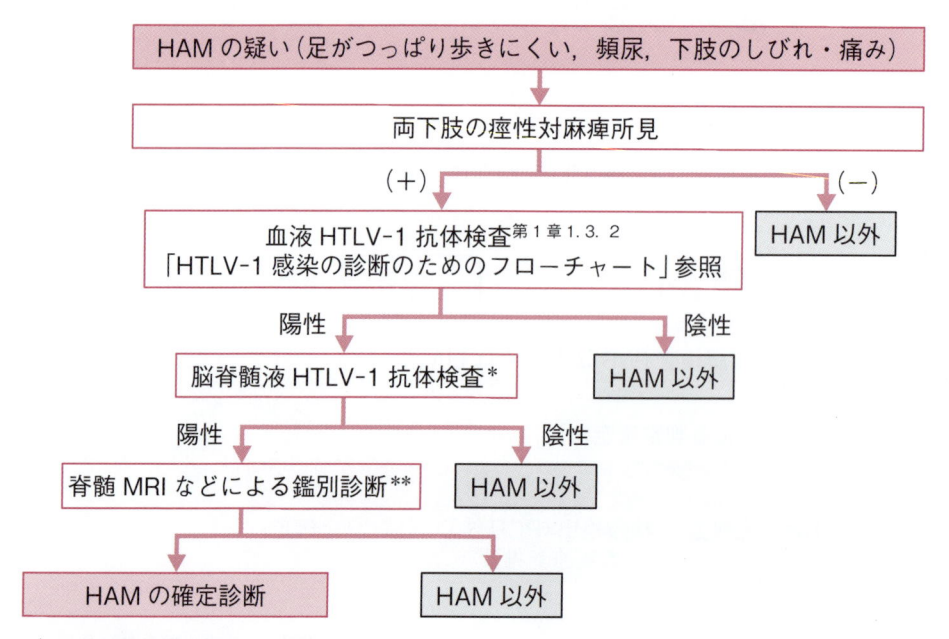

HAM の疑い（足がつっぱり歩きにくい，頻尿，下肢のしびれ・痛み）

両下肢の痙性対麻痺所見

（＋） （－） → HAM 以外

血液 HTLV-1 抗体検査第1章1.3.2
「HTLV-1 感染の診断のためのフローチャート」参照

陽性 陰性 → HAM 以外

脳脊髄液 HTLV-1 抗体検査*

陽性 陰性 → HAM 以外

脊髄 MRI などによる鑑別診断**

HAM の確定診断 HAM 以外

*PA 法で抗体価 4 倍以上を陽性とする．
**他の脊髄疾患（遺伝性痙性脊髄麻痺，他の脊髄炎，圧迫性脊髄障害，脊髄腫瘍，多発性硬化症，視神経脊髄炎，亜急性連合性脊髄変性症，脊髄小脳変性症，スモンなど）を除外する．

＜HAM の治療アルゴリズム＞

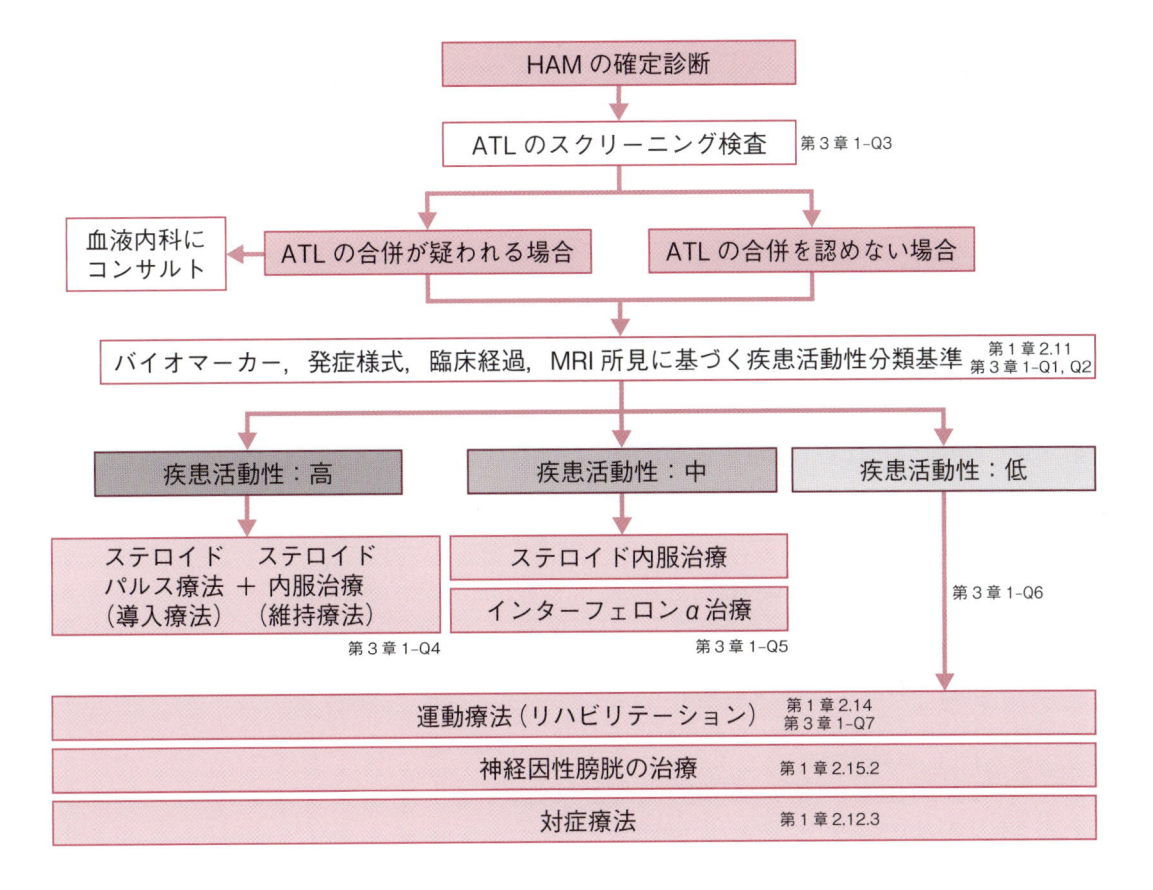

目　次

第 1 章　HAM や HTLV-1 陽性患者の診療における基本情報

第 2 章　HAM 診療の CQ と推奨

第3章　HAMならびにHTLV-1陽性患者の診療におけるQ&A

第4章　患者の価値観と意向について

巻末資料

CQ ダイジェスト

Clinical Question 1

成人 HAM 患者において，ステロイド内服治療は推奨されるか

推奨

● 成人 HAM 患者において，ステロイド内服治療を行うことを条件付きで推奨する

GRADE

GRADE 2D：推奨の強さ 2 「条件付き推奨」，エビデンスの確信性 D 「非常に低」

付帯事項

　現在（2019 年 4 月），保険未承認であることに注意を要する．HAM のステロイド内服治療に関して唯一，対照群との比較により有効性が示された多施設共同後ろ向きコホート研究[1] におけるプレドニゾロン投与量は 4.8 [3.0〜5.75] mg/日（中央値 [四分位範囲]）であった．また，ステロイドの用量依存的な副作用発現も考慮して，プレドニゾロン内服投与量は 3〜10mg/日が好ましいと考えられる．ただし，疾患活動性の個人差は幅広く，投与量は個別に慎重に判断する．ステロイドの作用機序から，脊髄の炎症レベルが正常範囲内の症例には有用性が少ないことが想定されるため，一律に使用するのではなく，現時点で最も妥当と考えられる本診療ガイドラインの治療アルゴリズムに基づいて使用するのが望ましい（xix ページ参照）．また，本治療法の実施にあたっては，副作用予防に十分な対策を講じることが必須である．

文献
1) Coler-Reilly ALG, Sato T, Matsuzaki T, et al. Effectiveness of Daily Prednisolone to Slow Progression of Human T-Lymphotropic Virus Type 1-Associated Myelopathy/Tropical Spastic Paraparesis: A Multicenter Retrospective Cohort Study. Neurotherapeutics 2017; **14**: 1084-1094

Clinical Question 2

成人 HAM 患者において，インターフェロン α治療は推奨されるか

推奨

●成人 HAM 患者において，インターフェロン α治療を行うことを条件付きで推奨する

GRADE

GRADE 2D：推奨の強さ 2「条件付き推奨」，エビデンスの確信性 D「非常に低」

付帯事項

　保険診療上，成人 HAM 患者に対しては 1 日 1 回 300 万国際単位を皮下または筋肉内に投与するよう決められているが，ほとんどの文献において投与方法は筋注であることを付記しておく．投与を継続する期間に関して，年単位の長期投与の効果を確認したエビデンスは存在しない．また，投与後の年単位の長期的な有効性を確認したエビデンスも存在しない．本治療法の実施にあたっては，白血球減少，血小板減少などの重篤な副作用が生じる頻度が高いため，定期的に臨床検査を行うなど患者の状態を十分に観察する必要がある．

Clinical Question 3

成人 HAM 患者において，抗レトロウイルス薬（逆転写酵素阻害薬）は推奨されるか

推奨

● 成人 HAM 患者において，抗レトロウイルス薬（逆転写酵素阻害薬）を使用しないことを推奨する

GRADE

GRADE 1C：推奨の強さ 1「強い推奨」，エビデンスの確信性 C「低」

付帯事項

抗レトロウイルス薬（逆転写酵素阻害薬）は，HTLV-1 プロウイルス量の減少効果や，HAM の臨床的改善効果を認めず，副作用は一定の割合で患者に出現する．

Clinical Question 4

成人 HAM 患者において，ステロイドパルス療法は推奨されるか

推奨

● 現段階で，本 CQ に対する明確な推奨文を作成できなかった

理由

　本 CQ に関して現段階では症例集積研究のみしか得られず，対照群のある観察研究以上のエビデンスが存在しないため，定量的な評価を実施できなかった．本 CQ はそれ自体 Future Research Question と考えられる．現時点で記載可能なステロイドパルス療法に関する内容については，第 3 章「1. HAM の診療に関する Q&A」Q4 および Q5 に掲載した.

本ガイドラインで用いる主な用語および略語

主な用語

ウイルスおよび HTLV-1 関連疾患の名称は，歴史的に様々なものが使用されてきたが，本ガイドラインでは以下の名称を使用する.

＜ウイルス名＞

ヒト T 細胞白血病ウイルス 1 型　human T-cell leukemia virus type I（HTLV-1）

ヒト T 細胞好性ウイルス 1 型　human T-lymphotropic virus type I（HTLV-1）

ヒト T リンパ球向性ウイルス 1 型　human T-lymphotropic virus type I（HTLV-1）

成人 T 細胞白血病ウイルス　adult T-cell leukemia virus（ATLV）

＜本ガイドラインで採用するウイルス名＞

ヒト T 細胞白血病ウイルス 1 型　human T-cell leukemia virus type I（HTLV-1）

＜病名①＞

HTLV-1 関連脊髄症　HTLV-1-associated myelopathy（HAM）

熱帯性痙性対麻痺　tropical spastic paraparesis（TSP）

HTLV-1 関連脊髄症/熱帯性痙性対麻痺　HTLV-1-associated myelopathy/tropical spastic paraparesis（HAM/TSP）

＜本ガイドラインで採用する病名①＞

HTLV-1 関連脊髄症　HTLV-1-associated myelopathy（HAM）

＜病名②＞

成人 T 細胞白血病・リンパ腫　adult T-cell leukemia-lymphoma（ATL）

成人 T 細胞白血病/リンパ腫　adult T-cell leukemia/lymphoma（ATLL）

成人 T 細胞白血病　adult T-cell leukemia（ATL）

＜本ガイドラインで採用する病名②＞

成人 T 細胞白血病・リンパ腫　adult T-cell leukemia-lymphoma（ATL）

＜病名③＞

HTLV-1 ぶどう膜炎/HTLV-1 関連ぶどう膜炎　HTLV-1 uveitis/HTLV-1-associated uveitis（HU/HAU）

HTLV-1 ぶどう膜炎　HTLV-1 uveitis（HU）

HTLV-1 関連ぶどう膜炎　HTLV-1-associated uveitis（HAU）

＜本ガイドラインで採用する病名③＞

HTLV-1 ぶどう膜炎/HTLV-1 関連ぶどう膜炎　HTLV-1 uveitis/HTLV-1-associated uveitis（HU/HAU）

また，本ガイドラインで使用する用語の定義は以下に示すとおりである．

用語	定義
HTLV-1 関連疾患	HTLV-1 との関連が示され，疾患単位として確立している HAM，ATL，HU/HAU の 3 疾患をいう．
HTLV-1 感染者	HTLV-1 に感染しているすべての人を指す．
HTLV-1 キャリア	HTLV-1 感染者のうち，健常な HTLV-1 感染者をいう．
HTLV-1 陽性患者	HTLV-1 感染者のうち，HTLV-1 関連疾患を除く何らかの疾患を有する患者をいう．

略語一覧

ADL	activities of daily living	日常生活動作
AGREE Ⅱ	The Appraisal of Guidelines for REsearch & Evaluation Ⅱ	—
AMED	Japan Agency for Medical Research and Development	国立研究開発法人日本医療研究開発機構
ATL	adult T-cell leukemia-lymphoma	成人 T 細胞白血病・リンパ腫
ATL-PI	ATL-prognostic index	ATL 予後指標
BAFF	B cell activating factor belonging to the tumor necrosis factor family	B 細胞活性化因子
BUN	blood urea nitrogen	血清尿素窒素
CADM1	cell adhesion molecule 1	細胞接着分子 1
CAZ	ceftazidime	セフタジジム
CCL	cefaclor	セファクロル
CCR4	C-C chemokine receptor type 4	C-C ケモカイン受容体 4
CCRCT	Cochrane Central Register of Controlled Trials	—
CDSR	The Cochrane Database of Systematic Reviews	—
CHOP	cyclophosphamide, hydroxydaunorubicin, vincristine, and prednisone/prednisolone	シクロホスファミド，ドキソルビシン，ビンクリスチン，プレドニゾロン
CI	confidence interval	信頼区間
CK	creatine kinase	クレアチンキナーゼ
CLEIA	chemiluminescent enzyme immunoassay	化学発光酵素免疫測定法
CLIA	chemiluminescence immunoassay	化学発光免疫測定法
CLSS	core lower urinary tract symptom score	主要下部尿路症状スコア
COI	conflict of interest	利益相反
CPFX	ciprofloxacin	シプロフロキサシン
CQ	clinical question	クリニカルクエスチョン
CR	complete response	完全奏効
Cr	creatinine	血清クレアチニン
CRP	C-reactive protein	C 反応性蛋白
CT	computed tomography	コンピューター断層撮影
CTRX	ceftriaxone	セフトリアキソン
CVA/AMPC	clavulanate/amoxicillin	クラブラン酸 / アモキシシリン
CXCL10	C-X-C motif chemokine ligand 10	CXC ケモカインリガンド 10
CXCR3	C-X-C motif chemokine receptor 3	CXC ケモカイン受容体 3
D（+）	HTLV-1 positive donor	HTLV-1 陽性ドナー
DMARDs	disease modified anti-rheumatic-drugs	疾患修飾性抗リウマチ薬

DMAT	disaster medical assistance team	災害派遣医療チーム
DNA	deoxyribonucleic acid	デオキシリボ核酸
DO	detrusor overactivity	排尿筋過活動
DSD	detrusor sphincter dyssynergia	排尿筋 - 括約筋協調不全
EBM	evidence-based medicine	科学的根拠に基づく医療
ECLIA	electro-chemiluminescence immunoassay	電気化学発光免疫測定法
eGFR	estimated glomerular filtration rate	推算糸球体濾過量
ESSDAI	EULAR Sjögren's Syndrome Disease Activity Index	EULAR シェーグレン症候群疾患活動性指数
ESSPRI	EULAR Sjögren's Syndrome Patient Reported Index	EULAR シェーグレン症候群患者報告指数
EtD	Evidence to Decision	—
EULAR	The European League Against Rheumatism	ヨーロッパリウマチ学会
G2DT	GRADEpro Guideline Development Tool	—
GDG	Guideline Development Group	ガイドライン作成グループ
GRADE	Grading of Recommendations Assessment, Development and Evaluation	—
GVHD	graft versus host disease	移植片対宿主病
HAAP	HTLV-1 associated arthropathy	HTLV-1 関連関節炎
HAL®	Hybrid Assistive Limb®	—
HAM	HTLV-1-associated myelopathy	HTLV-1 関連脊髄症
HBZ	HTLV-1 bZIP factor	HTLV-1 塩基性ロイシンジッパー因子
HLA	human leukocyte antigen	ヒト白血球抗原
HTLV-1	human T-cell leukemia virus type I	ヒト T 細胞白血病ウイルス 1 型
HU/HAU	HTLV-1 uveitis/HTLV-1-associated uveitis	HTLV-1 ぶどう膜炎 /HTLV-1 関連ぶどう膜炎
ICIQ-SF	International Consultation on Incontinence Questionnaire-ShortForm	尿失禁症状・QOL 評価質問票
IFN	interferon	インターフェロン
IgG	immunoglobulin G	免疫グロブリン G
IL	interleukin	インターロイキン
IMiDs	immunomodulatory drugs	免疫調整薬
IPEC	Insituto de Pesquisa Clinica Evandro Chagas	—
I-PSS	International Prostate Symptom Score	国際前立腺症状スコア
ITB	intrathecal baclofen therapy	バクロフェン髄注療法
JAID/JSC	Japanese Association for Infectious Diseases/Japanese Society of Chemotherapy	日本感染症学会 / 日本化学療法学会
JAK	janus kinase	ヤヌスキナーゼ
JCOG	Japan Clinical Oncology Group	日本臨床腫瘍研究グループ
JCOG-PI	Japan Clinical Oncology Group-prognostic index	日本臨床腫瘍研究グループ予後指標
JFPFAD	Joint Study on Predisposing Factors of ATL Development	HTLV-1 感染者コホート共同研究班
JMDP	Japan Marrow Donor Program	日本骨髄バンク
La/SS-B	Sjögren's syndrome antigen B（La antigen）	—
LDH	lactate dehydrogenase	乳酸脱水素酵素
LIA	line immunoassay	ラインブロット法

LVFX	levofloxacin	レボフロキサシン
M$_3$R	M$_3$ muscarinic acetylcholine receptor	M$_3$ ムスカリン作動性アセチルコリン受容体
Minds	Medical Information Network Distribution Service	医療情報ネットワーク提供サービス（EBM 普及推進事業の愛称）
mPSL	methylprednisolone	メチルプレドニゾロン
MRI	magnetic resonance imaging	磁気共鳴画像法
MTX	methotrexate	メトトレキサート
NPO	non-profit organization	非営利団体
N-QOL	Nocturia-Quality of Life	夜間頻尿特異的 QOL 質問票
OABSS	overactive bladder symptom score	過活動膀胱症状スコア
OMDS	Osame's motor disability score	納の運動障害重症度
OR	odds ratio	オッズ比
PA	particle agglutination method	ゼラチン粒子凝集法
PCR	polymerase chain reaction	ポリメラーゼ連鎖反応
PD	progressive disease	進行
PET-CT	positron emission tomography-CT	陽電子放出断層撮影 -CT
PICO	Patient Intervention Comparison Outcome	—
PR	partial response	部分奏効
PS	performance status	パフォーマンスステータス
PSA	prostate specific antigen	前立腺特異抗原
PSL	prednisolone	プレドニゾロン
QOL	quality of life	クオリティ・オブ・ライフ
R（−）	HTLV-1 negative recipient	HTLV-1 陰性レシピエント
R（＋）	HTLV-1 positive recipient	HTLV-1 陽性レシピエント
RA	rheumatoid arthritis	関節リウマチ
RNA	ribonucleic acid	リボ核酸
Ro/SS-A	Sjögren's syndrome antigen A（Ro antigen）	—
SD	stable disease	安定
SDF-1	stromal cell-derived factor-1	間質細胞由来因子 1
SLR	straight leg raising	膝伸展位での一側下肢挙上
SoF table	Summary of Finding table	結果要約テーブル
SS	Sjögren's syndrome	シェーグレン症候群
TAZ/PIPC	tazobactam/piperacillin	タゾバクタム / ピペラシリン
Th	helper T	ヘルパー T
TNF	tumor necrosis factor	腫瘍壊死因子
Treg	regulatory T cell	制御性 T 細胞
VAS	visual analog scale	視覚的評価スケール
WB	Western blot（Western blotting）	ウエスタンブロット（ウエスタンブロッティング）
%YAM	% young adult mean	若年成人比較%

第 1 章
HAM や HTLV-1 陽性患者の診療における基本情報

1. HTLV-1 について

1.1. HTLV-1 とは

　　HTLV-1 は human T-cell leukemia virus type Ⅰ（ヒト T 細胞白血病ウイルス 1 型）の略称である．以前はヒト T リンパ球向性ウイルス 1 型 human T-lymphotropic virus type Ⅰ とも呼ばれていたが，上記に統一されようとしている [1]．1980 年にはじめてヒトのレトロウイルスとして報告され [2]，ATL（成人 T 細胞白血病・リンパ腫：adult T-cell leukemia-lymphoma）の原因ウイルスであることが明らかとなった [3~5]．HTLV には type Ⅰ から type Ⅳ まで報告されているが，type Ⅰ 以外の病原性は明確でない．また，type Ⅰ の genotype は subtype A から G の 7 つに大きく分かれ，地域性を反映する．日本の HTLV-1 は subtype A に含まれる [6]．サルには HTLV に非常に近縁の simian T-cell leukemia virus が存在する [7]．

　　HTLV-1 は主に HTLV-1 感染者の CD4 陽性 T リンパ球より検出される [8]．HTLV-1 が感染すると細胞のゲノムにウイルス遺伝子が組み込まれ [4]，細胞中に長期にわたり存在・維持される（プロウイルスとしての持続感染）．HTLV-1 感染者の末梢血液中には HTLV-1 感染リンパ球が存在するが，B 型肝炎ウイルスなどと異なり，血清（血漿）中にはほとんどウイルスを検出できない．このため HTLV-1 感染者の診断は，ウイルスそのものの検出ではなく，通常，HTLV-1 に対する抗体の検出（血清学的検査）によって行われる [9]．すなわち抗 HTLV-1 抗体陽性であれば HTLV-1 に感染していることを意味する．一度 HTLV-1 に感染すると自然にウイルスが消失することはないと考えられており，終生感染が持続する．また，HTLV-1 感染者の末梢血リンパ球からは遺伝子増幅法（PCR 法）により HTLV-1 の遺伝子を検出することができる．この方法により，HTLV-1 感染者における HTLV-1 の量は，ゲノムに組み込まれた HTLV-1 遺伝子（プロウイルスという）を定量的に測定することで把握可能で，プロウイルス量と表現する．HTLV-1 は多くの場合は 1 個の T 細胞に 1 コピー組み込まれるため，プロウイルス量は HTLV-1 感染細胞数を意味する [10]．

　　HTLV-1 の遺伝子は約 9 kb の 2 本のプラス鎖 RNA である．ウイルスゲノムはコアタンパク質，エンベロープタンパク質，逆転写酵素などのほかに種々の機能性タンパク質をコードする．この機能性タンパク質のなかでも Tax タンパク質は HTLV-1 プロウイルスの遺伝子発現促進に加えて，感染細胞のヒトゲノム上の遺伝子にもトランスに働き，感染細胞の増殖促進的な働きをする．また，ヒト体内での免疫の標的としても重要であることが報告されている [11]．マイナス鎖がコードする HTLV-1 bZIP factor（HBZ）は感染細胞では恒常的に発現しており，免疫原性が弱く，HTLV-1 感染細胞の腫瘍化に重要であることが報告されている [12]．

　　HTLV-1 感染が原因となって発症する主な疾患としては，ATL（成人 T 細胞白血病・リンパ腫：adult T-cell leukemia-lymphoma），HAM（HTLV-1 関連脊髄症：HTLV-1-associated myelopathy，別名：熱帯性痙性対麻痺：tropical spastic paraparesis，TSP）[13,14]，HU/HAU（HTLV-1 ぶどう膜炎/HTLV-1 関連ぶどう膜炎：HTLV-1 uveitis/HTLV-1-associated uveitis）[15,16] がある．しかし，HTLV-1 感染者のうち実際に上記の疾患を発症するのはごく一部（おおよそ 5 % 以下）であり，大半の HTLV-1 感染者は生涯 HTLV-1 関連疾患を発症することはない [17]．なぜ一部の

HTLV-1 感染者から HTLV-1 関連疾患が発症するかはいまだ不明であるが，HTLV-1 プロウイルス量が多い HTLV-1 感染者の発症リスクが高いと考えられている [18,19]．また，HTLV-1 感染と関節，呼吸器，皮膚などの慢性炎症性疾患，一部の膠原病などとの関連が疑われており，これらの疾患と HAM との合併頻度が高いことも知られている [20,21]．

文献

1) Gallo RC, Willems L, Tagaya Y. Time to Go Back to the Original Name. Front Microbiol 2017; **8**: 1800
2) Poiesz BJ, Ruscetti FW, Gazdar AF, et al. Detection and isolation of type-C retrovirus particles from fresh and cultured lymphocytes of a patient with cutaneous T-cell lymphoma. Proc Nat Acad Sci USA 1980; **77**: 7415-7419
3) Hinuma Y, Nagata K, Hanaoka M, et al. Adult T-cell leukemia: antigen in an ATL cell line and detection of antibodies to the antigen in human sera. Proc Natl Acad Sci U S A 1981; **78**: 6476-6480
4) Yoshida M, Miyoshi I, Hinuma Y. Isolation and characterization of retrovirus from cell lines of human adult T-cell leukemia and its implication in the disease. Proc Natl Acad Sci U S A 1982; **79**: 2031-2035
5) Uchiyama T, Yodoi J, Sagawa K, et al. Adult T-cell leukemia: clinical and hematologic features of 16 cases. Blood 1977; **50**: 481-492
6) Gessain A, Cassar O. Epidemiological Aspects and World Distribution of HTLV-1 Infection. Front Microbiol 2012; **3**: 388
7) Watanabe T, Seiki M, Tsujimoto H, et al. Sequence homology of the simian retrovirus genome with human T-cell leukemia virus type I. Virology 1985; **144**: 59-65
8) Richardson JH, Edwards AJ, Cruickshank JK, et al. In vivo cellular tropism of human T-cell leukemia virus type 1. J Virol 1990; **64**: 5682-5687
9) Andersson S, Thorstensson R, Ramirez KG, et al. Comparative evaluation of 14 immunoassays for detection of antibodies to the human T-lymphotropic virus types I and II using panels of sera from Sweden and West Africa. Transfusion 1999; **39**: 845-851
10) Kuramitsu M, Okuma K, Yamochi T, et al. Standardization of Quantitative PCR for Human T-Cell Leukemia Virus Type 1 in Japan: a Collaborative Study. J Clin Microbiol 2015; **53**: 3485-3491
11) Peloponese JM Jr, Kinjo T, Jeang KT. Human T-cell leukemia virus type 1 Tax and cellular transformation. Int J Hematol. 2007; **86**: 101-106
12) Ma G, Yasunaga J, Matsuoka M. Multifaceted functions and roles of HBZ in HTLV-1 pathogenesis. Retrovirology 2016; **13**: 16
13) Osame M, Usuku K, Izumo S, et al. HTLV-1 associated myelopathy, a new clinical entity. Lancet 1986; **1** (8488): 1031-1032
14) Gessain A, Barin F, Vernant JC, et al. Antibodies to human T-lymphotropic virus type-I in patients with tropical spastic paraparesis. Lancet 1985; **2** (8452): 407-410
15) Mochizuki M, Watanabe T, Yamaguchi K, et al. HTLV-1 uveitis: a distinct clinical entity caused by HTLV-1. Jpn J Cancer Res 1992; **83**: 236-239
16) Ohba N, Nakao K, Isashiki Y, et al. A multicenter case-control study of HTLV-I associated uveitis. Study Group for HTLV-I Associated Ocular Diseases. Jpn J Ophthalmol 1994; **38**: 162-167
17) Cassar O, Gessain A. Serological and Molecular Methods to Study Epidemiological Aspects of Human T-Cell Lymphotropic Virus Type 1 Infection. Methods Mol Biol 2017; **1582**: 3-24
18) Iwanaga M, Watanabe T, Utsunomiya A, et al. Joint Study on Predisposing Factors of ATL Development investigators. Human T-cell leukemia virus type I (HTLV-1) proviral load and disease progression in asymptomatic HTLV-1 carriers: a nationwide prospective study in Japan. Blood 2010; **116**: 1211-1219
19) Nagai M, Usuku K, Matsumoto W, et al. Analysis of HTLV-I proviral load in 202 HAM/TSP patients and 243 asymptomatic HTLV-I carriers: high proviral load strongly predisposes to HAM/TSP. J Neurovirol 1998; **4**: 586-593
20) Quaresma JA, Yoshikawa GT, Koyama RV, et al. HTLV-1, Immune Response and Autoimmunity. Viruses 2015; **8**. pii: E5
21) Martin F, Taylor GP, Jacobson S. Inflammatory manifestations of HTLV-1 and their therapeutic options. Expert Rev Clin Immunol 2014; **10**: 1531-1546

1.2. HTLV-1 の疫学・感染経路

　世界的には，日本，中南米，アフリカなどに HTLV-1 感染者の多い地域があることがわかっている[1]．しかし世界全体における HTLV-1 感染者の分布については，未調査な地域が多く，また地域住民を網羅的に調査した研究がまれであるため，明確でない．日本国内の分布については比較的よく調査されており，西高東低，特に九州・沖縄地方に HTLV-1 感染者が多く存在する[2]．このように特定の地域に HTLV-1 感染者が多い原因については諸説あるが，結論は出ていない．1985 年の調査では日本の HTLV-1 感染者数は 120 万人程度とされていたが[2]，2006 年から 2007 年の献血者のデータを元にした推測では 108 万人程度存在することが報告された[3]．また，2014 年から 2015 年の調査では約 80 万人と推定されている[4]．しかし，大都市圏で HTLV-1 感染者が増加傾向にあることが判明しており，HTLV-1 感染者の地域分布の変化がみられる．HTLV-1 感染者の多い地域における疫学調査では，若年者よりも高齢者，男性よりも女性に HTLV-1 感染者の頻度が高いことが示されている[5]．これは世代における感染率の違いや男女間の水平感染が影響しているためと考えられている．

　HTLV-1 感染者の体液中にほとんどフリーのウイルス粒子が検出されず，伝播には HTLV-1 感染細胞が他者の体内に入ることが必要である．このため HTLV-1 の感染力は極めて弱い．主な感染経路は母子感染と男女間の水平感染である[6]．母子感染に関しては母乳を介した伝播が主なものであり，特に長期の母乳哺育は感染成立のリスク因子である[7]．母乳哺育を行わないことで児への感染を抑えることができるが，低率ではあるが母乳以外の感染経路があることも判明している．水平感染は性交渉に関連した配偶者間での伝播が主と考えられ，男性から女性への伝搬が優位に起こりやすい[8]．以前は輸血を介した感染も存在したが，1986 年以降は血液製剤に対する HTLV-1 スクリーニング検査が行われており，HTLV-1 陽性血液は除外されるため，新たな輸血感染の危険性はほとんどない[9]．まれな伝播経路として臓器移植による HTLV-1 陽性ドナーからレシピエントへの感染がある[10]．

　国内において個人の HTLV-1 感染が判明する機会としては，上記の HTLV-1 関連疾患が疑われ医療機関で検査を受けた場合，献血，妊婦健診，臓器移植のドナーやレシピエントとなった場合などがある．HTLV-1 は基本的には母子間や夫婦間（パートナー間）で伝播するウイルスであるため，キャリアが性交渉以外の日常生活で他者に感染を広げる危険は無視してよいレベルと考えられる．

文献

1)　Verdonck K, González E, Van Dooren S, et al. Human T-lymphotropic virus 1: recent knowledge about an ancient infection. Lancet Infect Dis 2007; **7**: 266-281

2)　重松逸造ほか．平成 2 年度厚生省心身障害研究「成人 T 細胞白血病（ATL）の母子感染防止に関する研究」総括報告書　https://www.niph.go.jp/wadai/mhlw/1990/h0211002.pdf

3)　Satake M, Yamaguchi K, Tadokoro K. Current prevalence of HTLV-1 in Japan as determined by screening of blood donors. J Med Virol 2012; **84**: 327-335

4)　浜口　功ほか．平成 28 年度医療研究開発推進事業費補助金（新興・再興感染症に関する革新的医薬品等開発推進研究事業）成果報告書「HTLV-1 疫学研究及び検査法の標準化に関する研究」https://www.amed.go.jp/content/files/jp/houkoku_h28/0106022/h27_018.pdf

5)　Mueller N, Okayama A, Stuver S, et al. Findings from the Miyazaki Cohort Study. J Acquir Immune Defic Syndr Hum Retrovirol 1996; **13** (Suppl 1): S2-S7

6)　Tajima K, Kamura S, Ito S, et al. Epidemiological features of HTLV-I carriers and incidence of ATL in an ATL-endemic island: a report of the community-based co-operative study in Tsushima, Japan. Int J Cancer 1987; **40**: 741-746

7) Hino S. Establishment of the milk-borne transmission as a key factor for the peculiar endemicity of human T-lymphotropic virus type 1 (HTLV-1): the ATL Prevention Program Nagasaki. Proc Jpn Acad Ser B Phys Biol Sci 2011; **87**: 152-166

8) Iga M, Okayama A, Stuver S, et al. Genetic evidence of transmission of human T cell lymphotropic virus type 1 between spouses. J Infect Dis 2002; **185**: 691-695

9) Inaba S, Okochi K, Sato H, et al. Efficacy of donor screening for HTLV-I and the natural history of transfusion-transmitted infection. Transfusion 1999; **39**: 1104-1110

10) Taylor GP. Human T-lymphotropic virus type 1 infection and solid organ transplantation. Rev Med Virol 2018; 28. doi: 10.1002/rmv.1970

1.3. HTLV-1 感染の診断と告知

HTLV-1 感染者は全国に約 100 万人存在するが，その多くは自分が HTLV-1 キャリアであることを知らないまま生活していると考えられる．また，ATL や HAM などの HTLV-1 関連疾患が希少疾患であることから，HTLV-1 に関する知識がない場合が多い．HTLV-1 キャリアである，もしくはその可能性があることを知るきっかけとして，家族が HTLV-1 関連疾患を発症した，家族に HTLV-1 キャリアがいる，献血時のスクリーニング検査で日本赤十字社から通知が送付された，また妊婦健診での検査で陽性であった，などの場面が考えられるが，2011 年より実施されている「HTLV-1 総合対策」の一環として，全国一斉に妊婦健診での HTLV-1 抗体スクリーニング検査が公費で実施されていることから，診療の現場で遭遇することが増えてきており，医療者への早急な正しい知識の普及が求められている．

1.3.1. HTLV-1 感染診断の考え方

HTLV-1 感染の診断は，一次検査（スクリーニング検査）により血清抗 HTLV-1 抗体の有無を確認し，一次検査陽性者に対して，更に確認検査としてウエスタンブロット法（WB 法）あるいはラインブロット法（LIA 法）を行い，陽性であった場合に感染の診断が確定する[1]．一次検査における陽性者のなかには，一定の「偽陽性者」が含まれるため，確認検査は必須である．近年，抗体検査の感度・特異度は向上している一方で，確認検査である WB 法における「判定保留」が非流行地では約 20% を占める点が課題となっている．この確認検査による「判定保留」例に対し，末梢血細胞ゲノム中の HTLV-1 ウイルス DNA（プロウイルス DNA）を特異的に検出する核酸検出（PCR 法）が HTLV-1 感染の確定に有用であることは以前より知られていたが，その標準的な測定方法が確立されていなかった[2]．しかしながら 2014 年に PCR 法の標準化が確立され[3]，2016 年 4 月より WB 法判定保留の妊婦に対しては HTLV-1 核酸検出（PCR 法）が保険適用となった．更に LIA 法は，WB 法の判定保留率が大きく軽減されることが示唆され，2017 年 10 月に保険収載されている．

このような観点より，一次検査で陽性となった際，WB 法もしくは LIA 法により一次検査の特異性を確認し，判定保留の状況では，PCR 法による HTLV-1 プロウイルス検出を行うことにより，より正確で信頼性の高い診断が期待できる．よって確認検査において判定保留の場合，HTLV-1 核酸検出（PCR 法）の実施が推奨されるが，現時点では WB 法および LIA 法による確認検査で判定保留の妊婦に対してのみ，保険適用が認められている．

1.3.2. HTLV-1 感染診断の実際

HTLV-1 感染の診断方法としては，平成 29 年度 AMED 感染症実用化研究事業「HTLV-1 の疫

学研究及び総合対策に資する研究」班（研究代表者：浜口功）より報告された「HTLV-1 感染の診断指針」がある[1]. 以下，その診断指針より抜粋した.

1）一次検査

①当該検査は HTLV-1 の感染を判定する診療において行われる.

②診断薬としては，HTLV-1 の一次検査法のなかから，最新の情報により感度が十分に高い製品を選択することが重要である.

③これまで推奨されている PA 法と CLEIA 法に加えて，CLIA 法と ECLIA 法を一次検査の推奨検査法とする.

④一次検査の判定結果とその後の対応は以下のとおりとなる.

　ア）「陰性」の場合：この時点で「非感染（感染はない）」と判定を確定する.

　イ）「陽性」の場合：判定を確定させるため，確認検査を必ず実施する.

2）確認検査

確認検査は，WB 法もしくは LIA 法による HTLV-1 抗体検査を実施し，その結果が判定保留の場合には，HTLV-1 核酸検出（PCR 法）を実施することを推奨する. 検査と判定はフローチャート（図 1-1）に従う.

①HTLV-1 の WB 法もしくは LIA 法が「陽性」の場合：陽性と判定と確定し，HTLV-1 感染と診断する.

②HTLV-1 の WB 法もしくは LIA 法が「陰性」の場合：陰性と判定を確定し，非感染（感染はない）と診断する.

③HTLV-1 の WB 法もしくは LIA 法が「判定保留」の場合

　ア）HTLV-1 核酸検出（PCR 法）の結果が陽性であれば陽性と判定を確定し，HTLV-1 感染と診断する

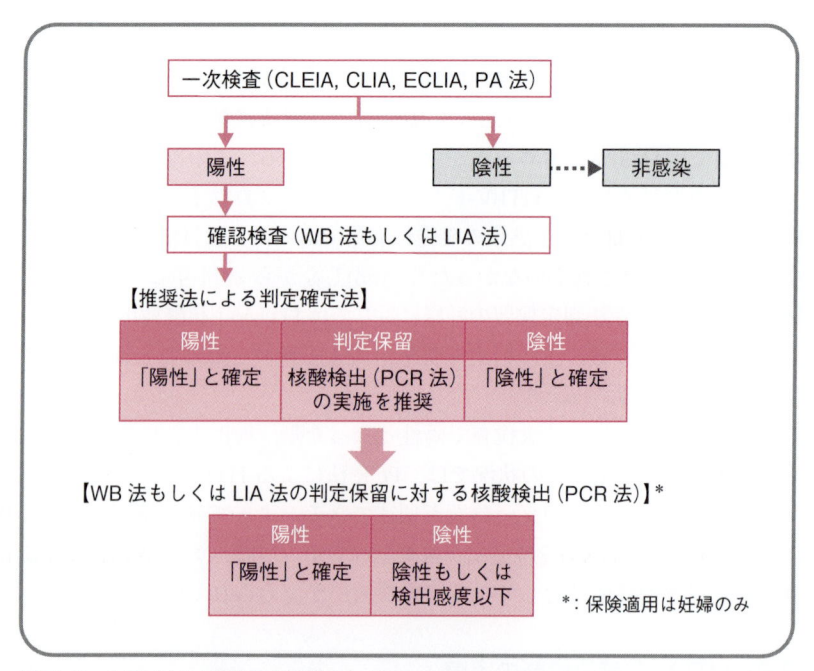

図 1-1　HTLV-1 感染の診断のためのフローチャート
（HTLV-1 感染の診断指針　第 1 版[1] を参考に作成）

　イ）HTLV-1 核酸検出（PCR 法）の結果が陰性の場合は，陰性もしくは検出感度以下（4 コ
　　ピー/10^5 細胞未満）と判定する．

1.3.3. 留意事項

1）検査における留意点

①多くの被験者は，たとえ一次検査が陽性であっても，確認検査で陽性と確定されない限り
　「HTLV-1 感染」とは診断されないことを知らない．したがって医療者は一次検査の陽性者
　への説明に際しては上記を踏まえたものとしなければならない．すなわち，一次検査の結
　果が陽性であった場合には，被験者に「一次検査の結果が陽性であり，これから確認検査
　を行うこと，確認検査の結果が出るまでは HTLV-1 感染は明らかではないこと」を確実に
　理解してもらう必要がある．説明を担当する医療者においては，被験者に誤解や不安が生
　じる説明にならないように配慮し，慎重に対処しなければならない．

②感染診断に用いる HTLV-1 核酸検出（PCR 法）は定性的な検査であり，HTLV-1 プロウイル
　ス量の測定（定量検査）ではない．

③HTLV-1 核酸検出（PCR 法）では，確認検査での十分な感度を得るには 1 μg 程度の genomic
　DNA を使用することが望ましい．

2）保険診療上の留意点

　HTLV-1 核酸検出（PCR 法）は，WB 法あるいは LIA 法で判定保留となった「妊婦のみ」に保
険適用があり，妊婦以外は PCR 法の保険適用はない（2019 年 4 月現在）．

1.3.4. 感染の告知 [4]

　上述の方法で HTLV-1 感染が確定した場合は，まず本人に HTLV-1 キャリアであることを伝
える．感染を告げられた被験者は動揺することが多いため，疑問や不安に耳を傾けながら，以
下のような点をわかりやすく説明することが肝要である．そのうえで，HTLV-1 キャリアであ
ることを家族に説明するかどうかは，本人によく考えて決めてもらう．安易に告知すると，誤
解や知識不足などから思わぬトラブルに発展することがあり，非常にデリケートな問題である
と認識しておくべきであり，少なくとも本人の許可なく家族，配偶者などに話すことは絶対に
あってはならない．

①決してまれではないこと：HTLV-1 キャリアは全国に約 100 万人，約 100 人に 1 人の割合
　で存在しており，HTLV-1 に感染していることが決してまれではないことを説明する．ま
　た，新興感染症ではなく，縄文時代から主に母子感染により多くの日本人に受け継がれて
　きたウイルスであることを説明する．

②HTLV-1 キャリアとは病気を発病していない状態であること：HTLV-1 キャリアはウイルス
　が体内に潜在しているという状態であり，病気を発病している状態ではなく，健康である
　ことを伝える．また，遺伝性のものではないことを伝える．

③HTLV-1 キャリアの場合，将来ほとんどの人が発症せず生涯を全うできること：ATL の発
　症率は約 5%，HAM の発症率は約 0.3% であり，多くの人が HTLV-1 関連疾患を発症しな
　いで生涯をおくることを説明する．

④これまで同様，普段どおりの生活をしてもよいこと：日常生活で感染することはなく，感
　染させることもない．銭湯やプール，浴室やトイレの共有，握手やキスなどでも感染しな
　いことを伝える．なんら生活の制限は必要なく，これまでどおりの生活を送ってよいこと

を伝える．必要に応じて性交渉による感染の可能性と，それを防ぐためにはコンドームの使用が有効と考えられることも説明する．

⑤いつでも相談してくださいと伝える：感染を告げられた HTLV-1 キャリアは，その場で何を質問してよいかわからないことも多い．疑問が出てきたらいつでも相談できる体制を整えたい．HTLV-1 に関するウェブサイト（HTLV-1 情報サービス：http://htlv1joho.org/ など，第 1 章 1.4.3（補足）[p.9]参照）を紹介することもある．本人の希望があれば相談をすることができるように，各医療機関で相談窓口を決め，その連絡先を伝えることが望ましい．

⑥パンフレットなどを読んでもらう：感染をはじめて告げられた HTLV-1 キャリアは，かなり動揺することが多いため，説明してもほとんど頭に残らないことも多い．パンフレットを利用することで，後から落ち着いて見返すことができ，また家族などに説明する際にも役に立つ．HTLV-1 情報サービスのホームページからもダウンロードできる．

1.3.5. HTLV-1 キャリアから出生した児への対応

子どもへの HTLV-1 感染の有無に関する検査については，母親からの移行抗体が消失し，かつ HTLV-1 感染により抗体が確実に出現する満 3 歳以降に実施することが推奨されている．ただ，幼少期にキャリアであるかどうかを知るメリットは少なく，両親が子どもの検査をすることの意義を理解しかつその結果を正しく理解し受け止められるように指導したうえで希望する場合に実施する．

文献

1) HTLV-1 感染の診断指針　第 1 版（2018 年 2 月），平成 29 年度日本医療研究開発機構委託研究開発費　新興・再興感染症に対する革新的医薬品等開発推進研究事業「HTLV-1 の疫学研究及び総合対策に資する研究」班（代表　浜口功）
2) Kamihira S, Yamano Y, Iwanaga M, et al. Inter-laboratory variability in human T-cell leukemia virus type-1 proviral load quantification using real-time polymerase chain reaction assays: a multi-center study. Cancer Sci 2010; **101**: 2361-2367
3) 厚生労働科学研究費補助金「HTLV-1 感染症の診断法の標準化と発症リスクの解明に関する研究」班（代表　浜口功）　平成 23 年～25 年度総合研究報告書
4) HTLV-1 キャリア相談支援（カウンセリング）に役立つ Q&A 集
http://www.htlv1joho.org/pdf/leafret_HTLV-1_QA.pdf

1.4. HTLV-1 キャリアの診療方法や検査について

HTLV-1 感染を告知された HTLV-1 キャリアは，様々な不安を抱いて来院することが多い．医療者は HTLV-1 キャリアがどのような目的で来院したかを把握し，正確な知識と情報を丁寧に説明し，HTLV-1 キャリアの疑問や不安を解消する努力をすることが最も重要である．

1.4.1. 問診

HTLV-1 キャリアの診療において，問診は非常に重要である．下記のような項目を中心に聞き取りを行う．

①HTLV-1 感染を知った経緯：献血，妊婦健診，家族が HTLV-1 キャリアなど，どのようなきっかけで知ったかを問う．

②本人や両親，配偶者の出身地：HTLV-1 感染者の多い地域の出身かどうか

③輸血歴の有無：輸血による HTLV-1 感染の有無，輸血を受けた場合，その時期を聞く（1986年以降は，献血供給血に対し HTLV-1 スクリーニング検査が実施されている）．

④家族歴（HTLV-1 関連疾患）の有無：HTLV-1 関連疾患の家族歴がある場合，HTLV-1 関連疾患の発症リスクは若干高い．

⑤これまでにどのような検査を受けたか：HTLV-1 感染に対する確認検査まで行われているかは必ず確認すること．特に HTLV-1 感染者の少ない地域の場合は抗体偽陽性者の頻度が高くなるため[1]，スクリーニング検査が陽性というだけで HTLV-1 キャリアだと思い込んでいて，確認検査を実施したところ陰性であったという事例が時々みられる．

⑥気になる症状があるか：すでに HTLV-1 関連疾患を発症していないか確認する．

⑦どのようなことを知りたいか，不安に思うことがあるか：HTLV-1 に関することをどの程度知っているかを確認し，適切な対応を行う．

1.4.2. 診察・検査

　HTLV-1 感染が確定している場合は，HTLV-1 キャリアとしての現在の状態を把握するための検査が推奨される．これまでの研究で，HTLV-1 プロウイルス量が多いほど HTLV-1 関連疾患の発症リスクが高いということが知られており，リスク管理においてウイルス量の測定は有用である．末梢血プロウイルス量が 4% 以上で，HTLV-1 関連疾患の家族歴を有する場合は ATL 発症のハイリスクグループであり[2]，ATL の初期症状を十分説明し，気になる症状が生じたときや，検診で異常を指摘された時などに速やかに受診するように伝える．しかし，ウイルス量の測定は通常の検査機関では実施できず，特定の研究施設に限られているが，JFPFAD（HTLV-1 感染者コホート共同研究班）に登録すると，協力医療機関で HTLV-1 プロウイルス量，可溶性 IL-2 受容体を無料で測定可能である．HTLV-1 情報サービス（http://htlv1joho.org/）ではキャリア外来や HTLV-1 関連疾患の診療が可能な医療機関が検索できる．

　また，受診時には HAM や ATL，HU/HAU の初期症状の有無についての検査や診察も行う．HAM に関しては，歩行障害，排尿障害の有無，下肢の膝蓋腱反射亢進やバビンスキー反射，痙性の有無，血清可溶性 IL-2 受容体の増加がないかなどを確認する．ATL に関しては，リンパ節腫脹や皮疹の有無，血液像にて異常リンパ球の出現，LDH 上昇や可溶性 IL-2 受容体の増加がないかを確認する．なお，異常リンパ球は機械式の血液像検査では検出できない場合があり，目視（鏡検）による血液像検査を実施することが望ましい．HU/HAU に関しては，目のかすみなどの症状の有無についても聞き取る．話を聞くだけでなく，身体的な診察を行うことにより初期症状の見逃しを防ぎ，また患者の安心感も得られる．

1.4.3. 説明

　前項（HTLV-1 感染の診断と告知）にあるように，過度な心配をしないよう十分に説明を行い，また患者の疑問や不安をできるだけ解決，軽減することが診療において最も重要である．また，気になることが生じた際には，いつでも相談にのることを伝えておく．現状の評価とその説明を受けることにより受診者の不安を軽減させることが可能である．

　（補足）HTLV-1 に関する最新情報を以下のウェブサイトで公開しているので参照されたい．
　・JSPFAD（HTLV-1 感染者コホート共同研究班）　　https://htlv1.org/index.html

　　・HTLV-1 情報サービス　http://htlv1joho.org/
　　・厚生労働省研究班「HTLV-1 母子感染予防研究班ウェブサイト」　http://htlv-1mc.org/
　　・厚生労働省「HTLV-1 について」　https://www.mhlw.go.jp/bunya/kenkou/kekkaku-kansenshou29/
　　・厚生労働省「HTLV-1 の母子感染予防について」　http://www.mhlw.go.jp/ bunya/kodomo/boshi-hoken16/index.html

文献

1)　Lal RB, Rudolph DL, Coligan JE, et al. Failure to detect evidence of human T-lymphotropic virus (HTLV) type I and type II in blood donors with isolated gag antibodies to HTLV-I/II. Blood 1992; **80**: 544-550
2)　Iwanaga M, Watanabe T, Utsunomiya A, et al; Joint Study on Predisposing Factors of ATL Development investigators. Human T-cell leukemia virus type I (HTLV-1) proviral load and disease progression in asymptomatic HTLV-1 carriers: a nationwide prospective study in Japan. Blood 2010; **116**: 1211-1219

1.5.　HAM 以外の HTLV-1 と関連する疾患の概要

　本項では HAM 以外の HTLV-1 と関連する疾患として，まず HTLV-1 が病因として明確な「成人 T 細胞白血病・リンパ腫（ATL）」および「HTLV-1 ぶどう膜炎/HTLV-1 関連ぶどう膜炎（HU/HAU）」を取り上げる．特に，HAM と ATL はまったく別の病態からなると考えられているが，HAM 患者が ATL を合併することもあるため，脳神経内科医であっても ATL に関する知識が求められる．また，HTLV-1 との関連が示唆される疾患（あるいは病態）である「シェーグレン症候群」，「関節炎・関節リウマチ」，「HTLV-1 感染者にみられる肺病変」を取り上げた．その他にも筋炎，皮膚炎など HTLV-1 との関連が疑われている病態が知られている．

1.5.1.　成人 T 細胞白血病・リンパ腫（ATL）

1）疾患概念

　成人 T 細胞白血病・リンパ腫（adult T-cell leukemia-lymphoma：ATL）は，病因である human T-cell leukemia virus type I（HTLV-1）に感染したリンパ球が腫瘍化して発症する末梢性 T 細胞腫瘍である．

2）発症率，疫学情報

　日本において HTLV-1 キャリアは九州，沖縄地区に多く，全体の 40％以上がその地域に集中しており，ATL 発症の地理的分布も HTLV-1 キャリアの分布を忠実に反映する．近年人口の大都市への移動に伴い，首都圏など大都市圏での患者数は増加傾向である．

　HTLV-1 キャリアの大多数は生涯無症状で，HTLV-1 キャリアにおける ATL の生涯発症率は 3～5％と推定されている．患者年齢は高齢者に偏り，40 歳以下での発症は極めてまれで，発症ピークは 60 歳代の後半である[1]（図 1-2）．男女比は約 1.2：1 で HAM とは逆にやや男性に多い．

3）主な症候

　ATL は，下山分類（表 1-1）に従って末梢血中の異常リンパ球の割合，リンパ球増多の有無，臓器浸潤の有無および部位，乳酸脱水素酵素（LDH）やカルシウムの値などにより，くすぶり型，慢性型，リンパ腫型，急性型の 4 病型に分類され，病型によって症状，治療方針，予後が大きく異なる．ATL の代表的な病型といえる急性型，リンパ腫型では全身倦怠感，食欲不振，全身

1

診療における基本情報

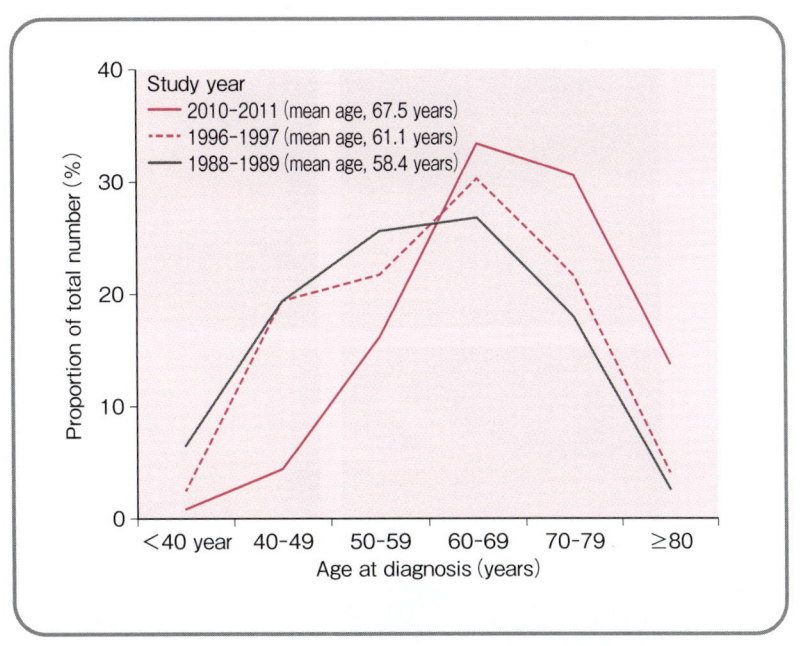

図 1-2　ATL 患者の年齢分布
（Nosaka K, et al. Cancer Sci 2017; 108: 2478-2486 [1] を参考に作成）

表 1-1　ATL の下山分類

		くすぶり型	慢性型	リンパ腫型	急性型
抗 HTLV-1 抗体		陽性			
リンパ球数（/μL）		4,000 未満	4,000 以上 [(a)]	4,000 未満	＊
異常リンパ球（%）		5%以上	あり [(b)]	1%以下	あり
フラワー細胞		時折	時折	なし	あり
LDH		正常上限の 1.5 倍以下	正常上限の 2 倍以下	＊	＊
補正カルシウム値（mEq/L）		正常	正常	＊	＊
組織で確認されたリンパ節腫脹		なし	＊	あり	＊
腫瘍病変	皮膚病変	＊＊	＊	＊	＊
	肺病変	＊＊	＊	＊	＊
	リンパ節の腫れ	なし	＊	あり	＊
	肝腫大	なし	＊	＊	＊
	脾腫大	なし	＊	＊	＊
	中枢神経	なし	なし	＊	＊
	骨	なし	なし	＊	＊
	腹水	なし	なし	＊	＊
	胸水	なし	なし	＊	＊
	消化管	なし	なし	＊	＊

＊：ほかの病型で規定される条件以外の制約はないことを示す.
＊＊：ほかの条件を満たせば必須ではない. しかし, 異常リンパ球が末梢血で 5%以下の場合, 組織で確認される腫瘍病変が必要.
[(a)]：T リンパ球増加（3,500/μL）を伴う.
[(b)]：異常リンパ球が 5%以下の場合, 組織で確認される腫瘍病変が存在すること.
（HTLV-1 情報サービスより転載・一部改変）

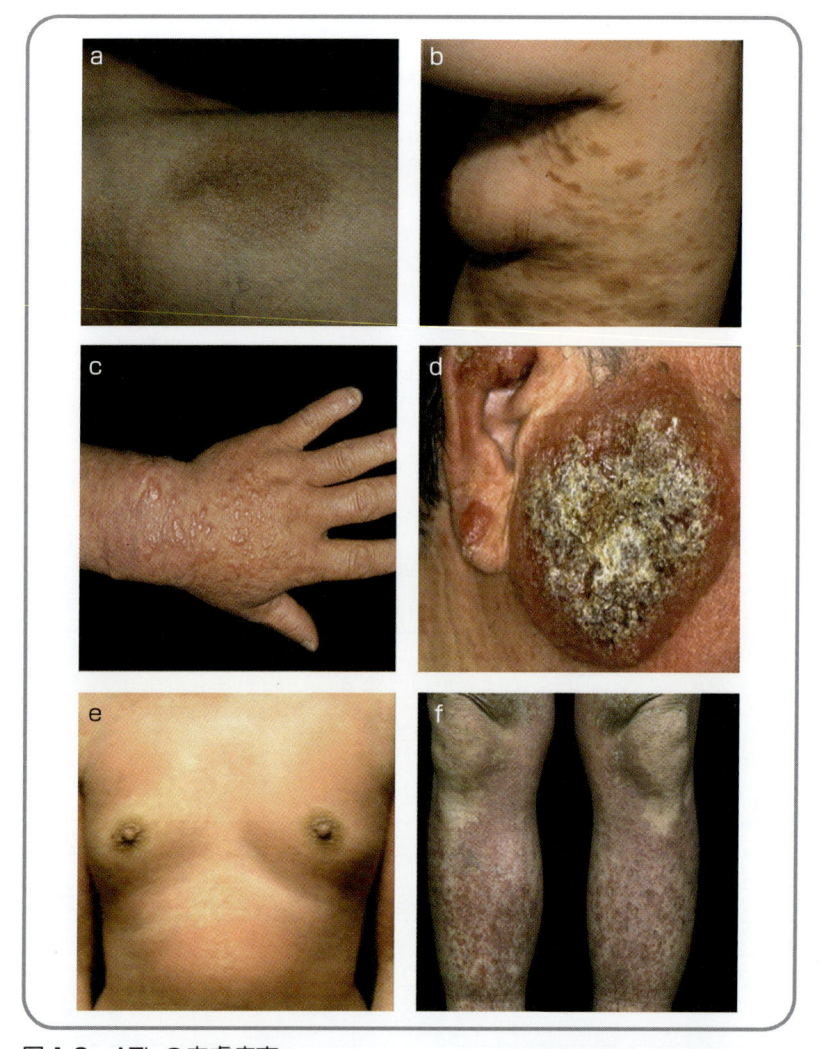

図 1-3　ATL の皮膚病変
　a：紅斑型，b：局面型，c：多発丘疹型，d：結節腫瘤型，e：紅皮症型，f：紫斑型
（Sawada Y, et al. Blood 2011; 117: 3961-3967 より許諾を得て転載）

　リンパ節腫脹，皮膚病変，肝脾腫などの所見・症状が認められ，またいわゆる腫瘍熱として発熱をみる症例が多い．ATL の皮膚病変には種々のものがみられ，紅斑型，多発丘疹型，結節腫瘤型，紅皮症型など様々な形態を取りうることが知られている[2]（図 1-3）．重要臓器に ATL 細胞が浸潤することによるこれらの症候のほか，高カルシウム血症を伴う時はそれによる口渇や意識障害が前景に立つこともあり，また細胞性免疫の低下により真菌症やニューモシスチス肺炎などの日和見感染を合併する例もあり，症候には症例差が大きい．一方，くすぶり型は無症状であることが多く，あってもほとんどは皮膚病変のみである．慢性型も同様であるが，リンパ節腫脹を伴うケースもある（表 1-1）．

4）診察・検査所見

　診察所見は，上記の主な症候の項に記載したとおりである．検査所見は病型によって異なる．くすぶり型は末梢血液像で異常リンパ球（腫瘍細胞）が5%以上認められるのが唯一の異常所見であることが多い．この異常リンパ球は機械式の血液像検査では検出できない場合があり，目視（鏡検）による血液像検査を実施することが望ましい．慢性型は白血球，リンパ球増多がみられる．くすぶり型，慢性型ともに LDH，可溶性 IL-2 受容体の上昇を認めることがある．ATL の腫瘍細胞は形態的には核に複雑な切れ込みのみられるフラワー細胞（図 1-4）が有名であるが，くすぶり型と慢性型ではフラワー細胞がみられることは少なく，ほとんどの腫瘍細胞は軽度の核のくびれがみられる異型性の軽いものであり，形態診断には注意を要する．急性型やリンパ腫型では，通常 LDH，可溶性 IL-2 受容体が著増する．リンパ腫型は末梢血に腫瘍細胞をほとんど認めない．急性型の定義は ATL のうち，ほかの3病型の定義を満たさないものということであるが，通常白血球増多を認め，末梢血中に多数の ATL 細胞が出現する．表面マーカー上，腫瘍細胞は通常 CD4 陽性であるが，まれに CD8 陽性，CD4/CD8 double positive，CD4/CD8 double negative などの症例も存在する．T 細胞マーカーの CD7 は通常陰性で，CD25 が陽性である．また，約 90％の症例は CCR4 が陽性であるが，新規治療薬モガムリズマブ投与の適応決定のためには CCR4 の発現を調べる必要がある．

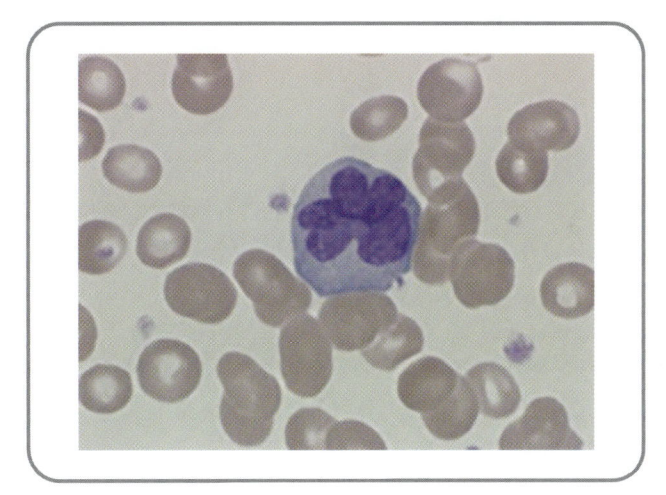

図 1-4　フラワー細胞

5）画像所見

　CT（computed tomography）などによりリンパ節腫脹，肝脾腫などの症状に応じた所見が認められ，PET-CT（positron emission tomography-CT）による取り込みが陽性である．肺は ATL の好発臓器であり，基本的な病態はびまん性の浸潤で，陰影としてはスリガラス陰影となるが，結節浸潤影も認められる．ATL では強い免疫不全のため，ほかの血液疾患でも合併がみられる細菌性肺炎，真菌性肺炎以外に，造血幹細胞移植後以外の通常の血液疾患化学療法ではほとんど問題にならないサイトメガロウイルス，ニューモシスチス・ジロベッチ，結核などの感染症の合併がみられる．これらの画像所見が混在することにより更に複雑な像を呈することがある．

6）診断

　ATL の診断は成熟 T 細胞性の腫瘍の患者で抗 HTLV-1 抗体が陽性であることを示すことから

始まる．リンパ節腫脹や皮膚病変のある患者の生検病理診断で T 細胞リンパ腫と診断された場合，末梢血中にモノクローナルな T 細胞増加を認めた場合，末梢血中に ATL を疑わせる異常リンパ球を認めた場合に，抗 HTLV-1 抗体をチェックして陽性であれば ATL を強く疑う．HTLV-1 キャリアに ATL 以外の T 細胞腫瘍が発生することも可能性としてはありうるので[3] 腫瘍細胞への HTLV-1 のモノクローナルな組み込みをサザンブロットで確認することで ATL の診断が確定する（図 1-5）．

1）ATL を疑わせる臨床所見の存在
 ◦急性型，慢性型などでリンパ球増加（T 細胞），フラワー細胞，異常リンパ球の存在
 ◦急性型などでリンパ節以外の臓器病変と生検での成熟 T 細胞リンパ腫の証明
 ◦リンパ腫型でリンパ節腫大と生検での成熟 T 細胞リンパ腫の証明
 ◦皮疹のあるケースで生検による皮膚 T 細胞リンパ腫の証明
2）抗 HTLV-1 抗体の証明
3）非典型的な症例などでは，腫瘍細胞が HTLV-1 感染細胞の腫瘍であることの証明
 （サザンブロット）

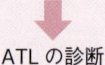

ATL の診断

図 1-5　ATL の診断

7）病型分類

　前述「3）主な症候」で述べたように，ATL は下山分類（表 1-1）に従って，末梢血中の異常リンパ球の割合，リンパ球増多の有無，臓器浸潤の有無および部位，高 LDH 血症や高カルシウム血症の有無などにより，くすぶり型，慢性型，リンパ腫型，急性型の 4 病型に分類される．慢性型 ATL 症例において LDH の（正常値を外れる）高値，BUN の高値，アルブミンの低値のいずれかを有する症例は予後不良であることが報告[4] されており，これらは予後不良慢性型 ATL と呼ばれる．この予後不良慢性型 ATL と急性型，リンパ腫型の ATL は急激な経過をとり aggressive ATL，くすぶり型と予後不良因子を持たない慢性型 ATL は比較的緩慢な経過をとるので indolent ATL と分類されている．

8）経過・予後

　くすぶり型，予後不良因子を持たない慢性型の indolent ATL は無治療で経過観察されるが，経過中，急性型に進展する（急性転化）．急性転化までの期間は非常に症例間の差が大きいが，急性転化した症例の予後は不良である．最近の報告では indolent ATL の診断からの生存期間中央値は 4.1 年と報告されており[5]（図 1-6），この群に対する有効な治療の開発も待ち望まれる．一方，急性型やリンパ腫型，予後不良慢性型のいわゆる aggressive ATL の予後は不良であり（図 1-7），標準的化学療法である mLSG15 療法（VCAP-AMP-VECP 療法と同じ，VCAP（ビンクリスチン＋シクロホスファミド＋ドキソルビシン＋プレドニゾロン）−AMP（ドキソルビシン＋ラニムスチン＋プレドニゾロン）−VECP（ビンデシン＋エトポシド＋カルボプラチン＋プレドニゾロン）からなる）でも生存期間中央値は 13 ヵ月，3 年生存率 24％と満足できるものではない[6]．同種造血幹細胞移植実施例では 40％前後の長期生存が報告されており期待できるデータである[7] が，ドナーの適時の確保が問題である．Aggressive ATL の予後分類についてはいくつか報告されている．代表的なものは Ann Arbor 病期，PS，年齢，血清アルブミン値，可溶性

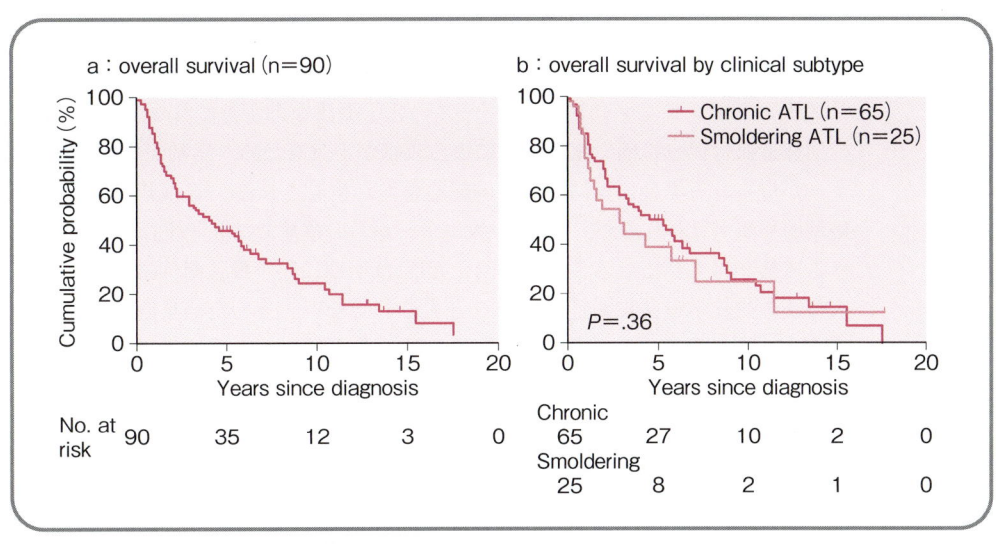

図 1-6　indolent ATL の生存曲線
（Takasaki Y, et al. Blood 2010; 115: 4337-4343 を参考に作成）

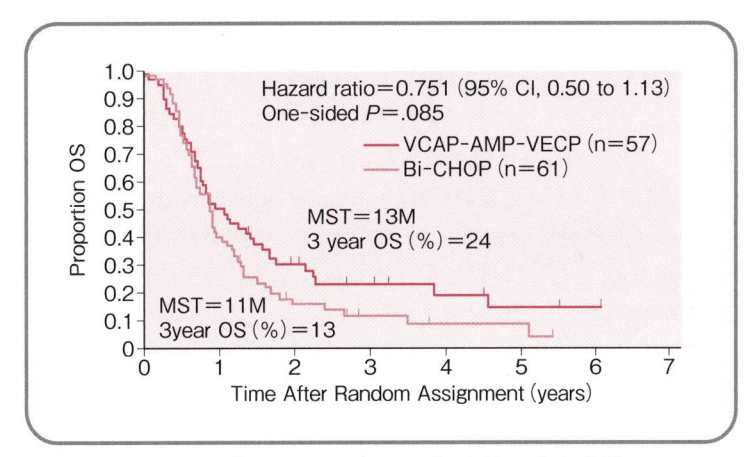

図 1-7　mLSG15（VCAP-AMP-VECP）療法の生存曲線
（Tsukasaki K, et al. J Clin Oncol 2007; 25: 5458-5464 を参考に作成）

IL-2 受容体値から計算される ATL-PI [8]，血清カルシウム濃度と PS から計算される JCOG-PI [9] などがあり，indolent ATL に対するものとしては indolent ATL-PI があげられ，可溶性 IL-2 受容体値が 6,000 IU/L 以上の症例は予後が不良である [10]．

9）治療

①くすぶり型，予後不良因子を持たない慢性型（indolent ATL）：通常無症状で緩慢な経過をたどり，早期に治療介入することによる予後の改善がみられないため，急性型に移行（急性転化）するまで無治療経過観察（watch and wait）される．皮膚病変があり有症状の場合は紫外線照射などの皮膚局所療法が行われる．またはエトポシド少量経口療法が行われることもある．

②予後不良慢性型，リンパ腫型，急性型（aggressive ATL）

　ア）化学療法：多剤併用化学療法が行われるが，成績は不良である．現在最もよい成績が

報告されているのは mLSG15 療法であるが，それでも生存期間中央値 13 ヵ月と成績は不良である [6]（図 1-7）．その他，CHOP（シクロホスファミド＋ドキソルビシン＋ビンクリスチン＋プレドニゾロン）療法ベースの化学療法などが行われる．

イ）同種造血幹細胞移植：化学療法による成績が不良なため，年齢が 70 歳以下で適切なドナーが得られる場合には同種造血幹細胞移植が検討される．55 歳以上の症例では骨髄非破壊的移植が行われるが，HLA 一致ドナーからの移植では 3 年生存率 40％程度と期待できる成績が得られている [7]（図 1-8）．ATL は早期に化学療法耐性になりやすく，寛解導入療法中に化学療法に耐性化することも珍しくない．そのため早期に造血幹細胞移植を導入することが望ましく [11]，化学療法開始とともにドナーの検索にかかり，ドナーの準備ができ次第，PR（partial response）以上の治療効果が得られていれば造血幹細胞移植を実施する方針がとられる．

ウ）モノクローナル抗体：ATL 症例の約 90％でケモカイン受容体である CCR4 が細胞表面に発現しており，ヒト化抗 CCR4 モノクローナル抗体（モガムリズマブ）が難治例，再発例を中心に用いられる．再発 aggressive ATL を対象とした第 II 相臨床試験では有効率 50％であり，病勢コントロールに果たす役割が期待されているが，重篤な皮疹に注意を要する [12]．更に初発の aggressive ATL に対してモガムリズマブを mLSG 療法と併用すると，その完全寛解率が高まった [13]．一方，同種造血幹細胞移植症例で移植前にモガムリズマブを投与すると GVHD（graft-versus-host disease：移植片対宿主病）が増悪し治療関連死亡が増加することが報告されており [14]，造血幹細胞移植の方針を持つ症例ではモガムリズマブの投与は慎重に判断されなければならない．

エ）レナリドミド：免疫調整薬（immunomodulatory drugs：IMiDs）と位置づけられる薬剤であり，多発性骨髄腫に対して高い有効性が示されているが，最近，再発・難治の aggressive ATL に対しても有効であることが示され [15]，2017 年 3 月から実臨床にも導入されている．

aggressive ATL に対する治療方針のアルゴリズムを図 1-9 に示す．

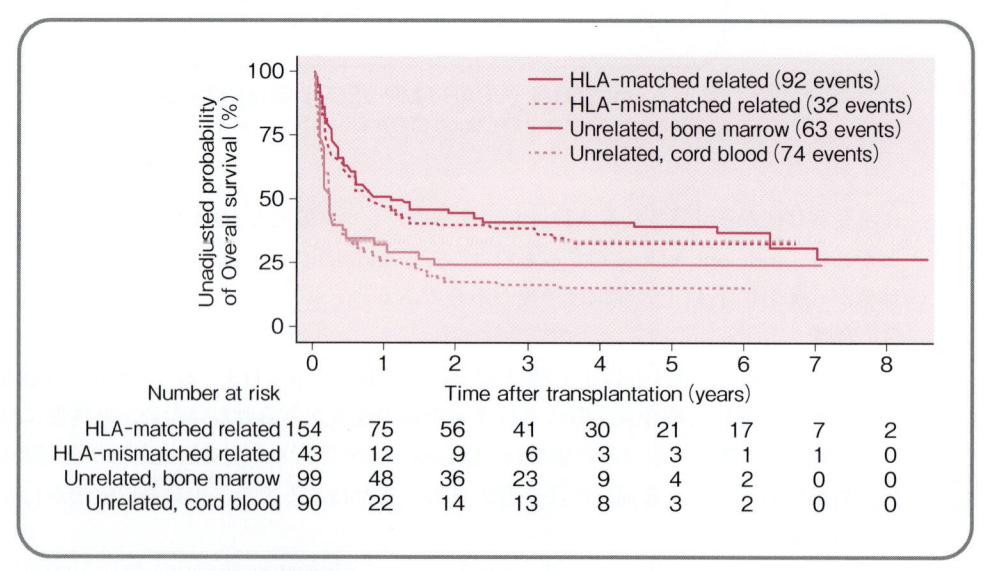

図 1-8　ATL に対する移植成績
(Hishizawa M, et al. Blood 2010; 116: 1369-1376 を参考に作成)

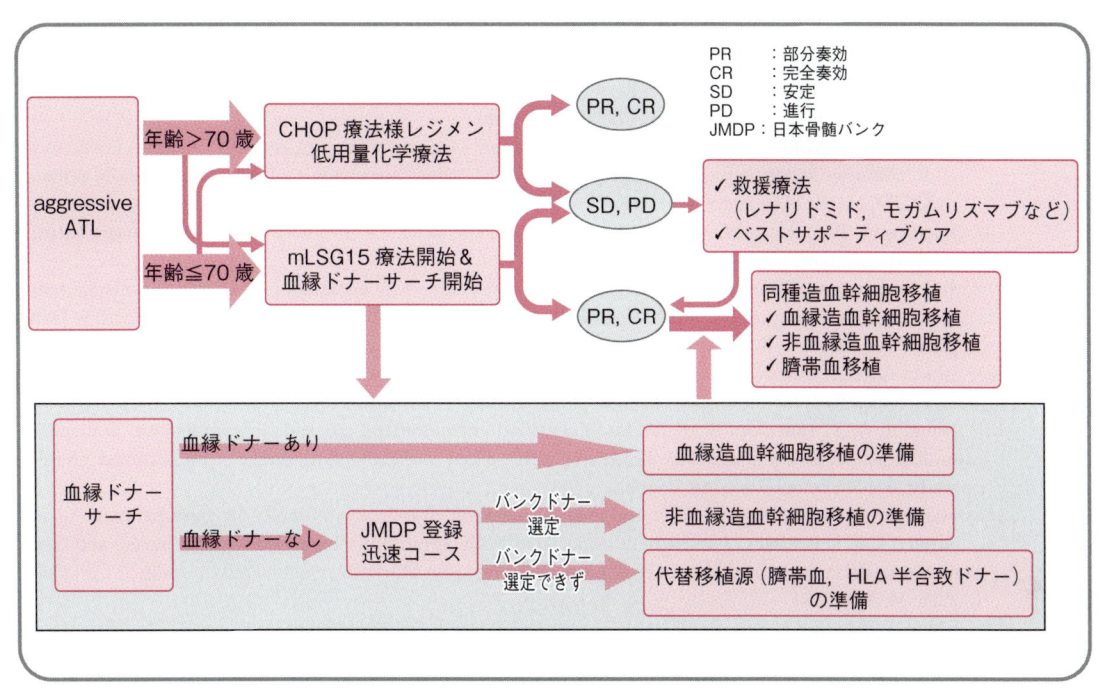

図 1-9　aggressive ATL の治療方針のアルゴリズム

10）今後の課題

　ATL の治療に関しては今後取り組むべき課題が山積している．化学療法単独での治療成績には限界がみえてきていることから新規の薬剤の治療効果が期待される．モガムリズマブについては，その最も有効な使用方法の検討が必要であり，レナリドミドについては，どのような症例に有効かの検討などが早急に解決されるべき課題である．更に新規の薬剤の開発も進められている．同種造血幹細胞移植に関しては，移植の至適時期での実施に向け，非血縁ドナーのコーディネート期間の短縮，臍帯血移植，HLA 半合致移植などの ATL 移植における有用性の検証による代替移植ソースの検討などが必要である．また，indolent ATL の予後の改善のため，これらに有効な治療の開発も重要であり，インターフェロン α＋ジドブジンと無治療経過観察を比較する JCOG1111 試験の解析結果が待たれるところである．更に indolent ATL と病態的に区別が困難なハイリスクキャリアの同定と治療介入の検討も今後の課題となるであろう．

文献

1）　Nosaka K, Iwanaga M, Imaizumi Y, et al. Epidemiological and clinical features of adult T-cell leukemia-lymphoma in Japan, 2010-2011: A nationwide survey. Cancer Sci 2017; **108**: 2478-2486

2）　Sawada Y, Hino R, Hama K, et al. Type of skin eruption is an independent prognostic indicator for adult T-cell leukemia/lymphoma. Blood 2011; **117**: 3961-3967

3）　Ishigaki T, Isobe M, Kobayashi S, et al. Development of peripheral T-cell lymphoma not otherwise specified in an HTLV-1 carrier. Int J Hematol. 2013; **97**: 667-672

4）　山田恭暉．悪性リンパ腫の治療戦略―高悪性度リンパ腫（成人 T 細胞白血病）．臨床血液 2001; **42**: 293-298

5）　Takasaki Y, Iwanaga M, Imaizumi Y, et al. Long-term study of indolent adult T-cell leukemia-lymphoma. Blood 2010; **115**: 4337-4343

6）　Tsukasaki K, Utsunomiya A, Fukuda H, et al; Japan Clinical Oncology Group Study JCOG9801. VCAP-AMP-VECP compared with biweekly CHOP for adult T-cell leukemia-lymphoma: Japan Clinical Oncology Group Study JCOG9801. J Clin Oncol 2007; **25**: 5458-5464

7)　Hishizawa M, Kanda J, Utsunomiya A, et al. Transplantation of allogeneic hematopoietic stem cells for adult T-cell leukemia: a nationwide retrospective study. Blood 2010; **116**: 1369-1376

8)　Katsuya H, Yamanaka T, Ishitsuka K, et al. Prognostic index for acute- and lymphoma-type adult T-cell leukemia/lymphoma. J Clin Oncol 2012; **30**: 1635-1640

9)　Fukushima T, Nomura S, Shimoyama M, et al. Japan Clinical Oncology Group (JCOG) prognostic index and characterization of long-term survivors of aggressive adult T-cell leukaemia-lymphoma (JCOG0902A). Br J Haematol 2014; **166**: 739-748

10)　Katsuya H, Shimokawa M, Ishitsuka K, et al. Prognostic index for chronic- and smoldering-type adult T-cell leukemia-lymphoma. Blood 2017; **130**: 39-47

11)　Fuji S, Kurosawa S, Inamoto Y, et al. Role of up-front allogeneic hematopoietic stem cell transplantation for patients with aggressive adult T-cell leukemia-lymphoma: a decision analysis. Bone Marrow Transplant 2018; **53**: 905-908

12)　Ishida T, Joh T, Uike N, et al. Defucosylated anti-CCR4 monoclonal antibody (KW-0761) for relapsed adult T-cell leukemia-lymphoma: a multicenter phase II study. J Clin Oncol 2012; **30**: 837-842

13)　Ishida T, Jo T, Takemoto S, et al. Dose-intensified chemotherapy alone or in combination with mogamulizumab in newly diagnosed aggressive adult T-cell leukaemia-lymphoma: a randomized phase II study. Br J Haematol 2015; **169**: 672-682

14)　Fuji S, Inoue Y, Utsunomiya A, et al. Pretransplantation Anti-CCR4 Antibody Mogamulizumab Against Adult T-Cell Leukemia/Lymphoma Is Associated With Significantly Increased Risks of Severe and Corticosteroid-Refractory Graft-Versus-Host Disease, Nonrelapse Mortality, and Overall Mortality. J Clin Oncol 2016; **34**: 3426-3433

15)　Ishida T, Fujiwara H, Nosaka K, et al. Multicenter Phase II Study of Lenalidomide in Relapsed or Recurrent Adult T-Cell Leukemia/Lymphoma: ATLL-002. J Clin Oncol 2016; **34**: 4086-4093

1.5.2. HTLV-1 ぶどう膜炎/HTLV-1 関連ぶどう膜炎（HU/HAU）

1）疾患概念

　ぶどう膜炎は眼内組織に生じる炎症疾患の総称である．ぶどう膜炎の病因は人種（ethnicity），国，地域により差異があるが，一般的に感染性ぶどう膜炎は 15～20％，非感染性ぶどう膜炎は 35～40％，病因が特定できない特発性ぶどう膜炎は 30～40％である．また，炎症の部位によって，前部ぶどう膜炎，中間部ぶどう膜炎，後部ぶどう膜炎，汎ぶどう膜炎の 4 つの病型に分類される．

　HTLV-1 ぶどう膜炎/HTLV-1 関連ぶどう膜炎（HTLV-1 uveitis/HTLV-1-associated uveitis：HU/HAU）は，HTLV-1 キャリアに生じるぶどう膜炎で，眼内浸潤した HTLV-1 感染細胞が様々な免疫反応を介して眼内に炎症を引き起こし，中間部～汎ぶどう膜炎の病型を呈する[1,2]．HU/HAU 患者の眼局所からは，HTLV-1 プロウイルス[3,4]，ウイルス粒子[5]，ポリクローナルな HTLV-1 感染 T 細胞が検出される[6]．HTLV-1 プロウイルス量は，末梢血では HU/HAU 患者のほうが HTLV-1 キャリアよりも有意に高く[7]，HU/HAU 患者における眼内液と末梢血の比較では，眼内液のほうが有意に高い[4]．眼内浸潤した HTLV-1 感染 T 細胞は IL-1α，IL-6 など様々な炎症性サイトカインを産生する[5]．

　ぶどう膜炎の発症機序としては，①末梢血の HTLV-1 プロウイルス量が増加，②血液眼関門が破綻，③眼内に HTLV-1 感染細胞が有意に集積，④眼内で種々の炎症性サイトカインを産生，というプロセスを経て HU/HAU が発症すると考えられている．

2）有病率，疫学情報

　HU/HAU の有病率は，九州の筑後地方における調査によって，112.2 人/HTLV-1 キャリア人口 100,000 人（男性 58.6，女性 152.0）と推計されている[8]．

　疫学情報として，直近の前向き調査では，全国の大学病院を受診したぶどう膜炎患者のうち，HU/HAU と診断された患者は全体の 0.8％であった[9]．地域別の統計では，HTLV-1 感染者の多い地域である九州南部では，14.2％[10]，東京においては，1.0％[11] となっており，地域によって

隔たりがある.

3）主な症状

　主訴としては，霧視が最多で，次いで飛蚊症，視力低下，目の充血，眼痛，羞明感がみられる [10, 12, 13].

4）診察・検査所見

　HU/HAU は女性に多く，罹患眼としては，片眼性と両眼性はほぼ同数程度である [10]. 最も頻度の多い所見は，硝子体に炎症細胞が中等度～高度に浸潤することで生じる硝子体混濁である. 網膜血管炎もみられることがある. また，前部ぶどう膜炎をごく軽度に伴うことが多い. このように HTLV-1 ぶどう膜炎の大半の患者は「中間部ぶどう膜炎」あるいは「汎ぶどう膜炎」の病型を呈する [12, 13].

　眼合併症としては，白内障，緑内障，ドライアイ，黄斑浮腫，黄斑上膜などがみられる. 特に視力低下が顕著となる緑内障，黄斑浮腫などには注意が必要である. 全身合併症としては，甲状腺機能亢進症が最も多い. HAM の合併もみられるが，ATL の合併は少ない. 他にも炎症性疾患である関節リウマチ，間質性肺炎，シェーグレン症候群の合併がみられる [10, 14].

5）画像所見

　細隙灯顕微鏡検査で細胞浸潤が前房～硝子体に観察される. 眼底写真では，硝子体混濁のために眼底の透見性が低下する. 蛍光眼底造影検査では，網膜血管炎のため網膜血管からの蛍光色素の漏出がみられる [1, 2, 15]（図 1-10）.

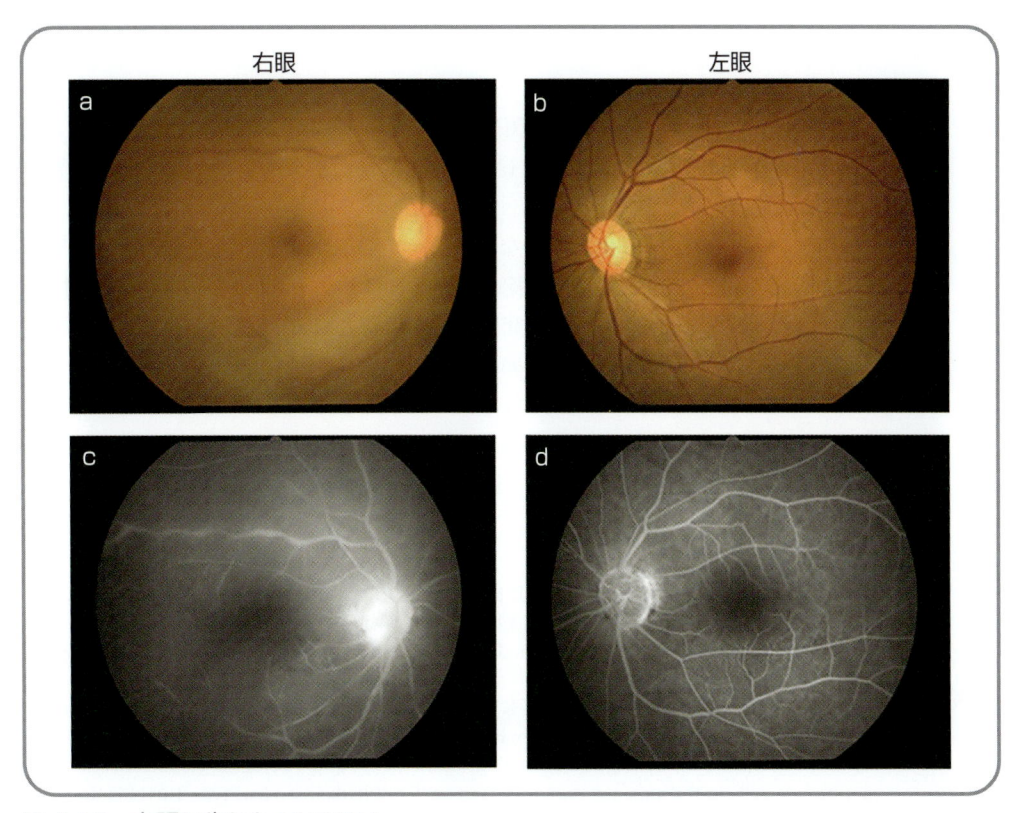

図 1-10　右眼に生じた HU/HAU
　上列：眼底写真，下列：蛍光眼底造影写真. 眼底写真において，硝子体混濁のため眼底の透見性が低下している（a）. 蛍光眼底造影検査では，網膜血管炎による色素漏出がみられる（c）.

6）診断基準

　特徴的なぶどう膜炎所見が認められ，血清抗 HTLV-1 抗体が陽性（HTLV-1 感染の確定方法は第 1 章 1.3.2［p.5］参照），かつ HTLV-1 以外の病因を除外することで HU/HAU と診断される[1,2]．除外診断の際，最も多い原因疾患で，類似した硝子体混濁を呈するサルコイドーシスを鑑別することは特に重要である．血清アンジオテンシン変換酵素，胸部 X 線・CT 検査，ツベルクリン反応など全身検索の結果を考慮して鑑別する．

　HU/HAU は除外診断であるため，HU/HAU と診断しても HTLV-1 キャリアに発症したほかの原因によるぶどう膜炎である可能性が残ることに留意しながら，経過を観察する必要がある．

7）重症度分類

　規定はないが，一般的に汎ぶどう膜炎の病型を呈する HU/HAU は重症度が高い．

8）経過・予後

　一般的に HU/HAU は副腎皮質ステロイドに比較的よく反応し，視力予後は比較的良好である．一方，再発は 30〜40％ にみられ，続発緑内障など不可逆的な視力低下をきたす合併症を生じることがあり，長期的な経過観察を要する[10]．

9）治療

　HU/HAU は，副腎皮質ステロイドの点眼あるいは内服で治療を行う．眼内炎症の活動性が強い症例にはトリアムシノロンアセトニドの後部テノン嚢下注射，ステロイドパルス療法を選択する場合もある．基礎研究において，副腎皮質ステロイドは眼内浸潤した HTLV-1 感染 T 細胞から産生された IL-1α，IL-6 など様々な炎症性サイトカインを抑制することが証明されている[5]．

　注）HU/HAU 診断時には HTLV-1 関連疾患である ATL や HAM の合併をルールアウトするために専門医（ATL は血液内科，HAM は脳神経内科）へコンサルトすることが望ましい．

10）今後の課題

　HU/HAU の発症機序はいまだ不明な点が多い．HU/HAU 患者の末梢血の HTLV-1 感染 T 細胞が増加する機序，血液眼関門の破綻の機序，HTLV-1 感染細胞が眼内に集積する機序など，多くが明らかではなく，今後の基礎研究の推進が期待される[12]．

　近年，ぶどう膜炎の治療に免疫抑制薬，生物学的製剤が導入され，多くのぶどう膜炎患者に使用されている．しかし HU/HAU，あるいは HTLV-1 キャリアに発症したほかの原因のぶどう膜炎における治療効果や安全性は明らかになっておらず，生物学的製剤の使用で HU/HAU が再燃したという報告もある[16]．今後，長期的な視点で効果と安全性の検討が必要である．

文献

1) Kamoi K, Mochizuki M. Human T-Cell Leukemia Virus Type 1. Emerging Infectious Uveitis, Chee S-P, Khairallah M (eds), Springer, 2017: p.143-148
2) Kamoi K, Mochizuki M. HTLV-1 uveitis. Intraocular Inflammation, Zierhut M et al (eds), Springer, p.1197-1201, 2016
3) Mochizuki M, Watanabe T, Yamaguchi K, et al. Uveitis associated with human T lymphotropic virus type I: seroepidemiologic, clinical, and virologic studies. J Infect Dis 1992; **166**: 943-944
4) Ono A, Mochizuki M, Yamaguchi K, et al. Immunological and virological characterization of the primary infiltrating cells in the aqueous humor of human T-cell leukemia virus type-1 uveitis. Invest Ophthalmol Vis Sci 1997; **38**: 676-689
5) Sagawa K, Mochizuki M, Masuoka K, et al. Immunopathogical mechanisms of human T-cell lymphotropic virus type 1 (HTLV-I) uveitis: detection of HTLV-I-infected T cells in the eye and their constitutive cytokine production. J Clin Invest 1995; **95**: 852-858

6) Masuoka K, Sagawa K, Mochizuki M, et al. Polyclonal use of T-cell receptor alpha for human T-cell lymphotropic virus type 1-infected T cells. Invest Ophthalmol Vis Sci 1995; **36**: 254-258

7) Ono A, Mochizuki M, Yamaguchi K, et al. Increased number of circulating HTLV-1 infected cells in peripheral blood mononuclear cells of HTLV-1 uveitis patients: a quantitative polymerase chain reaction study. Br J Ophthalmol 1995; **79**: 270-276

8) 池田英子, 小野綾子, 疋田直文ほか. 福岡県筑後地方における HTLV-1 ぶどう膜炎の推定有病率. 日本眼科学会雑誌 1998; **102**: 327-332

9) Ohguro N, Sonoda KH, Takeuchi M, et al. The 2009 prospective multi-center epidemiologic survey of uveitis in Japan. Jpn J Ophthalmol 2012; **56**: 432-435

10) Terada Y, Kamoi K, Komizo T, et al. Human T-cell leukemia virus type 1 and eye diseases. J Ocular Pharmacol Therapeutics 2017; **33**: 216-223

11) 宮永　将, 高瀬　博, 川口龍史ほか. 東京医科歯科大学眼科におけるぶどう膜炎臨床統計—1998 年〜2001 年と 2007 年〜2011 年の比較. 日本眼科学会雑誌 2015; **119**: 678-685

12) Kamoi K, Mochizuki M. HTLV infection and the eye. Curr Opin Ophthalmol 2012; 23: 557-561

13) Kamoi K, Mochizuki M. HTLV-1 uveitis. Front Microbiol 2012; **3**: 270

14) Nakao K, Abematsu N, Sakamoto T. Systemic diseases in patients with HTLV-1-associated uveitis. Br J Ophthalmol 2018; **102**: 373-376

15) Mochizuki M, Sugita S, Kamoi K. Immunological homeostasis of the eye. Prog Retin Eye Res 2013; **33** 10-27

16) Terada Y, Kamoi K, Ohno-Matsui K, et al. Treatment of rheumatoid arthritis with biologics may exacerbate HTLV-1-associated conditions: A case report. Medicine (Baltimore) 2017; **96**: e6021

1.5.3. シェーグレン症候群

1) 疾患概念（病理・病態を含む）

　シェーグレン症候群（以下 SS）は, 口腔乾燥, 眼乾燥を主徴とする自己免疫疾患であり[1], 間質性肺炎などの臓器障害, 抗核抗体や抗 Ro/SS-A, La/SS-B 抗体などの自己抗体出現を特徴とする. 発症原因としては, α-フォドリン[2]や M_3 ムスカリン作動性アセチルコリン受容体（M_3R）[3]などの自己抗原を HLA-class Ⅱ によって認識する獲得免疫が主体であるが, 一部は自然免疫も関与している[4]. 病理学的所見では, 唾液腺や涙腺に単核球浸潤がみられ, 多くは CD4 + T 細胞であるが, 浸潤巣の拡大に伴い B 細胞浸潤もみられるようになる. 単核球浸潤により腺構造が破壊され, 外分泌機能低下を呈する.

2) HTLV-1 と SS のかかわり（発症頻度, 疫学情報も含む）

　抗 HTLV-1 抗体陽性 SS では, ぶどう膜炎, 筋症, 反復性の発熱が多いという臨床データもあり[5], 肺病変では細気管支病変が多い. 長崎市の SS 患者では抗 HTLV-1 抗体陽性率が 23% と非 SS 患者と比して有意に高く[6], 放射線影響研究所の被爆者検診対象者において, HTLV-1 は SS 発症を 3.8 倍上昇させると示された[7]. HAM 患者では米国・欧州予備分類基準を用いた第一報では, 60% と高率に SS を合併[8]していた. HAM における高率な SS 合併頻度は, 2002 年の米国・欧州改訂分類基準による再検討の第二報[9]でも示されたが, 抗 Ro/SS-A 抗体の出現頻度は 3 割と低頻度であった.

3) 主な症状（どのようなときにシェーグレン症候群を疑うか）

　眼や口腔の乾燥症状は SS の主な腺症状であり, SS の 70〜80% にみられる[10]. 口腔乾燥に関連して, 齲歯の多発で SS が疑われる場合もある. 眼乾燥も同様に SS の主な腺症状であるが, 涙が出ない, 眼が充血する, まぶしい, 眼の異物感で気づかれることが多い. 唾液腺・涙腺以外の臓器障害を腺外症状と呼称する. 腺外症状の代表的なものとして呼吸器病変がある. SS の 3〜11% 程度に間質性肺炎が合併し[11], 乾性咳嗽や呼吸困難を呈する. 間質性腎炎では自覚症状に乏しいが, 尿細管アシドーシスをきたすと四肢脱力や多尿がみられる. 神経症状では, 末梢

神経障害が 10〜35％にみられ，感覚失調性ニューロパチーが多いが，三叉神経炎など多彩である．他に自他覚的に気づかれやすいものとして，皮膚の環状紅斑や高 γ グロブリン性紫斑があり，これらの存在から SS が疑われる場合がある．また，自覚的であるが，倦怠感の割合が高いのも SS の特徴である．

4）診察・検査所見

　口腔では，口腔・舌乾燥，舌乳頭萎縮や口角炎が特徴的である．口腔乾燥に伴い歯肉炎や口腔カンジダ症を呈することもある．唾液分泌量測定は後述する厚生省診断基準にも取り入れているサクソンテストがあり，毎秒 1 回の速さで 2 分間ガーゼを咬み，測定した唾液量が 2 g 以下であれば陽性と判断する．眼科的検査では，専用の試験紙を用いたシルマーテストが行われ，5 分間で 5 mm 以下であれば陽性である．角結膜染色検査も診断上重要であり，眼科で施行するフルオレセイン染色，ローズベンガル染色などがある．腺外症状の検査所見は，呼吸器・腎・神経・皮膚などそれぞれの臓器に応じて行われる．血液検査では，白血球や血小板の減少がよくみられ，赤沈，免疫グロブリン IgG の上昇がみられる．抗核抗体やリウマトイド因子も高率に陽性となる．また，自己抗体である抗 Ro/SS-A 抗体が 70〜80％，抗 La/SS-B 抗体が 10〜20％にみられ，抗セントロメア抗体も SS の 10％程度にみられる．

5）画像所見

　日本の診断基準に含まれている唾液腺造影は，カテーテルを用いて唾液腺開口部より逆行性に造影剤を注入し，grade 1：punctate，grade 2：globular，grade 3：cavitary，garde 4：destructive の 4 つのステージに分類される．唾液腺シンチグラフィーはテクネシウムを用いた唾液への核種の集積をみるものであり，SS では集積低下が特徴的である．

6）診断基準（シェーグレン症候群）

　SS は 2015 年 1 月に指定難病に登録され，その診断には日本の厚生省診断基準（1999 年）が用いられる（図 1-11）．4 項目のうち 2 項目陽性であれば SS と診断する単純なものであるが，複数の検査が必要な点が特徴的である．厚生省基準以外にも 2002 年の米国・欧州改訂分類基準[12] や 2016 年の米国・欧州リウマチ学会によるスコアリング化を用いた分類基準[13] があり，2016 年基準と日本基準の整合性について現在検討が進んでいる．欧米の基準は診断基準ではなく分類基準であるため，除外基準が設けられている．

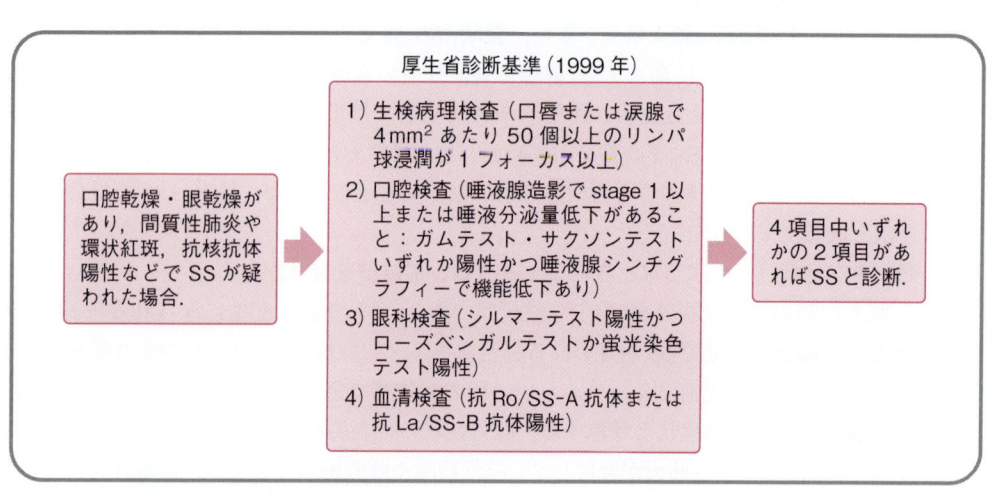

厚生省診断基準（1999 年）

口腔乾燥・眼乾燥があり，間質性肺炎や環状紅斑，抗核抗体陽性などで SS が疑われた場合．

1）生検病理検査（口唇または涙腺で 4mm² あたり 50 個以上のリンパ球浸潤が 1 フォーカス以上）
2）口腔検査（唾液腺造影で stage 1 以上または唾液分泌量低下があること：ガムテスト・サクソンテストいずれか陽性かつ唾液腺シンチグラフィーで機能低下あり）
3）眼科検査（シルマーテスト陽性かつローズベンガルテストか蛍光染色テスト陽性）
4）血清検査（抗 Ro/SS-A 抗体または抗 La/SS-B 抗体陽性）

4 項目中いずれかの 2 項目があれば SS と診断．

図 1-11　厚生省診断基準（1999 年）

7）重症度分類

　重症度・活動性についての日本独自の分類は存在しないが，欧州リウマチ学会（The European League Against Rheumatism：EULAR）が作成した2つの国際的指標として，患者による自覚症状評価のための EULAR Sjögren's Syndrome Patient Reported Index：ESSPRI [14] と，医師が SS 活動性を評価するための EULAR Sjögren's Syndrome Disease Activity Index：ESSDAI [15] がある．ESSDAI は乾燥症状による長期病変ではなく，現在の SS の疾患活動性を評価するものである．ESSDAI 5点以上の患者が指定難病として医療費助成の対象となる．

8）経過・予後

　口腔乾燥症状や眼乾燥症状などの腺症状についての正確な長期経過や予後は知られていない．しかし，小児 SS では乾燥症状に乏しいことがひとつの特徴 [16] であることから，成人期のある時期に乾燥症状が顕在化し，その後数十年に及んで乾燥症状が持続すると考えられる．予後に関しては，学術論文上，SS の生命予後を示したものはみられず，正常人と比して悪いという報告は見い出せない．しかし，腺外症状として間質性肺炎，肺高血圧や悪性リンパ腫の合併が報告されており，これらが個々の SS 患者の生命予後に関与している可能性はある．

9）治療

　現時点で HTLV-1 感染や HAM 合併の有無により，SS に対する治療方針の変更を示唆するエビデンスは存在しないため，以下に一般的な SS に対する治療方針を示す．口腔乾燥症状に対する治療は麦門冬湯などの漢方薬や人工唾液など補充療法が主であったが，セビメリン塩酸塩やピロカルピン塩酸塩などのムスカリンアゴニストが使用されるようになった．眼乾燥についても古くから自己血清点眼法やヒアルロン酸ナトリウム点眼・レバミピド点眼が使用されてきたが，近年ジクアホソルナトリウム点眼が使用されるようになってきた．腺外症状について，現状では，間質性肺炎や筋炎などの腺外症状が目立つ場合は，ステロイドや免疫抑制薬が使用される．

10）今後の課題

　T 細胞をターゲットとしたアバタセプトや B 細胞をターゲットとした抗 BAFF 抗体ベリムマブなどが臨床応用される可能性が出てきたが，抗 HTLV-1 抗体陽性の場合に抗体陰性者と同様に投与可能であるか臨床および基礎的検討が必要である．長期的に抗 HTLV-1 抗体陽性 SS では，非 SS 患者と比較して ATL や HAM の発症頻度が多いかについても検討が待たれる．

文献

1) Fox RI. Sjögren's syndrome. Lancet 2005; **366** (9482): 321-331
2) Haneji N, Nakamura T, Takio K, et al. Identification of alpha-fodrin as a candidate autoantigen in primary Sjögren's syndrome. Science 1997; **276** (5312): 604-607
3) Sumida T, Tsuboi H, Iizuka M, et al. Functional role of M3 muscarinic acetylcholine receptor (M3R) reactive T cells and anti-M3R autoantibodies in patients with Sjögren's syndrome. Autoimmun Rev 2010; **9**: 615-617
4) Nakamura H, Horai Y, Suzuki T, et al. TLR3-mediated apoptosis and activation of phosphorylated Akt in the salivary gland epithelial cells of primary Sjögren's syndrome patients. Rheumatol Int 2013; **33**: 441-450
5) Eguchi K, Matsuoka N, Ida H, et al. Primary Sjögren's syndrome with antibodies to HTLV-I: clinical and laboratory features. Ann Rheum Dis 1992; **51**: 769-776
6) Terada K, Katamine S, Eguchi K, et al. Prevalence of serum and salivary antibodies to HTLV-1 in Sjögren's syndrome. Lancet 1994; **344** (8930): 1116-1119
7) Hida A, Imaizumi M, Sera N, et al. Association of human T lymphotropic virus type I with Sjögren's syndrome. Ann Rheum Dis 2010; **69**: 2056-2057
8) Nakamura H, Eguchi K, Nakamura T, et al. High prevalence of Sjögren's syndrome in patients with HTLV-I associated myelopathy. Ann Rheum Dis 1997; **56**: 167-172

9) Nakamura H, Shimizu T, Takagi Y, et al. Reevaluation for clinical manifestations of HTLV-I-seropositive patients with Sjögren's syndrome. BMC Musculoskelet Disord 2015; **16**: 335

10) Mariette X, Criswell LA. Primary Sjögren's Syndrome. N Engl J Med 2018; **378**: 931-939

11) Roca F, Dominique S, Schmidt J, et al. Interstitial lung disease in primary Sjögren's syndrome. Autoimmun Rev 2017; **16**: 48-54

12) Vitali C, Bombardieri S, Jonsson R, et al; European Study Group on Classification Criteria for Sjögren's Syndrome. Classification criteria for Sjögren's syndrome: a revised version of the European criteria proposed by the American-European Consensus Group. Ann Rheum Dis 2002; **61**: 554-558

13) Shiboski CH, Shiboski SC, Seror R, et al; International Sjögren's Syndrome Criteria Working Group. 2016 American College of Rheumatology/European League Against Rheumatism Classification Criteria for Primary Sjögren's Syndrome: A Consensus and Data-Driven Methodology Involving Three International Patient Cohorts. Arthritis Rheumatol 2017; 69: 35-45, Ann Rheum Dis 2017; **76**: 9-16

14) Seror R, Ravaud P, Mariette X, et al; EULAR Sjögren's Task Force. EULAR Sjogren's Syndrome Patient Reported Index (ESSPRI): development of a consensus patient index for primary Sjogren's syndrome. Ann Rheum Dis 2011; **70**: 968-972

15) Seror R, Theander E, Brun JG, et al; EULAR Sjögren's Task Force. Validation of EULAR primary Sjögren's syndrome disease activity (ESSDAI) and patient indexes (ESSPRI). Ann Rheum Dis 2015; **74**: 859-866

16) Tomiita M, Saito K, Kohno Y, et al. The clinical features of Sjögren's syndrome in Japanese children. Acta Paediatr Jpn 1997; **39**: 268-272

1.5.4. 関節炎・関節リウマチ

　関節リウマチは，多関節の滑膜炎を主体とする自己免疫病態であり，関節の痛みと機能障害，長期的には関節の破壊をきたし，著しい生活の質の低下をきたす慢性炎症性疾患である．長崎県の関節リウマチ患者において抗 HTLV-1 抗体の陽性率が対照献血者集団よりも高いことが 1990 年代に報告され[1]，HTLV-1 感染が関節リウマチと関連するのではないかと疑われた．また，HTLV-1 陽性関節炎患者のなかに，関節液中の異型リンパ球や滑膜組織における HTLV-1 遺伝子が検出される症例があることが報告され，HTLV-I associated arthropathy（HAAP）という概念も提唱された[2]．

　しかしながら，関節リウマチは比較的ありふれた疾患（日本の有病率約 0.5％）であり，HTLV-1 感染者の多い地域であっても，最近の検討では患者全体に占める HTLV-1 感染者の割合は限られている（10％以下）[3]．更に（抗 HTLV-1 抗体を測定することなしに）HTLV-1 陽性関節リウマチを診断できるほど特徴的な臨床症状や検査所見はない．したがって，現在のところ HTLV-1 感染者の多発関節炎をひとつの疾患概念とすることは困難であり，HTLV-1 感染が多発関節炎や関節リウマチの直接的な原因であると考えるエビデンスには乏しい．一方で関節炎・関節リウマチは慢性炎症性疾患である HAM 患者において合併する頻度が高いという報告が複数みられる[4,5]．また，HTLV-1 陽性関節リウマチ患者では陰性患者に比して CRP で代表される炎症所見が強いことが報告されている[6]．HTLV-1 感染と自己免疫の関連についても論じられており[7]，HTLV-1 感染のターゲットである T 細胞およびその活性化が慢性炎症に関連することは十分考えられることから，HTLV-1 感染が関節炎・関節リウマチの発症や増悪の共因子である可能性はある．

　更に近年，関節リウマチを中心とした膠原病およびその類縁疾患に対する免疫学的治療法の進歩に伴い，再度 HTLV-1 陽性関節リウマチ患者の病態についての検討が行われている．特に免疫抑制（調整）薬や生物学的製剤による治療を行う場合に，HAM や ATL のような HTLV-1 関連疾患の発症頻度が増加しないかは重要な問題である．更に HTLV-1 陽性患者では治療効果や合併症が陰性患者と異なる可能性を示唆する報告もあり[6]，検討が必要である．これらの clinical questions について結論をくだせるようなエビデンスはいまだ得られていないが，第3章「2.

HTLV-1 陽性関節リウマチ（RA）患者の診療に関する Q&A」[p.95] において現状を解説する.

文献

1) Eguchi K, Origuchi T, Takashima H, et al. High seroprevalence of anti-HTLV-I antibody in rheumatoid arthritis. Arthritis Rheum 1996; **39**: 463-466
2) Nishioka K, Maruyama I, Sato K, et al. Chronic inflammatory arthropathy associated with HTLV-I. Lancet 1989; **25**: 441
3) Suzuki T, Fukui S, Umekita K, et al. Brief Report: Attenuated Effectiveness of Tumor Necrosis Factor Inhibitors for Anti-Human T Lymphotropic Virus Type I Antibody-Positive Rheumatoid Arthritis. Arthritis Rheumatol 2018; **70**: 1014-1021
4) Araujo AQ, Silva MT. The HTLV-1 neurological complex. Lancet Neurol 2006; **5**: 1068-1076
5) Martin F, Taylor GP, Jacobson S. Inflammatory manifestations of HTLV-1 and their therapeutic options. Expert Rev Clin Immunol 2014; **10**: 1531-1546
6) Umekita K, Hidaka T, Miyauchi S, et al. Treatment with anti-tumor necrosis factor biologic agents in human T lymphotropic virus type I-positive patients with rheumatoid arthritis. Arthritis Care Res (Hoboken) 2014; **66**: 788-792
7) Quaresma JA, Yoshikawa GT, Koyama RV, et al. HTLV-1, Immune Response and Autoimmunity. Viruses 2015; **8**. pii: E5. doi: 10.3390/v8010005

1.5.5. HTLV-1 感染者にみられる肺病変

　HTLV-1 感染者は，様々な肺病変を合併することが報告されている．HAM 患者に合併した T 細胞性肺胞炎（T cell alveolitis）の報告に始まり[1]，その後 HAM 患者のみならず HTLV-1 キャリアにおいても肺病変をしばしば認めることが報告され，HAM および HTLV-1 キャリアの肺病変を示す HTLV-1 associated bronchopneumonopathy（HAB）という概念が提唱された[2]．胸部 CT にて HTLV-1 キャリアに認める肺の異常所見としては，小葉中心性結節，気管支血管束の肥厚，すりガラス状影など，気管支炎/細気管支炎パターンまたは間質性肺炎パターンの頻度が高く，それらの病変は病理学的にはリンパ球の浸潤であることが示されている[3,4]．また，気管支拡張症の頻度も高い[3,4]．

　肺病変への HTLV-1 の関与は，HTLV-1 感染に起因した活性化 T 細胞による免疫応答が想定されており，気管支肺胞洗浄液などを用いて検討されている．小葉中心性結節，すりガラス状影，気管支拡張などの肺病変を有する HTLV-1 キャリアから採取した気管支肺胞洗浄液中の細胞に，HTLV-1 ウイルスタンパクである Tax の発現を認めること[5]，びまん性汎細気管支炎の気管支肺胞洗浄液を HTLV-1 感染者と非感染者で比較した研究において，HTLV-1 感染者では活性化リンパ球比率が有意に高いことなどが報告されている[6]．また，疫学的には，オーストラリア中央部の原住民の胸部 CT の検討で，HTLV-1c 感染者は非感染者と比較して気管支拡張症および気管支炎/細気管支炎の頻度が有意に高いこと[7]，英国において HAM 患者に気管支拡張症が多いことなどが報告されている[8]．以上のように，HTLV-1 感染と，気管支炎/細気管支炎，間質性肺炎，気管支拡張症などの肺病変との関連が示唆されているが，現在のところ HAB は確実な疾患概念としては確立されておらず，今後のさらなる研究が必要である．

　一方で，HTLV-1 感染者にみられる肺病変は，ATL の肺浸潤やニューモシスチス肺炎などの感染症の場合もある[9]．ATL の肺病変としては，CT にてすりガラス状影，小葉中心性結節，気管支血管束の肥厚，浸潤影などを呈する頻度が高く，時に胸水やリンパ節腫脹を認めることがある[10]．また，HTLV-1 感染は肺結核症[11]や非結核性抗酸菌症[12]，市中肺炎[13]の危険因子である可能性が報告されている．肺感染症を HAB と診断してステロイド治療を行うと，肺感染症を悪化させる危険があり注意が必要である．したがって，HTLV-1 感染者に肺病変を認めた場合

には，ATL や感染症である可能性も慎重に評価・鑑別する必要がある．

文献

1) Sugimoto M, Nakashima H, Watanabe S, et al. T lymphocyte alveolitis in HTLV-I-associated myelopathy. Lancet 1987; **2**: 1220

2) Maruyama I, Thihara J, Sakashita R, et al. HTLV-I associated Bronchopneumonopathy – a new clinical entity? Am Rev Respir Dis 1988; **137**: 46

3) Okada F, Ando Y, Yoshitake S, et al. Pulmonary CT findings in 320 carriers of human T-lymphotropic virus type 1. Radiology 2006; **240**: 559-564

4) Yamashiro T, Kamiya H, Miyara T, et al. CT scans of the chest in carriers of human T-cell lymphotropic virus type 1: presence of interstitial pneumonia. Acad Radiol 2012: **19**: 952-957

5) Yamazato Y, Miyazato A, Kawakami K, et al. High expression of p40(tax) and pro-inflammatory cytokines and chemokines in the lungs of human T-lymphotropic virus type 1-related bronchopulmonary disorders. Chest 2003; **124**: 2283-2292

6) Yamamoto M, Matsuyama W, Oonakahara K, et al. Influence of human T lymphotrophic virus type I on diffuse pan-bronchiolitis. Clin Exp Immunol 2004; **136**: 513-520

7) Einsiedel L, Pham H, Wilson K, et al. Human T-Lymphotropic Virus type 1c subtype proviral loads, chronic lung disease and survival in a prospective cohort of Indigenous Australians. PLoS Negl Trop Dis 2018; **12**: e0006281

8) Honarbakhsh S, Taylor GP. High prevalence of bronchiectasis is linked to HTLV-1-associated inflammatory disease. BMC Infect Dis 2015; **15**: 258

9) Yoshioka R, Yamaguchi K, Yoshinaga T, et al. Pulmonary complications in patients with adult T-cell leukemia. Cancer 1985; **55**: 2491-2494

10) Okada F, Ando Y, Kondo Y, et al. Thoracic CT findings of adult T-cell leukemia or lymphoma. AJR Am J Roentgenol 2004; **182**: 761-767

11) Marinho J, Galvão-Castro B, Rodrigues LC, et al. Increased risk of tuberculosis with human T-lymphotropic virus-1 infection: a case-control study. J Acquir Immune Defic Syndr 2005; **40**: 625-628

12) Matsuyama W, Mizoguchi A, Iwami F, et al. Clinical investigation of pulmonary Mycobacterium avium complex infection in human T lymphotrophic virus type I carriers. Thorax 2000; **55**: 388-392

13) Atsumi E, Yara S, Higa F, et al. Influence of human T lymphotropic virus type I infection on the etiology of community-acquired pneumonia. Intern Med 2009; **48**: 959-965

1.6.　HTLV-1 感染者における ATL スクリーニング検査の方法について

日本において HTLV-1 感染が判明する機会としては，HTLV-1 関連疾患である HAM，ATL，HU/HAU が疑われ医療機関で検査を受けた場合，家族が HTLV-1 関連疾患であることが判明し検査を受けた場合，その他に献血，妊婦検診，臓器移植のドナーまたはレシピエントとなった場合などがある．HTLV-1 感染が新たに判明した場合，必要に応じて一度は ATL スクリーニング検査を受けておくことが望ましいと思われる（第 1 章 1.4.2 ［p.9］，第 3 章 1-Q3 ［p.87］，第 3 章 2-Q1 ［p.97］，第 3 章 3-Q2 ［p.110］ 第 3 章 4-Q1 ［p.118］参照）．

HTLV-1 感染者における ATL スクリーニング検査の手順は，①念のため，HTLV-1 抗体の確認検査が行われているかどうか確かめる，②病歴聴取と診察，③血液検査や画像検査となる．

まず，ほかの医療機関などからの紹介の場合，HTLV-1 抗体の確認検査が行われているかどうかを確かめる．確認検査で抗 HTLV-1 抗体が陽性であった場合は，例外なく HTLV-1 感染者である．最初に，病歴を聴取し，症状，身体所見で発熱，発疹，リンパ節腫脹，肝臓，脾臓の腫大などがないことを確かめる[1]．慢性型，くすぶり型の ATL では症状がないことも多い．また，深部カンジダ症やニューモシスチス肺炎のような日和見感染を合併することもあるので，念頭に置く必要がある．ATL の家族歴がある場合は，発症リスクが高いとされており[3]，家族歴の有無について確認することが望ましい．

　ATL のスクリーニング検査としては，最初に末梢血液検査を行い，白血球分類でフラワー細胞と呼ばれる核に切れ込みのある異常リンパ球の有無を確かめる．異常リンパ球は検査機器による判読ではみつけられないこともあり，目視（鏡検）で確認することが望ましい．フラワー細胞は ATL 診断の決め手となることが多いが，リンパ腫型では認められないこともある．次に生化学検査を行う．通常の白血病やリンパ腫と同様に LDH の上昇などがみられないか注意する．ATL では高カルシウム血症を認めることがあり[4]，著しい場合は意識障害をきたすことがある．必要に応じて胸部 X 線を撮影し，縦隔リンパ節腫脹や日和見感染などを含めた肺野病変がないか確認する．

　ここまでがスクリーニング検査であり，以上の様な症状，身体所見，スクリーニング検査において，ATL が疑われる場合は血液内科専門医に紹介する．専門医において ATL の疑いが強まれば，末梢血液白血球のフローサイトメトリー，サザンブロット法による感染細胞クローナリティの解析，CT，ガリウムシンチグラフィー，PET-CT，リンパ節や発疹の生検など確定診断，病変の広がりを知るための検査が行われる．

文献

1） Uchiyama T, Yodoi J, Sagawa K, et al. Adult T-cell leukemia: clinical and hematologic features of 16 cases. Blood 1977; **50**: 481-492

2） Shimoyama M. Diagnostic criteria and classification of clinical subtypes of adult T-cell leukemia-lymphoma. A report from the Lymphoma Study Group (1984-87). Br J Haematol 1991; **79**: 428-437

3） Iwanaga M, Watanabe T, Utsunomiya A, et al; Joint Study on Predisposing Factors of ATL Development investigators. Human T-cell leukemia virus type I (HTLV-1) proviral load and disease progression in asymptomatic HTLV-1 carriers: a nationwide prospective study in Japan. Blood 2010; **116**: 1211-1219

4） Takatsuki K. Adult T-cell leukemia. Intern Med 1995; **34**: 947-952

1.7. 臓器移植における HTLV-1 のリスクについて

1.7.1. 臓器移植における HTLV-1 感染症の現在の位置づけ

　臓器移植とは，重要臓器が機能不全に陥った患者に対して，ほかの方の健康な臓器を移植して機能を回復する医療である．移植が行われる臓器には，心臓・肺・肝臓・腎臓・膵臓・小腸および眼球がある．また，臓器を提供する方（ドナー）の種類により，死後に臓器提供を行う死体移植と，生きている親族が臓器提供を行う生体移植に分類される．学会などが定めた適応基準を参考に，移植の可否が判定される．日本国内の死体移植の臓器の分配は，（公社）日本臓器移植ネットワークがすべて管理している．一方，生体移植は各移植施設が管理しており，死体移植と生体移植で異なる適応基準が使用されている．ここでは，現在（2019 年 4 月時点）の適応基準における HTLV-1 の取り扱いについて整理する．

　まずドナーの適応基準についてであるが，HTLV-1 は臓器移植によりドナーから臓器提供を受ける方（レシピエント）に感染する可能性があるため，日本国内の死体移植においては HTLV-1 感染者からの臓器は使用しないことが定められている（表 1-2）[1]．一方，生体移植では，膵臓移植でのみ HTLV-1 感染者からの提供は禁忌となっており[2]，その他の臓器では HTLV-1 に関する記載はない[3~6]．したがって，生体の肺・肝・腎および小腸移植では，移植前 HTLV-1 検査の実施および HTLV-1 感染者への対応は移植施設により様々であり，HTLV-1 陽性ドナーからレシピエントに感染する可能性がある．

　次にレシピエントの適応基準であるが，移植前 HTLV-1 検査に関して，心臓移植では必要な

表 1-2　臓器移植ガイドラインにおける HTLV-1 に関する記載

組織	臓器	移植前検査・HTLV-1 陽性ドナーの取り扱い
厚生労働省通知	死体移植：全臓器（2011 年）[1]	HTLV-1 陽性ドナーは禁忌
日本移植学会	生体部分肺移植（2008 年）[5]	記載なし
日本移植学会	生体肝移植（2008 年）[4]	記載なし
日本移植学会・日本臨床腎移植学会	生体腎移植（2010 年）[3]	記載なし
日本膵・膵島移植研究会	生体膵臓移植（2010 年）[2]	HTLV-1 陽性ドナーは禁忌
日本小腸移植研究会	生体小腸移植（2016 年）[6]	記載なし
Amsterdam Forum	生体腎移植（2005 年）[9]	検査は実施するが，感染ドナーの取扱いに関する記載はなし．
American Society of Transplantation	全臓器（2013 年）[10]	感染リスクが高い場合は検査をすべき．HTLV-1 感染が確認されたドナーの臓器は特殊な状況でのみ使用を検討する．
British Transplantation Society	生体肝移植（2015 年）[11]	全例検査を実施する．HTLV-1 陽性ドナーは禁忌．
	生体腎移植（2018 年）[12]	全例検査を実施する．HTLV-1 陽性ドナーは禁忌．
Kidney Disease: Improving Global Outcomes	生体腎移植（2017 年）[13]	記載なし

検査と記載されているが[7]，その他の臓器では移植前 HTLV-1 検査に関する記載はない[2,4~6,8]．また，心臓移植を含む全臓器移植において HTLV-1 陽性レシピエントへの対応に関する記載はなく，臓器移植の可否は各移植施設の判断に委ねられている．

　海外の主要なガイドライン（表 1-2）[9~13] においても，HTLV-1 の取り扱いは様々である．生体腎移植ドナーを対象とした Amsterdam Forum report（2005 年）では，HTLV-1 検査を行うことを推奨しているものの，HTLV-1 陽性ドナーの取り扱いは記載されていない[9]．American Society of Transplantation（米国）臓器移植ガイドライン（2013 年）では，北米の HTLV-1 感染率は低いため，ドナー候補者全例の HTLV-1 検査は推奨していないが，感染率の高い地域からの移民などハイリスク集団には HTLV-1 検査を実施すべきであると記載されている[10]．なお，同ガイドラインには HTLV-1 陽性ドナーからの移植は，特殊な状況でのみ行われるべきと記載されている．British Transplantation Society（英国）の生体肝移植（2015 年）[11] および生体腎移植（2018 年）[12] ドナーガイドラインでは，全例での HTLV-1 検査を推奨しており，HTLV-1 陽性ドナーからの移植は禁忌となっている．

　以上のように，世界的にも臓器移植における HTLV-1 への対応は十分整備されていない．日本は HTLV-1 感染率が高い地域であり，臓器移植の安全性確保のためにガイドラインによる医療の標準化が必要である．

1.7.2. 臓器移植における HTLV-1 関連疾患発症のリスク

　一般人口における HTLV-1 感染者の HAM および ATL の生涯発症率がそれぞれ 0.3%，4~5% と比較的低いこと，また感染から発症までに数十年と長期間を要すると考えられていたことから，臓器移植領域において HTLV-1 感染はあまり問題視されてこなかった．しかし，近年の調査によりその危険性が明らかになってきている．臓器移植における HTLV-1 関連疾患発症のリスクは，レシピエントの術前の HTLV-1 感染状態により異なる可能性がある．すなわち，HTLV-

表 1-3　臓器移植後レシピエントに発症した HAM および ATL の症例報告要約

| HAM/ATL | 臓器 | 抗 HTLV-1 抗体 | | 人数 | 移植から発症までの平均期間（年） |
		D	R		
HAM	腎 [25～36]	＋	－	8	2.7
		＋	不明	2	
		不明	－	2	
		不明	不明	2	
	肝 [28, 37]	＋	－	1	1.8
		＋	＋	1	
ATL	腎 [15, 38～43]	＋	－	1	5.1
		－	＋	2	
		－	－	1*	
		不明	不明	3	
	肝 [15, 44]	＋	－	1	2
		＋	＋	1	

D：ドナー，R：レシピエント，＋：抗 HTLV-1 抗体陽性，－：抗 HTLV-1 抗体陰性
* 腎移植後の ATL：ドナー，レシピエントともに抗 HTLV-1 抗体陰性だが，輸血が HTLV-1 感染の原因と考えられている．

1 陽性ドナーから陰性レシピエントへの臓器移植［D（＋）→R（－）］と，HTLV-1 陽性または陰性ドナーから陽性レシピエントへの臓器移植［D（＋/－）→R（＋）］に分けて考える必要がある．
　まず D（＋）→R（－）のリスクについてであるが，臓器移植後の HAM の症例報告（表 1-3）をみると，その多くは D（＋）→R（－）のレシピエントに発症しており，しかも臓器移植後短期間で発症し，HAM の特徴である歩行障害が急速に進行する症例が多い．2016 年に行われた日本国内の HTLV-1 陽性腎移植症例の全国調査により，D（＋）→R（－）レシピエントの 87.5％（8 例中 7 例）が HTLV-1 に新規感染し，40.0％（10 例中 4 例）が HAM を発症していたことが報告された[14]（表 1-4）（次項 1.7.3［p.30］参照）．一般に HTLV-1 の水平感染による ATL の発症リスクは低いことが知られているが，Glowacka ら[15]は，D（＋）→R（－）腎移植および肝移植後に ATL を発症した症例を報告しており，ATL を発症する可能性がまったくないわけではない．以上から，D（＋）→R（－）移植のレシピエントは高率に HTLV-1 に感染して HAM を発症する可能性があり，頻度は不明だが ATL を発症する可能性もあると考えられる．
　D（＋/－）→R（＋）臓器移植においても HAM・ATL の症例が報告されている（表 1-3）．しかし，複数の D（＋/－）→R（＋）腎移植の症例集積報告[16～21]では HAM・ATL の発症は認めなかったと報告されており（表 1-5），また日本の全国調査においても D（＋/－）→R（＋）腎移植における HAM・ATL の発症率は低いことが判明しており（表 1-4）[14]，現在のところ D（＋/－）→R（＋）腎移植によりレシピエントの HAM・ATL の発症が増加することを示すエビデンスはない．一方，Yoshizumi らによる日本国内の肝移植症例の調査[22]（表 1-5）では，移植前からの HTLV-1 陽性レシピエント 82 例中 2 例（2.4％）に HAM，5 例（6.1％）に ATL の発症を認めた．ATL 5 例のうち 3 例は移植後 1 年以内に ATL を発症して死亡しており，移植前から既に ATL または ATL に近い状態であった可能性，もしくは臓器移植や免疫抑制療法により ATL 発症が促進された可能性があり，移植前の ATL スクリーニングの必要性を示唆している．しかし，移植後の生存率は HTLV-1 陽性・陰性レシピエントで有意差はなく，肝不全の予後を考慮すると肝移植は HTLV-1 陽性レシピエントに対しても有益な治療法であると報告されている[23]．

表 1-4　日本国内の HTLV-1 陽性腎移植症例調査

	抗 HTLV-1 抗体		
	D＋/R－	D＋/R＋	D－/R＋
腎移植臨床登録集計登録数	27	46	107
アンケート回収数	10	30	59
HAM 発症数（割合）	4（40.0%）	0（0%）	1（1.7%）
移植から HAM 発症までの期間（年），中央値（範囲）	3.8（1.3〜8.4）	－	8.3
ATL 発症数（割合）	0（0%）	0（0%）	1（1.7%）
移植から ATL 発症までの期間（年）	－		10.2
死亡数（割合）	1（10.0%）	4（13.3%）	10（16.9%）
移植から死亡までの期間（年），中央値（範囲）	2.4	4.4（0.8〜11.1）	6.6（0.1〜12.9）

D：ドナー，R：レシピエント
（文献 14 を参考に作成）

表 1-5　HTLV-1 感染者の臓器移植の症例集積報告

臓器	著者（年）	抗 HTLV-1 抗体		人数	平均観察期間（年）	HAM/ATL
		D	R			
腎	新垣ら（1995）[16]	＋	－	3	3.3	なし
		－	＋	2		
		＋	＋	4		
	Nakamura ら（1998）[17]	＋	－	6	5.6	なし
		－	＋	2		
		＋	＋	5		
		＋	不明	1		
		不明	＋	1		
	Tanabe ら（1998）[18]	－	＋	16	8	なし
	Nakamura ら（2005）[19]	＋	－	4	12.9	なし
		－	＋	2		
		＋	＋	4		
	Naghibi ら（2011）[20]	－	＋	8	4.3	なし
		＋	＋	2		
	Shirai ら（2012）[21]	－	＋	5	2.8	なし
		＋	＋	3		
		不明	＋	1		
肝	Yoshizumi ら（2016）[22]	＋	－	6	4.5	＋/－：4人が2ヵ月以内に死亡，HAM・ATL なし ＋/＋：HAM 1, ATL 2 －/＋：HAM 1, ATL 3
		＋	＋	12		
		－	＋	70		

D：ドナー，R：レシピエント，＋：抗 HTLV-1 抗体陽性，－：抗 HTLV-1 抗体陰性

1.7.3. 腎移植における HAM 発症のリスクについて

　HTLV-1 陽性ドナーまたは HTLV-1 陽性レシピエントを含む腎移植症例の予後に関する全国調査が，2016 年に行われている（厚労科研湯沢班）（表 1-4）[14]．国内の腎移植レジストリである腎移植臨床登録集計を用いて 2000-2014 年の HTLV-1 陽性腎移植症例を抽出し，各施設へアンケートを送付して予後情報が収集された．D（＋）→R（－）生体腎移植は 27 件実施され，そのうちアンケートに返答のあった 10 例中 4 例（40.0%）で HAM を発症していた．また，移植から HAM 発症までの期間中央値は 3.8 年と移植後早期に発症していた．一方，ATL の発症は認め

なかった．なお，移植後に HTLV-1 抗体検査を行った 8 例中 7 例（87.5％）に抗 HTLV-1 抗体の陽転化を認めた．D（＋／－）→R（＋）89 例中では，HAM と ATL を両方発症した 1 症例を認めるのみであり，HTLV-1 陽性レシピエントのリスクが高いというデータは得られなかった．以上より D（＋）→R（－）腎移植の危険性が明らかになった．

なお，2014 年に厚生労働省および日本移植学会・日本臨床腎移植学会から注意喚起がなされており[24]，腎移植診療においては HTLV-1 感染に対する注意が必要である．

1.7.4. 臓器移植における HTLV-1 感染への対応

現在のところ，HAM や ATL に対する治療法は確立されておらず，感染予防が最も重要であるが，感染予防法も確立されていない．そのような現状を踏まえ，エビデンスは十分ではないが，安全性を重視した「HTLV-1 陽性臓器移植候補者の診療アルゴリズム（生体）」をガイドライン作成委員会において作成したので，参考にしていただきたい（第 3 章「3．臓器移植における HTLV-1 感染への対応に関する Q&A」[p.107] 参照）．また今後，臓器移植における HTLV-1 感染リスクに関するエビデンスを蓄積し診療ガイドラインに反映させることを目的として，HTLV-1 陽性臓器移植患者を長期間にわたってフォローアップするレジストリが 2019 年度より開始される予定である（「HAM・HTLV-1 陽性難治性疾患の診療ガイドラインに資する統合的レジストリの構築によるエビデンスの創出」研究（平成 30 年度日本医療研究開発機構　難治性疾患実用化研究事業，研究代表者：山野嘉久））．

文献

1) 臓器提供者（ドナー）適応基準．日本臓器移植ネットワーク
http://www.jotnw.or.jp/jotnw/law_manual/pdf/DonorAdjustmentStandard.pdf［Accessed 2019.01.14］
2) 日本膵・膵島移植研究会生体膵臓移植ガイドライン．日本移植学会
http://www.asas.or.jp/jst/pdf/guideline_004.pdf［Accessed 2019.01.14］
3) 生体腎移植のドナーガイドライン．日本移植学会
http://www.asas.or.jp/jst/pdf/manual/008.pdf［Accessed 2019.01.14］
4) 生体肝移植ガイドライン．日本移植学会
http://www.asas.or.jp/jst/pdf/guideline_001kanishoku.pdf［Accessed 2019.01.14］
5) 生体部分肺移植ガイドライン．日本移植学会
http://www.asas.or.jp/jst/pdf/guideline_003haiishoku.pdf［Accessed 2019.01.14］
6) 日本小腸移植研究会生体小腸移植実施指針．日本移植学会
http://www.asas.or.jp/jst/pdf/info_20180401.pdf?isbn=9784307470421［Accessed 2019.01.14］
7) 2016 年版心臓移植に関する提言．日本循環器学会，ほか．
http://www.j-circ.or.jp/guideline/pdf/JCS2016_isobe_h.pdf［Accessed 2019.01.14］
8) 生体腎移植ガイドライン．日本移植学会
http://www.asas.or.jp/jst/pdf/guideline_002jinishoku.pdf［Accessed 2019.01.14］．
9) A Report of the Amsterdam Forum On the Care of the Live Kidney Donor. Transplantation 2005; **79** (Suppl 2): S53-S66
10) Kaul DR, Davis JA. Human T Cell Lymphotrophic Virus 1/2 in Solid Organ Transplantation. Am J Transplant 2013; **13** (s4): 355-360
11) BTS UK Guidelines Living Donor Liver Transplantation, July 2015. British Transplantation Society
https://bts.org.uk/wp-content/uploads/2016/09/03_BTS_LivingDonorLiver-1.pdf
［Accessed 2019.01.14］
12) BTS/RA Living Donor Kidney Transplantation Guidelines 2018. British Transplantation Society
https://bts.org.uk/wp-content/uploads/2018/03/BTS_RA_LDKT_Guidelines_FINAL_12.03.18.pdf
［Accessed 2019.01.14］
13) Lentine KL, Kasiske BL, Levey AS, et al. KDIGO Clinical Practice Guideline on the Evaluation and Care of Living Kidney Donors. Transplantation 2017; **101** (8S Suppl 1): S7-S105
14) Yamauchi J, Yamano Y, Yuzawa K. Risk of human T-cell leukemia virus type 1 infection in kidney transplantation. N Engl J Med 2019; **380** 296-298

15） Glowacka I, Korn K, Potthoff SA, et al. Delayed seroconversion and rapid onset of lymphoproliferative disease after transmission of human t-cell lymphotropic virus type 1 from a multiorgan donor. Clin Infect Dis 2013; **57**: 1417-1424

16） 新垣義孝，宮里義久，中村信之ほか．腎移植と HTLV-1（human T-lymphotropic virus-type 1）．今日の移植 1995; **8**: 119-122

17） Nakamura N, Arakaki Y, Sunagawa H, et al. Influence of immunosuppression in HTLV-1-positive renal transplant recipients. Transplant Proc 1998; **30**: 1324-1326

18） Tanabe K, Kitani R, Takahashi K, et al. Long-term results in human T-cell leukemia virus type 1-positive renal transplant recipients. Transplant Proc 1998; **30**: 3168-3170

19） Nakamura N, Tamaru S, Ohshima K, et al. Prognosis of HTLV-I-positive renal transplant recipients. Transplant Proc 2005; **37**: 1779-1782

20） Naghibi O, Nazemian F, Naghibi M, et al. Prognosis of HTLV-1 positive renal transplant recipients in Iran. Saudi J Kidney Dis Transpl 2011; **22**: 670-674

21） Shirai H, Suzuki M, Tomita Y, et al. Renal transplantation in patients with human T-cell lymphotropic virus type 1. Transplant Proc 2012; **44**: 83-86

22） Yoshizumi T, Takada Y, Shirabe K, et al. Impact of human T-cell leukemia virus type 1 on living donor liver transplantation: a multi-center study in Japan. J Hepatobiliary Pancreat Sci 2016; **23**: 333-341

23） Yoshizumi T, Shirabe K, Ikegami T, et al. Impact of human T cell leukemia virus type 1 in living donor liver transplantation. Am J Transplant 2012; **12**: 1479-1485

24） 生体腎移植におけるドナーの感染症への対応．厚生労働省
http://www.mhlw.go.jp/stf/houdou/0000068138.html ［Accessed 2019.01.14］

25） Kuroda Y, Takashima H, Yukitake M, et al. Development of HTLV-I-associated myelopathy after blood transfusion in a patient with aplastic anemia and a recipient of a renal transplant. J Neurol Sci 1992; **109**: 196-199

26） Nakatsuji Y, Sugai F, Watanabe S, et al. HTLV-I-associated myelopathy manifested after renal transplantation. J Neurol Sci 2000; **177**: 154-156

27） 新谷寧世，平野敦之，稲垣 武ほか．献腎移植後 HTLV-1 関連ミエロパチーを発症した 1 例．移植 2002; **37**: 85-87

28） Toro C, Rodés B, Poveda E, et al. Rapid development of subacute myelopathy in three organ transplant recipients after transmission of human T-cell lymphotropic virus type I from a single donor. Transplantation 2003; **75**: 102-104

29） Inose Y, Akiyama S, Mochizuki A, et al. A case report of HTLV-1 associated myelopathy (HAM) manifested after renal transplantation. Clin Neurol 2010; **50**: 241-245

30） Ramanan P, Deziel PJ, Norby SM, et al. Donor-transmitted HTLV-1-associated myelopathy in a kidney transplant recipient-case report and literature review. Am J Transplant 2014; **14**: 2417-2421

31） Nagamine Y, Hayashi T, Kato Y, et al. Human T lymphotropic virus type-1-associated myelopathy manifesting shortly after living-donor renal transplantation. Intern Med (Tokyo, Japan) 2015; **54**: 75-78

32） Younger DS. HTLV-1-associated myelopathy/tropical spastic paraparesis and peripheral neuropathy following live-donor renal transplantation. Muscle Nerve 2015; **51**: 455-456

33） Gövert F, Krumbholz A, Witt K, et al. HTLV-1 associated myelopathy after renal transplantation. J Clin Virol 2015; **72**: 102-105

34） Tajima Y, Matsumura M, Yaguchi H, et al. Reports, Case. Case Report Two Cases of Human T-Lymphotropic Virus Type I-Associated Myelopathy / Tropical Spastic Paraparesis Caused by Living-Donor Renal Transplantation. Case Rep Neurol Med 2016; **2016**: 4203079. Epub 2016 Sep 295

35） Montesdeoca A, Maria J, Correa D, et al. HTLV-1-associated myelopathy in a solid organ transplant recipient. BMJ Case Reports 2016; **2016**: bcr2016215243

36） Moreno-Ajona D, Yuste JR, Martín P, et al. HTLV-1 myelopathy after renal transplant and antiviral prophylaxis: the need for screening. J Neurovirol 2018; **24**: 523-525

37） Soyama A, Eguchi S, Takatsuki M, et al. Human T-cell leukemia virus type I-associated myelopathy following living-donor liver transplantation. Liver Transplant 2008; **14**: 647-650

38） Zanke BW, Rush DN, Jeffery JR, et al. HTLV-1 T cell lymphoma in a cyclosporine-treated renal transplant patient. Transplantation 1989; **48**: 695-697

39） Tsurumi H, Tani K, Tsuruta T, et al. Adult T-cell leukemia developing during immunosuppressive treatment in a renal transplant recipient. Am J Hematol 1992; **41**: 292-294

40） Williams NP, Buchner LM, Shah DJ, et al. Adult T-cell leukemia/lymphoma in a renal transplant recipient: an opportunistic occurrence. Am J Nephrol 1994; **14**: 226-229

41） Jenks PJ, Barrett WY, Raftery MJ, et al. Development of human T-cell lymphotropic virus type I-associated adult T-cell leukemia/lymphoma during immunosuppressive treatment following renal transplantation.

Clin Infect Dis 1995; **21**: 992-993

42) Mohri J, Kamiryo Y, Yano S, et al. Adult T-cell leukemia following ABO incompatible renal transplantation: a case report. Renal Transplant Vasc Surg 2000; **12**: 137-141

43) Ichikawa Y, Iida M, Ebisui C, et al. A case study of adult T-cell lymphoma in a kidney transplant patient. Transplant Proc 2000; **32**: 1982-1983

44) Suzuki S, Uozumi K, Maeda M, et al. Adult T-cell leukemia in a liver transplant recipient that did not progress after onset of graft rejection. Intern J Hematol 2006; **83**, 429-432

2. HAM について

2.1. 疾患概念・疫学・要因

2.1.1. 疾患概念

　HAM は HTLV-1 が原因として起こる両下肢の痙性麻痺を主徴とした慢性炎症性の脊髄疾患である．また，HU/HAU およびシェーグレン症候群，筋炎，細気管支炎などの HTLV-1 との関連が示唆される炎症性疾患を HAM 発症の前後に合併することがある．なお，ATL による腫瘍細胞の脊髄への直接浸潤は除外されるため，ATL 患者が HAM 様の症状を呈する場合は，ATL の脊髄浸潤でないか鑑別を要する．

2.1.2. 疫学

　1987 年と 1988 年の全国調査では，HTLV-1 キャリアにおける HAM の生涯発症率は約 0.3%，有病率は一般人口 10 万人あたり約 3 人と報告されている．また，2008 年に行われた全国調査でも有病率が 10 万人あたり約 3 人，総患者数は約 3,000〜3,600 人と推定されている．この調査で集計された HAM 患者約 800 名の発症時期をみると，最近 10 年間は毎年 30 名前後が発症しており，減少傾向はみられない．孤発例が多く，発症平均年齢は 43.8 歳であるが，10 歳代などの若年発症も存在する．男女比は 1：2〜3 と女性に多い．患者は西日本を中心に HTLV-1 感染者の多い九州，沖縄に多いが，1990 年代の調査に比して，東京や大阪などの大都市で顕著に増加していることが 2008 年の調査で判明している．HAM は母子感染，輸血，性交渉のいずれの感染経路においても発症し，感染から発症までの期間にばらつきがある．輸血後や腎移植後に数週間で発症した例も報告されており，この点は感染後長期の HTLV-1 キャリア状態を経て発症する ATL とは異なっている．なお，1986 年 11 月より開始された日本赤十字社血液センターの献血者の抗 HTLV-1 抗体スクリーニングにより，輸血後発症の HAM はなくなっている．

2.1.3. 要因

　HAM では HTLV-1 キャリアと比べて末梢血リンパ球中の HTLV-1 プロウイルス量が有意に高く（$p<0.01$），HAM 発症の重要なリスクと考えられている[1]．HAM の発症危険因子に関する研究では，感染ウイルスのサブタイプの違いや複数の宿主遺伝子の遺伝子多型により，発症のリスクが異なることが確認されている．感染ウイルスのサブタイプの違いについては，日本人の感染者に多い HTLV-1a サブタイプのなかでもサブグループ A と B が存在し，サブグループ A の感染者が B の感染者に比べて発症リスクが高いことが報告されている[2]．また，宿主因子としては，HLA-A*02 および Cw*08 が発症抑制に，HLA-B*54 および DRB1*0101 が発症促進に関与していることが報告されている[3]．

文献

1)　Nagai M, Usuku K, Matsumoto W, et al. Analysis of HTLV-I proviral load in 202 HAM/TSP patients and 243 asymptomatic HTLV-I carriers: high proviral load strongly predisposes to HAM/TSP. J Neurovirol 1998; **4**: 586-593

2)　Furukawa Y, Yamashita M, Usuku K, et al. Phylogenetic subgroups of human T cell lymphotropic virus (HTLV) type I in the tax gene and their association with different risks for HTLV-I-associated myelopa-

thy/tropical spastic paraparesis. J Infect Dis 2000; 182: 1343-1349
3) Bangham CR, Araujo A, Yamano Y, et al. HTLV-1-associated myelopathy/tropical spastic paraparesis. Nat Rev Dis Primers 2015; **1**: 15012

2.2. 病理・病態

　HAM の主な病態は，HTLV-1 感染細胞の増加と活性化に起因する脊髄の慢性炎症によって，脊髄組織の破壊と変性が引き起こされ，病態が形成されると考えられる.

2.2.1. HAM の病理

　病理学的特徴として，肉眼的所見では，慢性期には頸髄下部から腰髄上部までびまん性の萎縮がみられ，脊髄の横断面では両側索の萎縮と変性が観察される. 病理組織所見では，慢性炎症過程が脊髄，特に胸髄中・下部に優位にみられる. 病変は左右対称性で，小血管周囲から脊髄実質にひろがる炎症細胞浸潤と周囲の脊髄実質，すなわち髄鞘や軸索の変性脱落がみられる. 主として両側側索に強くみられ，灰白質にも及んでいる[1]. HTLV-1 の感染は浸潤した T 細胞にのみ確認され，周辺の神経細胞やグリア細胞には確認されておらず，HTLV-1 が直接的に神経細胞を傷害するのではなく，浸潤した感染 T 細胞を中心とした免疫応答が過剰となり，慢性炎症病巣を形成・維持することが病態の中心であることを示唆している.

2.2.2. HAM における感染細胞の特徴

　HTLV-1 は獲得免疫系の司令塔である CD4 + ヘルパー T（Th）細胞に持続感染する. この Th 細胞はナイーブ T 細胞から Th1，Th2，Th17，制御性 T 細胞（Treg）などの Th サブセットに分化し，それぞれ特徴的な転写因子やサイトカイン，ケモカイン受容体を発現している. 通常，Th サブセットはバランスを保って存在しているが，そのバランスが破綻すると宿主の免疫異常が引き起こされると考えられており，このバランス破綻に Th 細胞の分化異常の重要性が注目されている[2]. HAM における HTLV-1 感染細胞は，主に Treg や Th2 細胞に発現するケモカイン受容体 CCR4 陽性の CD4 + T 細胞であり，また HAM の脳脊髄液（髄液）や脊髄病変部における CCR4 + CD4 + T 細胞は，Th1 マーカーである CXCR3 を共発現し，炎症性サイトカイン IFN-γ を産生する Th1 細胞様の異常細胞に変化し増加していることが示された. 更にそのメカニズムとして，HTLV-1 由来の機能遺伝子 tax が，転写因子 Sp1 を介して Th1 マスター転写因子 T-bet の発現を誘導し，Th1 様細胞への分化異常を誘導することが示された[3]. また tax と同様，HTLV-1 由来の機能遺伝子 HBZ の発現も，Treg の免疫制御機能の低下を誘導することが報告されている[4]. このように HAM 患者における感染 T 細胞は炎症促進的な機能異常を伴って増加しており，それが Th サブセットのバランスに影響を与え免疫の恒常性を破綻し，HAM 発症の引き金になっていると予想される.

2.2.3. HAM における炎症慢性化機構

　HAM の病態のもうひとつの特徴は，脊髄での炎症の慢性化である. 脊髄の慢性炎症が，脊髄局所での病的なケモカイン産生を軸とする炎症のポジティブフィードバックループに起因するという仮説を立て，HAM の病態の主軸となるケモカインの同定を試みたところ[5]，HAM 患者髄液中で高値を示した炎症性ケモカインのなかで，Th1 細胞に発現する CXCR3 のリガンドで

ある CXCL10 のみが，血清よりも髄液中で高い濃度勾配を示し，更に髄液 CXCL10 濃度が髄液細胞数と強く相関することから，CXCL10 が細胞浸潤に重要な役割を果たしていると示唆された．また，HAM 患者の髄液や脊髄病変には，CXCR3 を発現する T 細胞が多数を占め，CXCL10 により CXCR3 陽性 T 細胞が優先的に脊髄に遊走していることが示された．更に，CXCL10 により遊走する CXCR3 + CD4 + T 細胞は，その一部に HTLV-1 感染を認め，HTLV-1 感染細胞の脊髄への遊走にも CXCL10 が重要な役割を果たしていることが示唆された．また，脊髄病変部における CXCL10 の主な産生細胞はアストロサイトであり，アストロサイトは HAM 患者由来 CD4 + T 細胞から産生される IFN-γ により CXCL10 を過剰産生することが示された[5]．以上より，HAM の脊髄病変では，Th1 様細胞へ変化した HTLV-1 感染 T 細胞（CCR4 + CXCR3 + CD4 + T 細胞）が浸潤し，そこから産生される IFN-γ によってアストロサイトからの CXCL10 産生を刺激し，その CXCL10 は CXCR3 陽性の HTLV-1 感染 CD4 + T 細胞や CD8 + T 細胞などの炎症細胞の脊髄への遊走を促し，それらの細胞が IFN-γ を産生してアストロサイトの CXCL10 産生を更に刺激するという，免疫細胞とグリア細胞のクロストークによって形成された炎症のポジティブフィードバックループ（IFN-γ-CXCL10-CXCR3 ループ）が，HAM における炎症の慢性化機構の主軸であり，脊髄病巣の形成・維持に重要な役割を果たしていると考えられる．

文献

1) Izumo S, Umehara F, Osame M. HTLV-I-associated myelopathy. Neuropathology 2000; **20** (Suppl): S65-S68
2) Zhou X, Bailey-Bucktrout SL, Jeker LT, et al. Instability of the transcription factor Foxp3 leads to the generation of pathogenic memory T cells in vivo. Nat Immunol 2009; **10**: 1000-1007
3) Araya N, Sato T, Ando H, et al. HTLV-1 induces a Th1-like state in CD4+CCR4+ T cells. J Clin Invest 2014; **124**: 3431-3442
4) Yamamoto-Taguchi N, Satou Y, Miyazato P, et al. HTLV-1 bZIP Factor Induces Inflammation through Labile Foxp3 Expression. PLoS Pathog 2013; **9** (9): e1003630
5) Ando H, Sato T, Tomaru U, et al. Positive feedback loop via astrocytes causes chronic inflammation in virus-associated myelopathy. Brain 2013; **136** (Pt 9): 2876-2887

2.3. 診断基準（HAM）

HAM は両下肢痙性麻痺の主症状に加え，血清および髄液中の抗 HTLV-1 抗体が陽性の場合，ほかの類似疾患を除外して診断される．日本では，WHO の診断基準[1] に則って作成した以下の厚生労働省研究班の診断基準[2] が用いられている．その他には，海外で使用される Belem の診断基準[3]（第 1 章 2.3.2 [p.37] 参照）がある．なお，いずれの診断基準も特異度や感度について検証された報告はないが，この 2 つの診断基準を比較した報告では，definite HAM の診断精度については差が認められなかった[4]．

2.3.1. 厚生労働省研究班の診断基準

a. 主要事項（下記の 1～3 をすべて満たすものを HAM と診断する.）

1. 両下肢の痙性麻痺
2. 抗 HTLV-1 抗体が血清および髄液で陽性
3. ほかの脊髄疾患を除外できる（遺伝性痙性脊髄麻痺，ほかの脊髄炎，圧迫性脊髄障害，脊

髄腫瘍，多発性硬化症，視神経脊髄炎，亜急性連合性脊髄変性症，脊髄小脳変性症，スモンなど）

b. 診断の参考となる事項

・通常，緩徐進行性の経過をとるが，数週間から数ヵ月で急速に進行する例がある．

・感覚障害は軽度であることが多く，しびれ感や痛みなど自覚的な症状が主体となる．

・直腸膀胱障害をしばしば伴い，初発症状のこともある．

・下半身の発汗障害，インポテンツなどの自律神経障害をしばしば伴う．

・神経症状・徴候は対称性で，左右差はあっても軽度にとどまる．

・上肢の障害は通常みられないか軽微にとどまるが，しばしば深部腱反射は亢進し，病的反射が陽性となることがある．

2.3.2. Belem の診断基準

ブラジルの研究者らを中心としたグループが 2006 年に発表した診断基準がある[3]．この基準は，definite，probable，possible に分類されており，上記の厚生労働省の診断基準に該当する患者は，Belem の基準の definite に該当する．以下に，Belem の基準を示す．

a. definite HAM

1. 寛解のない進行性の痙性対麻痺で，患者の自覚する明らかな歩行障害を伴う．感覚障害は伴うことがある．伴う場合は軽度であることが多く，クリアカットなレベルを伴わない．排尿障害と排便障害は伴うことがある．
2. 血清と髄液で抗 HTLV-1 抗体が陽性（Western blot 法で要確認）かつ/あるいは血液と髄液で HTLV-1 PCR 陽性
3. 類似の疾患を除外

b. probable HAM

1. 寛解のない臨床症候：両下肢の痙性あるいは腱反射亢進あるいはバビンスキー反射陽性（軽度の感覚障害は伴うことがある）．あるいは，urodynamic test で確認できた膀胱機能障害
2. 血清かつ/あるいは髄液で抗 HTLV-1 抗体が陽性（Western blot 法で要確認）かつ/あるいは血液と髄液で HTLV-1 PCR 陽性
3. 類似の疾患を除外

c. possible HAM

1. 臨床症候がすべてあるいは一部揃う
2. 血清かつ/あるいは髄液で抗 HTLV-1 抗体が陽性（Western blot 法で要確認）かつ/あるいは血液と髄液で HTLV-1 PCR 陽性
3. 類似の疾患を除外できていない

なお，HTLV-1 に感染しているほかの神経疾患であっても，髄液の抗 HTLV-1 抗体や HTLV-1 PCR が陽性となる場合があるので，典型的な臨床的特徴を示していない症例については慎重な判断が求められる．

文献

1) Review of WHO Kagoshima meeting and diagnostic guidelines for HAM/TSP. Human Retrovirology: HTLV, Blattner W (ed), Raven Press, New York, 1990: p.191-197
2) HAM 診療マニュアル第 2 版，2016

3) Castro-Costa CM, Araújo AQC, Barreto MM, et al. Proposal for diagnostic criteria of tropical spastic para-paresis/HTLV-I-associated myelophaty (TSP/HAM). AIDS Res Human Retrovirus 2006; **22**: 931-935
4) Slater CM, Ribeiro LC, Puccioni-Sohler M. Difficulties in HAM/TSP diagnosis. Arq Neuropsiquiatr 2012; **70**: 686-690

2.4. 検査

　HAMの診断には血清中および髄液中の抗HTLV-1抗体がともに陽性であることが必須である．抗体価はHTLV-1キャリアやATL患者に比して高値のことが多い．血清中の抗HTLV-1抗体陽性の判断は粒子凝集法（PA法）では16倍以上である．しかし，髄液中の抗HTLV-1抗体陽性の判断は，HAM患者を見逃さないために4倍以上をカットオフとする．CLEIAなどその他の方法では髄液中の抗HTLV-1抗体陽性とするカットオフが不明であり，また感度が低くなるリスクがあるため，髄液中の抗HTLV-1抗体検査はPA法により実施することが望ましい．

　血液検査では，HTLV-1プロウイルス量がHTLV-1キャリアに比して高値のことが多く，長期予後との相関が報告されている[1]．また，血清中の可溶性IL-2受容体濃度が高いことが多く，末梢レベルでの感染細胞の活性化やウイルスに起因する免疫応答の亢進を非特異的に反映していると考えられる．末梢血所見では，核の分葉化を示すリンパ球が散見される例があるが，ATLでみられるフラワー細胞はまれで，典型的なフラワー細胞の出現はATLの合併を考える必要がある．一般的にHAMおよびHTLV-1キャリアでの，末梢血異常リンパ球の出現は5%未満であるが，異常リンパ球は，末梢血スメアの機械判定では検出されないことがあり，目視（検鏡）による検査が望ましい．異常リンパ球が5%を超えるときにはATLの鑑別が必要になる．また，HAMでは一般的に抗aquaporin（AQP）-4抗体は陰性である[2]．

　髄液検査では細胞数増加（単核球優位）を約3〜4割に認めるが，HAMの炎症を把握するには感度が低い．一方，髄液中のネオプテリンやCXCL10の増加は多くの患者に認め，これらの濃度は進行度と相関が強く，感度も優れている．よって，ネオプテリンやCXCL10はHAMの脊髄炎症レベルを把握し疾患活動性の評価や治療効果を判定するうえでバイオマーカーとなりうる重要な検査であり測定することを強く推奨する[3]．なお，髄液ネオプテリン，髄液CXCL10，HTLV-1プロウイルス量定量（末梢血および髄液）の検査は保険未承認であるが，厚生労働省研究班の活動として，聖マリアンナ医科大学難病治療研究センターにて研究目的の測定を受け付けている（第1章2.22.2［p.64］参照）．

文献

1) Olindo S, Lézin A, Cabre P, et al. HTLV-1 proviral load in peripheral blood mononuclear cells quantified in 100 HAM/TSP patients: a marker of disease progression. J Neurol Sci 2005; **237**: 53-59
2) von Glehn F, Jarius S, Penalva de Oliveira AC, et al. Aquaporin-4 antibodies are not related to HTLV-1 associated myelopathy. PLoS One 2012; **7** (7): e39372
3) Sato T, Coler-Reilly A, Utsunomiya A, et al. CSF CXCL10, CXCL9, and neopterin as candidate prognostic biomarkers for HTLV-1-associated myelopathy/tropical spastic paraparesis. PLoS Negl Trop Dis 2013; **7** (10): e2479

2.5. 画像所見

　MRIでは，発症早期の急速な進行を示す場合に，数椎体にわたる胸髄や頸髄の腫大やT2強調画像で高信号が認められる場合があり，同部位のガドリニウム造影効果が得られることがあ

る．また，MRI 水平断では，側索，後索に T2 強調画像で高信号を認めることがあり，病理像に一致している．このような所見を示す患者は疾患活動性が高く，症状が急速に進行する場合が多いが，ステロイドなどの抗炎症薬の適切な投与により，髄液の炎症所見の改善とともに MRI 異常所見の減弱あるいは消失することが多い．一方，発症後長期間が経過した慢性期には，びまん性の胸髄萎縮がしばしば認められる．

2.6. 症状・症候

　HAM は下部胸髄の障害による両下肢の痙性脊髄麻痺を主徴とする疾患である．運動障害は必発であるが，感覚障害や膀胱直腸障害，自律神経障害などが併存することが多く，その症状は多彩である．

2.6.1. 運動障害
　臨床症状の中核は進行性の両下肢痙性対麻痺で，両下肢の筋力低下と痙性による歩行障害を示す．はじめは歩行の違和感，つっぱり感，転びやすいなどの症状で始まるが，大腿部や腰帯部の筋力低下により階段昇降が困難となってくる．痙性による夜間の筋硬直もしばしばみられるが，痙性が進行すると，大腿内転筋群の緊張が亢進するため，典型的なはさみ足歩行に移行する場合もある．多くは進行し，杖歩行，更には車椅子が必要となり，重症例では下肢の完全麻痺や体幹の筋力低下により座位保持困難となり，寝たきりになる場合もある．
　神経所見は，典型例では両下肢の痙性が著明であり，腸腰筋や大腿二頭筋など両下肢屈筋群の筋力低下が特徴的である．上肢は基本的には正常であるが，手指振戦を認めるケースがわずかにある．深部腱反射は両下肢で亢進し，両足クローヌスも出現しやすい．Babinski 徴候の迅速な出現が特徴的であり，HAM の診断に極めて重要である．下肢に加え上肢深部腱反射も亢進する例が多いが，上肢の筋力低下は目立たない．下顎反射の亢進もみられることがある．長期進行例では，Babinski 徴候は示すものの，下肢の痙性は減弱し，むしろ弛緩性麻痺に移行する例もある．腹壁反射消失は高頻度にみられる．これらの症状は基本的には左右対称的であるが，軽度の左右差が認められることもある．運動障害の評価には納の運動障害重症度（Osame's motor disability score：OMDS）（表 2-1）が広く用いられており，病勢の進行と治療による改善をよく反映するため，治療効果の判定にも用いられる．図 2-1 に，OMDS スコア 6 以下の判断に有用な評価手順を示した．

2.6.2. 感覚障害
　下半身の触覚や温痛覚の低下，しびれ，疼痛などの感覚障害は約 6 割に認められる[1]．下肢の遠位に強く，その境界は不明瞭のことが多いが，ときに胸腹部から両下肢に広く認めることもある．特に下肢の疼痛が強いケースでは日常生活に支障をきたすこともあり，疼痛コントロールが必要な場合もある．

2.6.3. 排尿障害と便秘
　排尿障害は 9 割以上にみられ，病初期より出現する．症状は様々で，頻尿，切迫性尿失禁，排尿困難など，蓄尿障害および排出障害のいずれも呈し，また合併することも多い．歩行障害などの運動障害に先行して，排尿障害を初発症状として発症する例もあり，繰り返す膀胱炎な

表 2-1　納の運動障害重症度

重症度	運動機能
0	歩行，走行ともに異常を認めない
1	走るスピードが遅い
2	歩行異常（つまずき，膝のこわばり）
3	かけ足不能
4	階段昇降に手すりが必要
5	片手によるつたい歩き
6	片手によるつたい歩き不能：両手なら 10m 以上可能
7	両手によるつたい歩き 5m 以上，10m 以内可
8	両手によるつたい歩き 5m 以内可
9	両手によるつたい歩き不能，四つばい移動可
10	四つばい移動不能，両手による移動可
11	自力では移動不能，寝返り可
12	寝返り不可能
13	足の指も動かせない

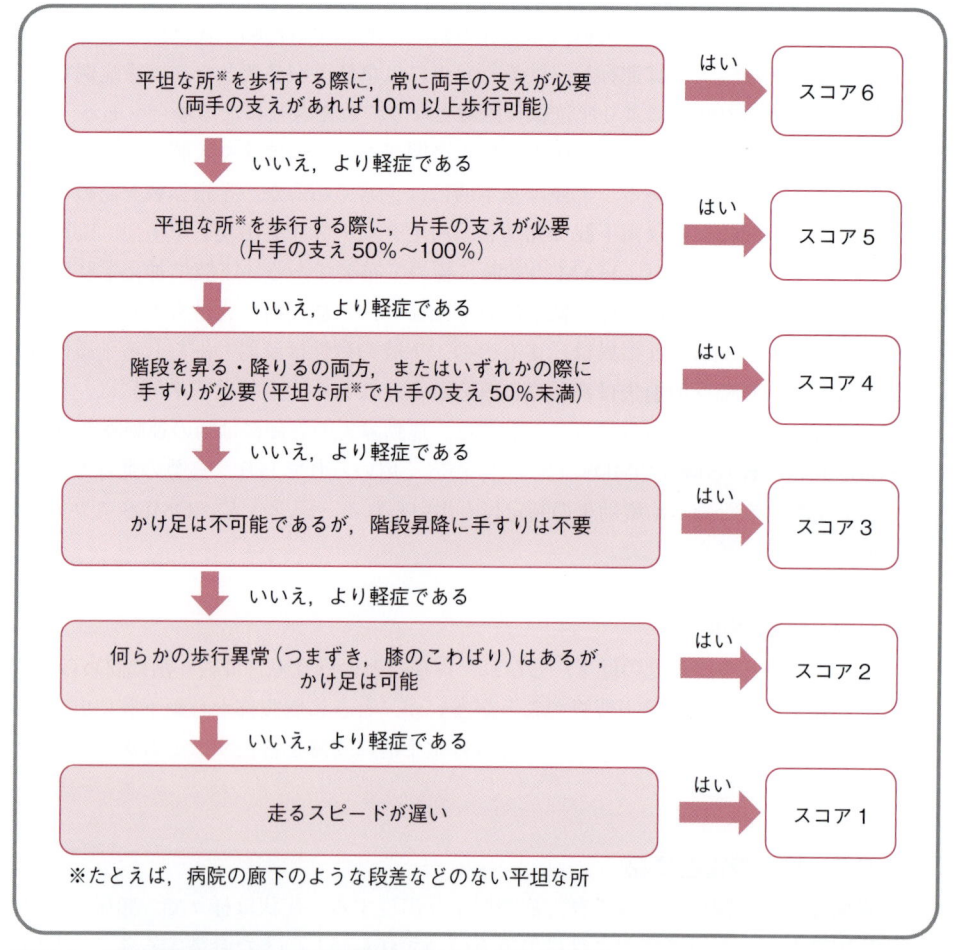

図 2-1　納の運動障害重症度の評価手順（スコア 6 以下）

どで泌尿器科を受診するケースもある．多くが排尿筋過活動による過活動膀胱であるが，排尿筋低（無）活動の場合もあり，重症例では自己導尿が必要な例もある．便秘も高率に出現し，病状の進行に伴い，治療に難渋する場合もある[1]．

2.6.4. 自律神経障害

HAM の症状のなかで自律神経障害としての下半身の発汗障害は特徴的である．代償的に上半身の発汗過多がみられることがあるが，体温調整が困難となる場合もある．その他，起立性低血圧やインポテンツがしばしばみられる[1]．

文献
1) Nakagawa M, Izumo S, Ijichi S, et al. HTLV-I-associated myelopathy: Analysis of 213 patients based on clinical features and laboratory findings. J Neurovirol 1995; **1**: 50-61

2.7. 初期症状（HAM を見逃さないために）

初期症状は，歩行の違和感，足のしびれ，つっぱり感，転びやすいなどであり，整形外科をはじめに受診するケースも多い．また，頻尿などの排尿障害が初発症状の場合もしばしばみられ，泌尿器科を受診する場合も多く，繰り返す膀胱炎や排尿障害を呈する患者では，足の突っ張りや転びやすいなどの症状がないか気をつけたい．

なお，HAM は，早期の診断と治療介入が極めて重要で，病気を見逃さない注意が必要であるため，このような症状の患者を診たら HAM の可能性を検討し，できるだけ早めに脳神経内科に紹介してほしい．

2.8. 重症度分類基準（臨床的重症度評価指標）

2.8.1. 運動障害重症度評価指標

HAM の運動障害を評価する指標には，日本で開発された「納の運動障害重症度（Osame's motor disability score：OMDS）」がある（表2-1）[1]．主に下肢の運動障害を，0点（正常）から13点（足の指も動かせない）の14段階で評価する．その他の指標に，ブラジルで開発された「IPEC（Insituto de Pesquisa Clinica Evandro Chagas）disability scale）」がある[2]．この指標は，HAM で認められる運動，痙性，感覚，括約筋の機能障害に関する全10項目のスコアを合計して評価する（0〜29点）ものであるが，このうち IPEC の運動の機能障害に関する評価項目では，主に下肢の運動機能を0点（正常）から11点（下肢は自力で動かない）の12段階で評価しており，OMDS と類似する．以下に両指標を比較した表を示す（表2-2）．両指標とも広く用いられているが，いずれの指標も徐々に欠点が明らかとなってきた．そのため，現在，両指標の持つ欠点を克服した新たな運動障害重症度評価指標の作成が検討されている．

2.8.2. 排尿障害重症度評価指標

HAM の排尿障害に有用な重症度評価指標としては，①国際前立腺症状スコア（I-PSS），②過活動膀胱症状スコア（OABSS），③主要下部尿路症状スコア（CLSS），④尿失禁症状・QOL 評価質問票（ICIQ-SF），⑤夜間頻尿特異的 QOL 質問票（N-QOL）などがある．実際，I-PSS と

表 2-2　納の運動障害重症度（OMDS）と IPEC（歩行パート）の比較

納の運動障害重症度（Osame's Motor Disability Score：OMDS）		The IPEC disability scale（運動スコア：歩行）	
Score	状態	Score	状態
0	歩行，走行ともに異常を認めない	0	正常
1	走るスピードが遅い	1	何らかの異常があるが，特に支えは必要ない
2	歩行異常（つまずき，膝のこわばり）		
3	かけ足不能		
4	階段昇降に手すりが必要	2	時々片手の支えが必要
5	片手によるつたい歩き	3	常に片手の支えが必要
		4	時々両手の支えが必要
6	片手によるつたい歩き不能：両手なら 10m 以上可能	5	常に両手の支えが必要
7	両手によるつたい歩き 5m 以上，10m 以内可	6	常に両手の支えが必要で時々車椅子が必要
8	両手によるつたい歩き 5m 以内可	7	常に車椅子が必要，支えなしで立ち上がり，支えなしで立位保持
9	両手によるつたい歩き不能，四つばい移動可	8	常に車椅子が必要，立ち上がりに支えが必要，支えなしで立位保持
10	四つばい移動不能，両手による移動可		
11	自力では移動不能，寝返り可	9	常に車椅子が必要，立ち上がりに他人の補助が必要，支えありで立位保持
12	寝返り不可能	10	常に車椅子が必要，立ち上がり不可，下肢を自分で動かすことはできる
13	足の指も動かせない	11	常に車椅子が必要，立ち上がり不可，下肢は自力で動かない

OABSS は HAM 患者の排尿障害に対する過活動膀胱治療薬の治療効果判定に用いられている[3]．また，抗 CCR4 抗体の治験における治療効果判定にも I-PSS，OABSS，更に ICIQ-SF，N-QOL が用いられた[4]．しかし，これらの評価指標は個々に着目する症状が異なり，また重複する質問項目もあり，そのすべてが HAM の排尿障害の重症度評価に適しているわけではない．そのため，現在 HAM に特化した排尿障害重症度評価指標の作成を進めている．

2.8.3. 感覚障害重症度評価指標

　HAM では下半身の触覚や温痛覚の低下，しびれ，疼痛などの感覚障害は約 6 割に認められるが，感覚障害の重症度評価指標は現在のところ確立されていない．しびれおよび疼痛は visual analog scale（VAS）によりその程度を評価し，更にその頻度（なし・時々・常に）を聴取する．触覚低下は，下肢と健常部（上肢など）と比較し，健常部を 100 として VAS により評価する．振動覚の異常は音叉を用いて評価する．

文献
1）Osame M, Igata A, Matsumoto M, et al. HTLV-I-associated myelopathy (HAM) Treatment trials, Retrospective survey and clinical and laboratory findings. Hematol Rev 1990; **3**: 271-284
2）Schmidt F, Oliveira AL, Araujo A. Development and Validation of a Neurological Disability Scale for Patients with HTLV-1 Associated Myelopathy/Tropical Spastic Paraparesis (HAM/TSP): The IPEC-1 Scale. Neurology 2012; **78** (1 Suppl): P03.258

3）Matsuo T, Miyata Y, Nakamura T, et al. Efficacy of mirabegron for overactive bladder with human T cell lymphotropic virus-1 associated myelopathy. Low Urin Tract Symptoms 2018 Feb 22. doi: 10.1111/luts.12218.［Epub ahead of print］

4）Sato T, Coler-Reilly ALG, Yagishita N, et al. Mogamulizumab (Anti-CCR4) in HTLV-1-Associated Myelopathy. N Engl J Med 2018; **378**: 529-538

2.9. 経過・予後

　HAM の経過は一般に緩徐進行性と考えられているが，実は"経過に個人差が大きい"という特徴があり，HAM 患者を診療するうえではその点に留意することが推奨される．HAM の自然経過に関する追跡調査研究には，フランスと英国，日本の研究グループからの報告がある．フランス（マルティニーク島）における無治療の HAM 患者 123 例を長期追跡した報告によると，歩行障害発現から片手杖歩行レベルまでの移行期間（中央値）が約 6 年，両手杖歩行レベルまでに約 13 年，歩行不能レベルまでに約 21 年と示されている[1]．また，英国における HAM 患者 48 例を長期追跡した報告では，歩行障害発現から片手杖歩行レベルまでの移行期間（中央値）が約 11 年，車椅子レベルまでに約 18 年と示されている[2]．また，重要なことに，これらの報告では発症してから急速に症状が進行する患者群の存在が示されており，発症から 3 年以内に片手杖歩行レベルへ進行が全体の 30.1%（フランス）[1]，発症から 2 年以内に歩行不能が全体の 6.3%（英国）[2] であった．このような急速進行例の報告は他にもあり，発症から 2 年以内に片手杖歩行レベルへ進行が全体の 21.5%（ペルー）[3]，日本からも初診から過去 2 年以内に納の運動障害重症度（OMDS）で 3 段階以上悪化が全体の 9.3% 存在したと示されている[4]．一方で，歩行障害が長期にわたりほとんど進行しない患者群の存在も，仏英からの報告で示されている[1,2]．日本における HAM 患者の発症（歩行障害発現）から各運動障害レベルへの進行期間に関する報告については，現在，全国的な HAM 患者レジストリ（HAM ねっと：http://hamtsp-net.com/，第 1 章 2.20［p.62］参照）が構築され，日本の HAM 患者の臨床情報が集積されている．それを用いた 484 例の疫学的解析では，歩行障害の進行速度の中央値は，発症から片手杖歩行まで 8 年，両手杖歩行まで 12.5 年，歩行不能まで 18 年であった[5]．また，発症後急速に進行し 2 年以内に片手杖歩行レベル以上に悪化する患者が全体の 19.7% 存在し，その集団の長期予後は有意に悪く，高齢発症や輸血歴のある患者が多いことが示された[5,6]．一方で，発症後 20 年以上経過しても杖なしで歩行可能な集団も存在した．このように，日本の HAM 患者の経過の特徴は諸外国の特徴とほぼ共通している．

　これらの特徴を整理すると，HAM 患者の約 7～8 割は発症後緩徐に進行し（②緩徐進行例），約 2 割弱は発症後急速に進行し 2 年以内で自立歩行不能になる（①急速進行例）（図 2-2）．一方で頻度は全体の 1 割弱と少ないが，運動障害が軽度のまま進行しない例（③進行停滞例）もある．このように HAM の経過は個人差が大きく，予後と相関することから，治療方針を決定するうえで考慮する必要がある．また，HAM 患者には ATL の合併がみられる．ATL は生命予後を左右するため，経過中は十分に注意を払う必要がある．

文献

1）Olindo S, Cabre P, Lézin A, et al. Natural history of human T-lymphotropic virus 1-associated myelopathy: A 14-year follow-up study. Arch Neurol 2006; **63**: 1560-1566

2）Martin F, Fedina A, Youshya S, et al. A 15-year prospective longitudinal study of disease progression in patients with HTLV-1 associated myelopathy in the UK. J Neurol Neurosurg Psychiatry 2010; **81**: 1336-1340

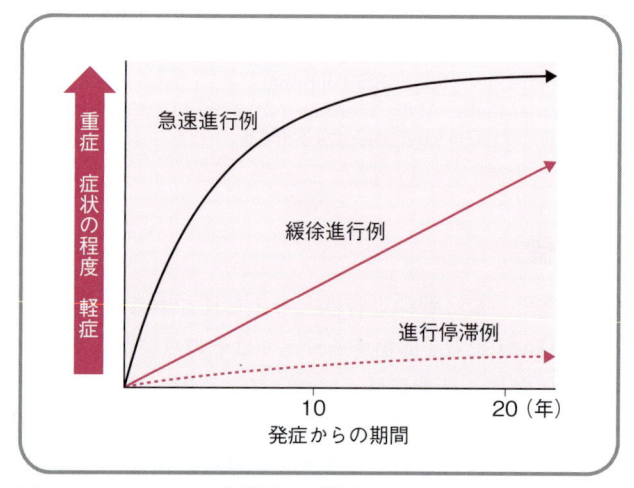

図 2-2　HAM の臨床経過の特徴

3）　Gotuzzo E, Cabrera J, Deza L, et al. Clinical characteristics of patients in Peru with Human T cell lymphotropic virus type 1-associated tropical spastic paraparesis. Clin. Infect. Dis 2004; **39**: 939-944
4）　Nakagawa M, Izumo S, Ijichi S, et al. HTLV-I-associated myelopathy: analysis of 213 patients based on clinical features and laboratory findings. J Neurovirol 1995; **1**: 50-61
5）　Coler-Reilly AL, Yagishita N, Suzuki H, et al. Nation-wide epidemiological study of Japanese patients with rare viral myelopathy using novel registration system (HAM-net). Orphanet J Rare Dis 2016; **11**: 69
6）　Sato T, Yagishita N, Tamaki K, et al. Proposal of Classification Criteria for HTLV-1-Associated Myelopathy/Tropical Spastic Paraparesis Disease Activity. Front Microbiol 2018; **9**: 1651

2.10.　予後不良因子

　「急速発症」，「脊髄炎症マーカー高値」，「高齢発症」，「末梢血 HTLV-1 プロウイルス量高値」が予後不良因子として考えられている．「急速発症」を示す疾患活動性の高い患者は長期の機能予後が不良である[1]．この「急速発症」と同じく，高疾患活動性を意味する「脊髄炎症マーカーの高値（髄液中のネオプテリン，CXCL10，細胞数，抗 HTLV-1 抗体価，または総タンパク）」も，HAM の予後不良因子と考えられる[1~3]．また，高齢（50 歳以上）で発症した HAM 患者は若年（50 歳未満）で発症した患者と比べて急速に進行することが多く，「高齢発症」は予後不良因子である[4~6]．更に，発症年齢や罹病期間に有意差のない HAM の進行群と非進行群の 2 群を比較したところ，進行群の末梢血 HTLV-1 プロウイルス量は非進行群よりも有意に高いことから，「末梢血 HTLV-1 プロウイルス量高値」は発症年齢や罹病期間とは独立した予後不良因子であることが示唆されている[7,8]．こうした予後不良因子を有する症例では，早期からより適切な治療の導入が求められる．

文献
1）　Sato T, Yagishita N, Tamaki K, et al. Proposal of Classification Criteria for HTLV-1-Associated Myelopathy/Tropical Spastic Paraparesis Disease Activity. Front Microbiol 2018; **9**: 1651
2）　Sato T, Coler-Reilly A, Utsunomiya A, et al. CSF CXCL10, CXCL9, and neopterin as candidate prognostic biomarkers for HTLV-1-associated myelopathy/tropical spastic paraparesis. PLoS Negl Trop Dis 2013; **7** (10): e2479
3）　Matsuura E, Nozuma S, Tashiro Y, et al. HTLV-1 associated myelopathy/tropical spastic paraparesis

(HAM/TSP): A comparative study to identify factors that influence disease progression. J Neurol Sci 2016; **371**: 112-116

4) Nakagawa M, Izumo S, Ijichi S, et al. HTLV-I-associated myelopathy: analysis of 213 patients based on clinical features and laboratory findings. J Neurovirol 1995; **1**: 50-61

5) Gotuzzo E, Cabrera J, Deza L, et al. Clinical characteristics of patients in Peru with Human T cell lymphotropic virus type 1-associated tropical spastic paraparesis. Clin Infect Dis 2004; **39**: 939-944

6) Olindo S, Cabre P, Lézin A, et al. Natural history of human T-lymphotropic virus 1-associated myelopathy: A 14-year follow-up study. Arch Neurol 2006; **63**: 1560-1566

7) Olindo S, Lézin A, Cabre P, et al. HTLV-1 proviral load in peripheral blood mononuclear cells quantified in 100 HAM/TSP patients: a marker of disease progression. J Neurol Sci 2005; **237**: 53-59

8) Matsuzaki T, Nakagawa M, Nagai M, et al. HTLV-I proviral load correlates with progression of motor disability in HAM/TSP: analysis of 239 HAM/TSP patients including 64 patients followed up for 10 years. J Neurovirol 2001; **7**: 228-234

2.11. 疾患活動性分類基準

　HAM の疾患活動性には個人差があり，適切な治療強度は患者ごとに異なる．このいわゆる個別化医療（personalized medicine）を進めるには，個々の患者の疾患活動性を正しく判断する必要がある．また，不可逆的な神経障害を引き起こす本疾患においては，急速進行例のように疾患活動性が高く病状の進行が速い場合もあり，速やかな治療方針の決定が求められ，そのためには，できるだけ早期に疾患活動性を把握する必要がある．この疾患活動性の判定には，①バイオマーカー（髄液ネオプテリン，髄液 CXCL10），②発症様式，③臨床経過，④MRI 画像所見を指標とした以下の分類基準を用いるとよい（表 2-3）．髄液ネオプテリンや髄液 CXCL10 と比較して感度，特異度に劣るが，疾患活動性を判断するうえで参考となるその他の指標として，末梢血 HTLV-1 プロウイルス量，髄液細胞数，髄液抗 HTLV-1 抗体価や髄液総タンパクがある．

※疾患活動性分類基準を用いる際の留意事項

　判定の際，すべての項目を満たす必要はなく，総合的に判断する．バイオマーカーの髄液ネオプテリンおよび髄液 CXCL10 の測定については現時点（2019 年 4 月現在）で保険未承認であるが，両マーカーとも，厚生労働省研究班の活動として，聖マリアンナ医科大学 難病治療研究セ

表 2-3　HAM の疾患活動性分類基準

疾患活動性	①バイオマーカーに基づく分類基準		②発症様式に基づく分類基準	③臨床経過に基づく分類基準	④ MRI 画像所見
	髄液ネオプテリン * pmol/mL	髄液 CXCL10** pg/mL			
高	44 以上	4400 以上	急速進行例：運動障害発現から2年以内にOMDS grade 5 以上	直近2年未満でOMDSが2段階以上進行	脊髄の腫大あるいはT2WIで高信号域
中	6〜43	320〜4399	緩徐進行例：急速進行群，進行停滞群のいずれにも該当せず		
低	5 以下	320 未満	進行停滞例：運動障害発現から10 年 で OMDS grade 3 以下		

＊：株式会社エスアールエルにおいて測定された値に基づく．
＊＊：聖マリアンナ医科大学難病治療研究センターにて BD 社 cytometric bead array を用いた測定値に基づく．

ンターにて研究目的の測定を受け付けている（第 1 章 2.22.2［p.64］参照）.

2.12. 薬物治療

　HAM の治療の最終目的は，HTLV-1 感染細胞を除去し，脊髄神経組織の破壊を抑制し，運動機能，生活動作などの QOL を維持し，更には生命予後を改善することである．しかしいまだHTLV-1 感染細胞を除去する根治療法は開発されていない．これまでの研究から，脊髄組織の損傷は HTLV-1 感染細胞による炎症に起因しており，また臨床的な進行度（疾患活動性）も脊髄の炎症レベルと相関していることが報告されているので，脊髄の炎症を抑えることが現時点で最適な HAM の治療戦略と考えられる．

　HAM では免疫調整作用を主とした治療法が選択されるが，そのなかでは後述のようにプレドニゾロン内服治療による奏効率が最も高い．特に進行期においては顕著に効果が現れるが，慢性期でも効果は期待できる．抗ウイルス効果が期待されるインターフェロン α は，HAM の治療法として唯一のランダム化比較試験によって効果が確認された薬剤であり，HAM に対して保険適用のある薬剤である．その他，痙性による歩行障害の改善のためにエペリゾン塩酸塩やバクロフェンなどが使用され，一定の効果を上げている．一方，現在までに HTLV-1 に有効な抗ウイルス薬は開発されていない．HIV-1 の逆転写酵素阻害薬であるアジドチミジンとラミブジンやテノホビルを使用した臨床試験（ランダム化比較試験を含む）が行われたが，ウイルス量の減少効果や臨床的な効果は認められなかった．

2.12.1. HAM の治療薬

1）副腎皮質ステロイド（第 2 章 CQ1［p.70］および CQ4［p.80］を参照）

　HAM を対象としたステロイド治療の有効性に関する報告は古くからある[1~5]．最初の報告では，4 例に経口プレドニゾロン 30〜60 mg/日を投与し著明な効果を示し，早期の減量によって悪化したので，再び増量して漸減したと報告されている[1]．また，規模の大きなものでは，HAM131 例を対象として経口プレドニゾロン 1〜2 mg/kg 連日または隔日投与で治療開始され，1 ヵ月投与後に 6 ヵ月かけて減量し，81.7％に有効，特に納の運動障害重症度（OMDS）で 1 段階以上改善した症例が 69.5％と，高い有効率が示された[3]．この報告でも，ステロイドの減量によって悪化し，再投与となった症例の存在が指摘されている．更に，急速進行の経過を示す症例に対して，経静脈的メチルプレドニゾロン（mPSL）パルス療法（500〜1,000 mg/日を 3 日連日）が10 例中 6 例で有効であったと報告されている[3]．HAM においてステロイド治療は短期的な有効性のみでなく，継続投与によって機能障害の進行を抑制する効果を有することが多施設で示されている．HAM でのプレドニゾロン内服では，髄液ネオプテリン値は有意に減少し，プレドニゾロン 5〜20 mg/日内服では，治療開始 5 年後に，末梢血 HTLV-1 プロウイルス量が治療前と比較し有意に減少したとの報告がある[6]．また，HAM の治療の最終目標は長期予後の改善であるが，最近，ステロイド内服治療の継続群は，無治療群と比較して長期予後改善効果を有することが後ろ向きコホート調査研究によって示された[7]．なお，ステロイドは様々な副作用があるため，常に治療の有効性と患者の不利益を検討しながら治療を行うべきである（第 1 章 2.13［p.48 参照］）.

2）インターフェロン α（第 2 章 CQ2［p.74］を参照）

　抗ウイルス作用と免疫調整作用の両者を期待した治療として，天然型インターフェロン α（ス

ミフェロン®）について，日本で多施設ランダム化二重盲検法による比較用量設定試験が行われた．その結果は300万単位/回を1日1回筋肉内注射し4週間連日投与したあとの有効率が40.0％であり，投与終了4週間後も有効率は46.2％保たれていた[8]．この結果に基づき，インターフェロンαは日本で保険適用となった．その後の効果の持続は1〜3ヵ月の間確認されたが[8]，長期的投与による効果を確認したエビデンスは今のところない．また，インターフェロンα治療で末梢血HTLV-1プロウイルス量が減少したとの報告がある[9]．

2.12.2. 疾患活動性に応じた治療法

HAM はできるだけ発症早期に疾患活動性を判定し，治療内容を検討することが求められる．現時点では，これらのステロイド薬やインターフェロンαなどの既存の薬剤に関して，疾患活動性別の患者を対象とした臨床試験はこれまで実施されておらず，治療対象となる基準，投与量，投与期間などに関するエビデンスに乏しいが，本ガイドラインでは，作成委員会でコンセンサスを得た以下の疾患活動性に応じた治療を提案する（第3章1-Q4〜Q6［p.88〜92］参照）．

1）「疾患活動性が高」の症例

疾患活動性が高い症例は，OMDS が数ヵ月単位，時には数週間単位で悪化し，髄液検査ではネオプテリン濃度，CXCL10濃度が高く，細胞数やタンパク濃度も高いことが多い．治療はステロイドパルス療法後にプレドニゾロン内服維持療法が一般的である．疾患活動性が高い症例は，発症早期に歩行障害が進行し2年以内に片手杖歩行レベル（OMDS 5）以上となる症例が多く，治療の window of opportunity が存在すると考えられ，治療によって改善が見込める時期を逃さないこと，すなわち早期発見・早期治療が強く求められる．

2）「疾患活動性が中」の症例

疾患活動性が中の症例は症状が緩徐に進行する場合が多く，HAM 患者の約7〜8割を占める．一般的に OMDS のレベルが1段階悪化するのに数年を要するので，臨床的に症状の進行具合を把握するのは容易でなく，疾患活動性を評価するうえで髄液検査の有用性は高い．髄液検査では，ネオプテリン濃度，CXCL10濃度は中等度増加を示し，細胞数は正常から軽度増加を示す．髄液細胞数は炎症を検出するためには感度の低い検査であるため，ネオプテリンやCXCL10を測定することを強く推奨する．治療前に髄液検査（ネオプテリンやCXCL10）でステロイド治療を検討すべき炎症の存在について確認し，有効性の評価についても髄液検査での把握が望まれる．治療は，プレドニゾロン内服かインターフェロンαが有効な場合がある．

プレドニゾロン3〜10 mg/日の継続投与で効果を示すことが多いが，疾患活動性の個人差は幅広く，投与量は個別に慎重に判断する．ステロイドの長期内服に関しては，継続することで長期予後改善効果（進行抑制効果）が示されているが，常に副作用を念頭に置き，症状や髄液所見を参考に維持量はできるだけ減量の可能性を検討する．インターフェロンαは，300万単位を28日間連日投与し，その後に週2回の間欠投与が行われるのが一般的である．

3）「疾患活動性が低」の症例

HAM 患者には，疾患活動性が低く発症後長期にわたり症状がそれほど進行しない，あるいはある程度の障害レベルに到達したのち，数年間以上症状がほとんど進行しないケースがある．このような症例では，髄液検査でも，細胞数は正常範囲で，ネオプテリン濃度・CXCL10濃度も低いあるいは正常範囲であり，ステロイド治療やインターフェロンα治療の適応は乏しいと

考えられている．ただし，髄液炎症所見が乏しくても HTLV-1 プロウイルス量が高い症例では症状の進行が認められる場合があり，このような症例の治療方針については一定の見解がない．

2.12.3.　対症療法

　下肢痙性に対して，エペリゾン塩酸塩 150〜300 mg/日，バクロフェン 30 mg/日，チザニジン 6〜9 mg/日，ダントロレン 75〜150 mg/日などが選択される．2005 年より ITB（バクロフェン髄注療法）が日本でも承認され，下肢痙性が非常に強く，内服によるコントロールが困難な例では検討される．下肢痙性が強くリハビリテーション困難なケースでは，A 型ボツリヌス毒素（ボトックス®）も痙性麻痺での保険適用が認められている薬剤であり，150 単位を下肢に筋肉内注射し，著明に痙性が改善したとする報告がある．一方，長期進行例では逆に下肢の痙性が減弱し，立位保持が困難となる場合がある．このような症例においては，抗痙縮剤を減量ないしは中止する必要がある．

　下肢の疼痛に対しては，プレガバリン（リリカ®）やデュロキセチン（サインバルタ®）投与が有効な場合がある．

文献

1) Osame M, Matsumoto M, Usuku K, et al. Chronic progressive myelopathy associated with elevated antibodies to human T-lymphotropic virus type I and adult T-cell leukemia like cells. Ann Neurol 1987; **21**: 117-122

2) Osame M, Igata A, Matsumoto M, et al. HTLV-I-associated myelopathy (HAM) Treatment trials, Retrospective survey and clinical and laboratory findings. Hematol Rev 1990; **3**: 271-284

3) Nakagawa M, Nakahara K, Maruyama Y, et al. Therapeutic trials in 200 patients with HTLV-I-associated myelopathy/tropical spastic paraparesis. J Neurovirol 1996; **2**: 345-355

4) Duncan J, Rudge P. Methylprednisolone therapy in tropical spastic paraparesis. J Neurol Neurosurg Psychiatry 1990; **53**: 173-174

5) Croda M, de Oliveria A, Vergara M, et al. Corticosteroid therapy in TSP/HAM patients: the results from a 10 years open cohort. J Neurol Sci 2008; **269**: 133-137

6) Matsuzaki T, Nakagawa M, Nagai M, et al. HTLV-I proviral load correlates with progression of motor disability in HAM/TSP: analysis of 239 HAM/TSP patients including 64 patients followed up for 10 years. J Neurovirol 2001; **7**: 228-234

7) Coler-Reilly ALG, Sato T, Matsuzaki T, et al. Effectiveness of Daily Prednisolone to Slow Progression of Human T-Lymphotropic Virus Type 1-Associated Myelopathy/Tropical Spastic Paraparesis: A Multicenter Retrospective Cohort Study. Neurotherapeutics 2017; **14**: 1084-1094

8) Izumo S, Goto I, Itoyama Y, et al. Interferon-alpha is effective in HTLV-I-associated myelopathy: a multicenter, randomized, double-blind, controlled trial. Neurology 1996; **46**: 1016-1021

9) Saito M, Nakagawa M, Kaseda S, et al. Decreased human T lymphotropic virus type I (HTLV-I) provirus load and alteration in T cell phenotype after interferon-alpha therapy for HTLV-I-associated myelopathy/tropical spastic paraparesis. J Infect Dis 2004; **189**: 29-40

2.13.　薬物治療の副作用対策

2.13.1.　副腎皮質ステロイド

　副腎皮質ステロイドには多彩な副作用があるため，常に治療の有効性と患者の不利益を検討しながら治療を行うべきである．投与開始後，比較的早期に起こる副作用として，糖尿病，精神病（うつ状態を含む），高血圧症，消化性潰瘍，ステロイド筋症などがある．長期投与による重要な副作用として，骨粗鬆症，無菌性骨壊死，肥満，白内障，緑内障，易感染性，動脈硬化などがある．その他，脂肪肝，満月様顔貌，多毛，不眠，紫斑，月経異常，脱毛，浮腫，低カ

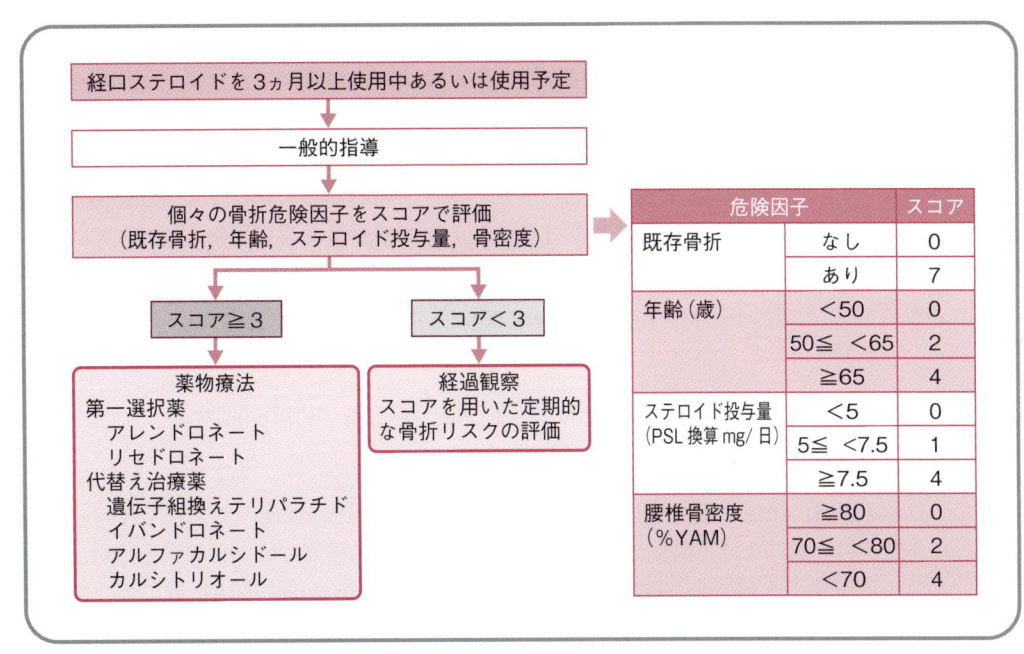

図 2-3 ステロイド性骨粗鬆症の管理と治療のアルゴリズム
（ステロイド性骨粗鬆症の管理と治療ガイドライン 2014 年改訂版より引用）

リウム血症などの頻度が高い．更に重篤な副作用として，細菌性肺炎，B 型肝炎の再活性化，結核感染症の再燃，ニューモシスチス肺炎，真菌症などの免疫力低下に伴う疾患に十分留意する．ステロイドの急激な減量・休薬により副腎不全をきたすこともあり，患者教育も十分に行う必要がある．

　長期ステロイド薬治療における最も重要な副作用のひとつがステロイド性骨粗鬆症である．ステロイド治療開始後の骨量減少率ははじめの数ヵ月間は 8〜12% と高く，その後は 2〜4%／年の割合で減少する[1]．したがって，ステロイド治療開始後速やかに骨密度低下を予防し，骨折リスクを低下させることが重要である．日常診療においては，ステロイド性骨粗鬆症の管理と治療ガイドライン（2014 年改訂版）に則った早期の対応が望まれる（図 2-3）．最近，デノスマブがリセドロネートに比較して，ステロイド性骨粗鬆症患者（プレドニゾン 7.5mg／日，3 ヵ月以上服用）の腰椎および大腿骨近位部の骨密度を有意に上昇させることが報告された[2]．今後，テリパラチドなどとともに長期の安全性の検証が望まれる．

＜ステロイド性骨粗鬆症に対する処方例＞

・アレンドロネート経口（錠剤またはゼリー）1 回 35mg 週 1 回起床時
　または点滴静注 1 回 1 バッグ（900μg）4 週に 1 回
・リセドロネート経口 1 回 17.5mg 週 1 回起床時または経口 1 回 75mg 月 1 回起床時

文献

1) LoCascio V, Bonucci E, Imbimbo B, et al. Bone loss in response to long-term glucocorticoid therapy. Bone Miner 1990; **8**: 39-51
2) Saag KG, Wagman RB, Geusens P, et al. Denosumab versus risedronate in glucocorticoid-induced osteoporosis: a multicentre, randomised, double-blind, active-controlled, double-dummy, non-inferiority study. Lancet Diabetes Endocrinol 2018; **6**: 445-454

2.13.2. インターフェロン α

　インターフェロン α には多彩な副作用があるため，投与時には注意深い副作用モニターが必要である．頻度の高い副作用として，発熱・全身倦怠感などのインフルエンザ症状，頭痛，白血球減少，血小板減少があげられる．そのほかに，抑うつなどの精神神経障害，網膜障害（網膜出血など），間質性肺炎，肝機能障害，貧血，脱毛，皮疹などを起こすことがある．また，インターフェロン α は自己抗体の産生や自己免疫疾患の増悪および新規発症を引き起こすことがあり，甲状腺機能異常や I 型糖尿病などが報告されている．インターフェロン α 投与前の既往歴の確認および治療開始後の注意深い経過観察が重要である．

2.14. 運動療法（リハビリテーション）（第 3 章 1-Q7［p.93］参照）

2.14.1. 機能障害（impairment）の進行予防

　HAM 患者は発症すると痙性対麻痺の進行により歩行運動機能の低下，下肢の感覚障害および神経因性膀胱により運動機能の低下が進行する[1]．運動機能の低下は日常生活機能および生活の質の低下を引き起こす．HTLV-1 ウイルスにより起きる炎症を薬物治療により抑え込むことが本疾患の運動障害に対する治療として第一に重要であるが，同時に運動療法が重要である．

2.14.2. 運動療法の必要性

　HAM 患者にとって運動療法は必須である．なぜなら，脊髄の炎症を中心とする病気自体の進行を抑えられても，程度にかかわらず痙性対麻痺症状があると，①病的歩行運動パターンが再学習され，次第に，歩行運動パターンは更に悪化する．②それにより歩行運動量が低下することで廃用症候群が起きる．③そこで無理をして，歩行運動量を増加させようとすると，正しい歩行運動パターンが実行できないため，更に悪い歩行運動パターンを再学習し歩行運動パターンは更に悪化する．④炎症症状がおさまり，安定していてもこの様な悪循環が起きることで一貫して歩行障害は悪化し続ける．痙性対麻痺歩行により起きる異常な筋緊張は，足関節や膝関節，股関節の拘縮を起こすため，歩行パターンを更に悪化させ，増悪因子となる．

2.14.3. 適切な運動療法

　上記の問題を解決するためには，痙性麻痺性の歩行パターンを修正し，正しい歩行運動パターンを繰り返し学習する必要がある．このために，一対一の理学療法士による歩行運動療法を定期的・集中的に行う提案がなされてきた．しかし，標準的方法は現在存在しておらず，個別症例において工夫がなされてきている[2]．また，痙性対麻痺や脊髄症に由来する痛みは日常生活動作を低下させ，歩行運動も抑制してしまうため，軽減する工夫が必要であり，持続的なストレッチやマッサージ，振動刺激などの併用が必要である[3]．

　歩行運動障害が強まると日常生活動作自体が低下するために，二次的に両下肢以外の機能も低下し，不用による廃用症候群が起きることを予防する必要があり，家庭での日常的な運動療法も重要とされている[4]．

2.14.4. 補装具の必要性

　症例に応じて，適切な補装具を選び使用する必要がある．以下のような補装具を医師の処方に基づき理学療法士（作業療法士）が導入し調整していく．

　移動・歩行時の補助具は，転倒予防による安全性の向上と生活に必要な歩行距離を延長する目的のため，痙性対麻痺症状に応じて導入する．HAM 患者はほかの合併症がない限り，両上肢はほとんど日常生活上問題なく機能するため，上肢を使用する歩行補助具の効果が高い．歩行補助具としての T 字杖 1 本，片手杖 1 本であっても歩行能力を改善する効果があるだけでなく，理学療法士からの指導により痙性麻痺歩行パターンを修正できる可能性がある．転倒も予防できる．症状が進行した場合は T 字杖 2 本，松葉杖 2 本などが必要となる．杖のベースが不安定な場合や加重がかかる場合は 4 点杖も検討する．歩行不安定が強まり，日常生活での移動能力が減らないように，杖と並行して，キャリーバッグや歩行器の導入を行う．歩行障害が高度ではなくても，職場，自宅周囲などの状況に応じて，日常生活活動が低下しないように積極的に電動車椅子を導入する．手動車椅子も導入可能であるが，長距離の移動は疲労が問題となる．実際には，状況や体力に応じて手動車椅子と電動車椅子の選択を行う．車椅子による移動と杖を組み合わせた短距離歩行を併用することで，身体を使うと同時に日常生活動作がスムーズになるように指導する必要がある．

　痙性症状が続くことで，足関節の可動域が制限され，拘縮傾向がでてくる．その場合の補装具としては痙性で足関節の底屈をすこしでも軽減するために，短下肢装具（プラスチック短下肢装具など）を用いる．拘縮が強まり尖足歩行傾向になった場合は靴の補高を行い，歩容を改善させる．膝関節，股関節についても拘縮が起きないように関節可動域を維持する理学療法を併用する．

2.14.5. 運動療法の今後の展望

　HAM 患者に対する運動療法については，いままでに公表された無作為化比較対照試験はない．移動型ホイストを使い，集中的な歩行運動療法の試みが行われた（HTLV-1 関連脊髄症（HAM）患者を対象とした専用ホイスト装着歩行プログラムによる歩行改善効果に関するベースライン対照多施設共同探索試験：HHH-1001 試験，JMA-IIA00203）．これは転倒を予防し安全に歩行運動療法を行うことでの改善効果を評価する臨床研究である．また，HAM 患者において，痙性歩行自体を修正し，正しい歩行運動学習を繰り返す方法として，サイボーグ型ロボット Hybrid Assistive Limb（HAL®）を用いた歩行運動療法に関する医師主導治験（改訂希少性神経・筋難病疾患の進行抑制治療効果を得るための新たな医療機器，生体電位などで随意コントロールされた下肢装着型補助ロボット（HAL-HN01）に関する医師主導治験－HTLV-1 関連脊髄症（HAM）等の痙性対麻痺症による歩行不安定症に対する短期の歩行改善効果についての多施設共同無作為化比較対照並行群間試験－：NCY-2001R 試験，JMA-IIA00257）が行われており，現在これらの研究結果の公表が待たれている．

文献
1）Sá KN, Macêdo MC, Andrade RP, et al. Physiotherapy for human T-lymphotropic virus 1-associated myelopathy: review of the literature and future perspectives. J Multidiscip Healthc 2015; **8**: 117-125
2）Britto VL, Correa R, Vincent MB. Proprioceptive neuromuscular facilitation in HTLV-I-associated myelopathy/tropical spastic paraparesis. Rev Soc Bras Med Trop 2014; **47**: 24-29
3）Santos DN, Santos KO, Paixão AB, et al. Factors associated with pain in individuals infected by human T-cell lymphotropic virus type 1 (HTLV-1). Braz J Infect Dis 2017; **21**: 133-139
4）Facchinetti LD, Araújo AQ, Silva MT, et al. Home-based exercise program in TSP/HAM individuals: a feasibility and effectiveness study. Arq Neuropsiquiatr 2017; **75**: 221-227

2.15. 神経因性膀胱の検査と治療

2.15.1. 神経因性膀胱の検査

　HAM 患者で出現する神経因性膀胱による膀胱機能障害は，程度の差こそあれ初期よりほぼ必発する．また，膀胱機能障害のみで発症するケースや，運動障害は無〜軽度にもかかわらず，膀胱機能障害のみが進行する場合もあり，この点には注意を要する．排出症状および蓄尿症状のいずれも出現し，HAM の病状の進行や経過によりその症状も変化することがわかっている[1〜4]．更に HAM の発症年齢時期は前立腺肥大症や過活動膀胱のそれともオーバーラップするため，これらの疾患との鑑別も重要である．排尿筋過活動や残尿過多による膀胱尿管逆流症が 5〜10％，水腎症を約 5％に認める[5]とされる．

　以下のような検査を行い，適切に診断を行うことは排尿障害の鑑別や十分な排尿管理だけでなく，尿路感染症や腎機能障害を予防するうえでも非常に重要である．尿流動態検査は泌尿器科領域で行う検査であるが，一般内科医であっても十分な問診，尿検査，腹部超音波検査はベッドサイドでの施行も可能である．

1）問診

　基本的には，外来での医療面接時の一般的な問診で症状や病歴の聴取を行うが，下記に示す質問票を使用した症状の把握が有用であることが多い．代表的な問診票としては，①国際前立腺症状スコア（I-PSS），②過活動膀胱症状スコア（OABSS），③主要下部尿路症状スコア（CLSS），④尿失禁症状・QOL 評価質問票（ICIQ-SF）などがある．これらは病状のスクリーニングだけではなく，経過観察中にも使用できる．

2）排尿日誌

　①排尿した時間，②排尿量，③尿意切迫感の有無，④尿失禁の有無，⑤飲水量，⑥その他排尿に関する生活上の変化を 3 日間程度日誌に記載してもらう．日誌の記載にあたり患者の負担も大きいが，生活習慣を見直すきっかけにもなり，各種排尿症状の鑑別にも非常に有用な診断ツールである．排尿日誌に関しては日本排尿機能学会のホームページ（http://japanese-continence-society.kenkyuukai.jp）より無料でダウンロード可能である．

3）尿検査

　HAM 患者のみではなく，尿路感染や尿路悪性腫瘍，尿路結石の存在下では頻尿や尿意切迫感を訴えることがあるため，尿検査でのスクリーニングは重要である．

　尿中白血球や細菌尿の出現時には膀胱炎をはじめとする尿路感染症の存在を疑う．また，尿中赤血球の出現は感染症，膀胱腫瘍，膀胱結石などの可能性を示唆する．尿路感染があれば尿培養を提出し適切な抗生剤投与を行い，尿中赤血球が持続する場合には尿細胞診を提出し，尿路悪性腫瘍の鑑別を行うべきである[6]．

4）血液検査

　残尿過多や排尿筋過活動の影響により慢性的な膀胱尿管逆流症をきたした場合，腎機能障害を発症するリスクが高い．そのため血清クレアチニン（Cr）や推算糸球体濾過量（eGFR）を測定し腎機能評価を行っておくほうがよい．HAM 患者では下肢の筋肉が萎縮している症例もあるため，血清 Cr や eGFR が見かけ上，基準値内におさまっている場合もある．筋肉量の低下が著明な患者では筋肉の影響を受けない血清シスタチン C での検討が必要である[7]．また，排尿困難を訴える中高年の男性には前立腺癌の鑑別目的に血清前立腺特異抗原（PSA）の測定は強く推奨される[8]．PSA は重度の排尿困難や尿道カテーテル操作，強い便秘などにより左右されること

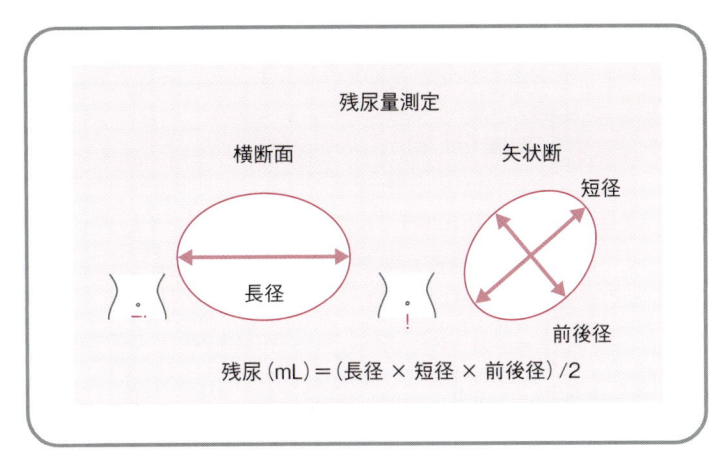

図2-4　排尿直後に膀胱部の超音波検査による残尿量測定

もあるので，それらの影響がなくなってから検査するとよい[8]．PSA が基準値以上の場合には泌尿器科専門医へ紹介する．

5）腹部超音波検査

　腹部超音波検査は侵襲が少なく，得られる情報も多いため非常に有用である．実際には尿路結石や水腎症，尿路悪性腫瘍のスクリーニングを行う．排尿困難が強い場合には膀胱憩室がみられる場合もある．また，排尿直後に膀胱部の超音波検査を行うことにより，残尿の測定が可能であり（図2-4），排出症状の有無の鑑別が容易に可能である．

6）排尿時膀胱造影検査

　膀胱の形態の観察が可能である．排尿時に連続撮影することにより膀胱の動的観察ができ，水腎症や尿路感染の原因となりうる膀胱尿管逆流症や膀胱憩室，尿道狭窄の存在や残尿の観察が可能である．また，同時に撮影する尿路単純 X 線写真により尿路結石なども診断が可能である．更に簡易的ではあるが，蓄尿時に，膀胱の膀胱容量や膀胱の膨らみやすさ（コンプライアンス）の測定ができる．

7）尿流動態検査（図2-5）

　この検査は泌尿器科専門医が主体となって行う検査である．膀胱容量や，膀胱の収縮力を表す排尿筋圧，尿流測定，DO（排尿筋過活動），DSD（排尿筋–括約筋協調不全）の存在などが検出可能である[9]．HAM による神経因性膀胱患者の尿流動態検査所見に特徴的なものは少なく，その所見は実に多彩であり[10]，前立腺肥大症やほかの疾患に誘発される過活動膀胱などと疾患の鑑別には包括的な判断が求められることもある．

2.15.2. 神経因性膀胱の治療

　一般的に神経因性の膀胱機能障害（神経因性膀胱）では，原疾患の治療を優先させて行うことにより排尿障害に対する効果も期待できる．HAM においても例外ではないと考えられるが，HAM 治療薬であるステロイドやインターフェロン α の投与により排尿障害が改善したとの報告[3,11] がある一方で，十分な効果が確認されなかったという報告[12,13] もある．すなわち，HAM 治療薬の排尿障害に対する効果に関しては一定の見解を得られていないのが現状である．

　HAM における膀胱機能障害に対する各治療効果のエビデンスは非常に少ないが，一般的に行

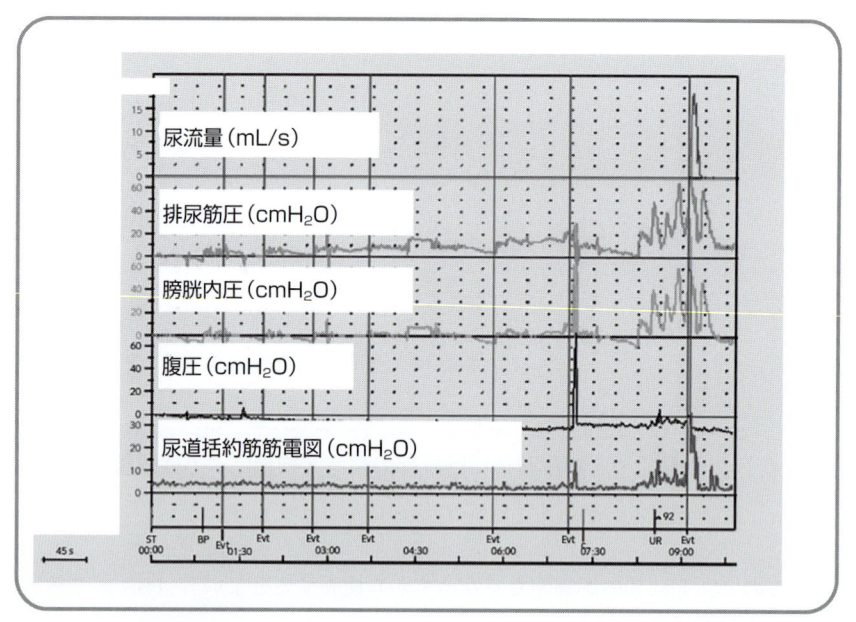

図 2-5　尿流動態検査

われている泌尿器科的な治療としては，①行動療法，②薬物療法，③神経変調療法，④清潔間欠的自己導尿があげられる．以下各治療方法について述べる

1）行動療法

複数の方法を，医療従事者が十分な時間をかけ①患者教育（病態の理解），②過度な塩分や水分摂取制限，③アルコール，カフェイン摂取制限，④排尿指導・膀胱訓練，⑤便秘改善などの指導を包括的に組み合わせた場合，症状が改善することがある[14,15]．また，長時間の坐位や下半身の冷えの回避，適度な運動の促し，外出時のトイレ位置の確認などの生活指導などが有用となる場合がある．

2）薬物療法（表 2-4）

一般的には下記に示すような薬物療法が HAM で出現する膀胱機能障害の治療の中心である．低活動膀胱，過活動膀胱，排尿筋–括約筋協調不全など症例ごとに症状が多彩であり，経過とともに症状も変化するため，泌尿器科医と連携して治療することが望ましい．

①排出障害に対する治療薬

ア）α_1 受容体遮断薬：HAM 患者では排尿筋–括約筋協調不全などを合併した場合，容易に排尿困難に陥る．α_1 受容体遮断薬は前立腺，膀胱頚部，尿道における内因性のカテコラミンと α_1 受容体との結合を阻害することにより効果を発現する．一般的に α_1 受容体の効果は比較的早期に出現するが起立性低血圧や低血圧の発症には注意が必要である．近年，使用可能となった薬剤はいずれも受容体の選択性や臓器特異性が高いため有害事象は比較的少ない．

イ）コリン作動薬：低活動膀胱を有する患者に対して使用する．膀胱収縮力を強める薬剤である．禁忌は消化管または尿路に器質的閉塞のある患者で副作用は下痢，発汗などである．コリン作動性クリーゼを発症することがあるため注意が必要である．

表 2-4　一般的に使用される内服薬とその投与量

薬剤の分類	一般名 （商品名）	一般的な投与量	主な有害事象
排出障害に対して			
α₁受容体遮断薬*	タムスロシン （ハルナール®）	1回0.1～0.2mg　1日1回	血圧低下，起立性低血圧，鼻閉感，頭痛など
	ナフトピジル （フリバス®）	1回25～75mg　1日1回	
	シロドシン （ユリーフ®）	1回2～4mg　1日2回	
	ウラピジル （エブランチル®）	1回15～45mg　1日2回	
コリン作動薬	臭化ジスチグミン （ウブレチド®）	1回5mg　1日1回	下痢，徐脈，唾液分泌過多など
蓄尿症状に対して			
抗コリン薬**	ソリフェナシン （ベシケア®）	1回5～10mg　1日1回	便秘，口渇，眼圧上昇，排尿困難，認知機能低下など
	フェソテロジン （トビエース®®）	1回4～8mg　1日1回	
	イミダフェナシン （ステーブラ®，ウリトス®）	1回0.2～0.4mg　1日2回	
	プロピベリン （バップフォー®）	1回10～40mg　1日1回	
	オキシブチニン （ポラキス®）	1回2～3mg　1日3回	
	オキシブチニン （ネオキシテープ®）	1日1枚（73.5mg）　貼付	
β₃受容体刺激薬†	ミラベグロン （ベタニス®）	1回25～50mg　1日1回	血圧上昇，頻脈など
	ベオーバ （ビベグロン®）	1回50mg　1日1回	
漢方薬	八味地黄丸	6.0g，7.5gを1日2～3回分割投与	肝機能障害，間質性肺炎など
	牛車腎気丸	1日7.5g　2～3回分割投与	

*：ウラピジル以外のα₁受容体遮断薬は「前立腺肥大症に伴う排尿障害」にのみ保険適用あり，女性に使用不可．ウラピジルは「神経因性膀胱」での保険適用もあり．
**：オキシブチニン，プロピベリンは「神経因性膀胱」に保険適用がある．ほかの抗コリン薬は「過活動膀胱」に保険適用．
†：ミラベグロンおよびビベグロンは過活動膀胱に保険適用あり．

②蓄尿症状に対する治療薬

　ア）抗コリン薬：頻尿や尿意切迫感を中心とした過活動膀胱を有する患者に使用する．抗コリン薬は特に蓄尿時に膀胱平滑筋に作用し，アセチルコリンのムスカリン作動性アセチルコリン受容体への結合を遮断することで効果を発現する．残尿の増加や排尿困難から尿閉にいたる可能性もあるため，定期的に超音波検査などで残尿量をフォローしながら処方する必要性がある．ムスカリン受容体は全身に存在し，膀胱以外にも腸管や唾液腺，認知機能などに影響を及ぼす可能性があり注意が必要である．

　イ）β₃受容体刺激薬：抗コリン薬とは違った経路で蓄尿期の膀胱容量を増やし，排尿期には影響を与えず，更に全身の有害事象も少ない薬剤として期待され第一選択薬として使用する機会も増えてきた．日本人の過活動膀胱を有するHAM患者を対象とした前向き研究でも有効性が確認されている[16]．禁忌は重篤な心疾患などであり，副作用は尿閉な

どである．生殖可能な患者への投与は避けること，および，抗不整脈薬を投与中の患者では注意を要する．

③漢方薬：過活動膀胱などの症状緩和目的や，有害事象などにより他剤の内服ができない場合に牛車腎気丸や八味地黄丸などの漢方薬が使用されることがある．尿勢や残尿量など他覚所見の改善までは期待できない．

④ボツリヌス毒素膀胱壁内注入：過活動膀胱症状の改善に期待される．コリン作動性神経の神経終末に結合し，アセチルコリン放出を阻害して筋弛緩作用を示す．眼瞼痙攣，顔面痙攣，痙性斜頚などで治療薬として用いられている．HAM 患者に対する治療応用について報告されているが，効果が期待される一方で，有害事象として排尿困難，尿閉に陥った患者もいるようである [17, 18]．2018 年 5 月段階で日本でも国内第 Ⅲ 相試験が行われている．

3）神経変調療法

膀胱・尿道機能を支配する末梢神経を様々な方法で刺激し，神経変調により膀胱・尿道機能の調整を図る治療法である．主に過活動膀胱症状に有効である．

①干渉低周波療法：約 4,000 Hz の中周波電流を体内で交差するように流し，うなり様に発生する干渉波により体内深部にある対象器官を刺激する治療法である．

②仙骨神経刺激療法：難治性の過活動膀胱症例に対して選択される．体内電気刺激装置を仙骨孔（通常は S3）に埋め込み持続電気刺激することにより排尿反射を抑制する方法で日本においても 2017 年 9 月に保険承認された新しい治療法であるが，ほかの治療法と違い，仙髄神経電気刺激法は侵襲性が高く，保存的治療が無効であった難治性切迫性尿失禁に適応がある．主な合併症は，①電極の移動，②疼痛，③感染などである．

4）清潔間欠的自己導尿（CIC）

各種治療に抵抗性を示し，残尿が多い（100 mL 以上が大まかな目安）場合には本治療法の適応となる．また，過活動膀胱症状が強い場合には，抗コリン薬や β_3 受容体刺激薬と自己導尿を併用する．本治療法のメリットは，①膀胱機能と腎機能の温存，②残尿や頻尿による尿路感染症や尿失禁の予防，③留置カテーテルによる体動の制限がなく（早期の社会復帰が可能），④尿閉の自己解除（緊急時に通院する必要がない）などである．膀胱容量や，尿意の間隔にもよるが 1 日 3〜5 回程度（1 回導尿量が 400 mL 以下）から開始する．夜間頻尿が強い場合には間欠式バルーンカテーテル（ナイトバルーン）を使用すると，夜間の導尿の煩わしさから解放され，安眠を得られることもある．

文献

1) WHO. Virus disease: Human T-lymphotropic virus type I, HTLV-I. WHO Weekly Epidemiol Rec 1989; **49**: 382-383

2) De Castro-Costa CM. Tropical spastic paraparesis: a necessary redefinition. Arq Neuropsiquiatr 1996; **54**: 131-135

3) 波間孝重，相馬文彦，今林健一ほか．HTLV-1 associated myelopathy（HAM）による神経因性膀胱の 2 例．日泌尿会誌 1990; **81**: 475-478

4) Oliveira P, Castro NM, Carvalho EM. Urinary and sexual manifestations of patients infected by HTLV-I. Clinics (Sao Paulo) 2007; **62**: 191-196

5) 今村　章．Human T-lymphotropic Virus Type 1 Associated Myelopathy（HAM）による神経因性膀胱の検討．日泌会誌 1994; **85**: 1106-1115

6) 日本腎臓学会/日本泌尿器科学会/日本小児腎臓病学会/日本臨床検査医学会/日本臨床衛生検査技師会 血尿診断ガイドライン編集委員会（編）．血尿診断ガイドライン 2013，ライフサイエンス出版，2013

7) 波間孝重，佐竹洋平．脊髄損傷患者におけるクレアチニンとシスタチン C を用いた推定子宮体濾過量の比較．日本排尿機能学会誌 2012; **25**: 66-67

8) 日本泌尿器科学会（編）．前立腺がん検診ガイドライン 2010 年増補版，金原出版，2010

9) Matsuo T, Miyata Y, Nakamura T, et al. Prosultiamine for treatment of lower urinary tract dysfunction accompanied by human T-lymphotropic virus type 1-associated myelopathy/tropical spastic paraparesis. Int J Urol 2018; **25**: 54-60

10) 松尾朋博，宮田康好，酒井英樹．＜脊髄・脊椎疾患による神経因性膀胱＞感染症（脊髄炎・HTLV-1 関連脊髄症）．臨床泌尿器科 2017; **71**: 161-166

11) Viana GM, Silva MA, Souza VL, et al. Interferon beta-1a treatment in HTLV-1-associated myelopathy/tropical spastic paraparesis: a case report. Rev Inst Med Trop Sao Paulo 2014; **56**: 443-445

12) 斎藤政彦，加藤久美子，近藤厚生ほか．HAM（HTLV-1associated myelopathy）に合併した神経因性膀胱．泌尿器科紀要 1991; **37**: 1005-1008

13) Matsuo H, Nakamura T, Tsujihata M, et al. Human T-lymphotropic virus(HTLV-I) associated myelopathy in Nagasaki: Clinical features and treatment of 21 cases. Jpn J Med 1989; **28**: 328-334

14) Breyer BN, Phelan S, Hogan PE, et al; Look AHEAD Research Group. Intensive lifestyle intervention reduces urinary incontinence in overweight/obese men with type 2 diabetes: results from the Look AHEAD trial. J Urol 2014; **192**: 144-149

15) Khoo J, Piantadosi C, Duncan R, et al. Comparing effects of a low-energy diet and a high-protein low-fat diet on sexual and endothelial function, urinary tract symptoms, and inflammation in obese diabetic men. J Sex Med 2011; **8**: 2868-2875

16) Matsuo T, Miyata Y, Nakamura T, et al. Efficacy of mirabegron for overactive bladder with human T cell lymphotropic virus-1 associated myelopathy. Low Urin Tract Symptoms 2018 Feb 22. doi: 10.1111/luts.12218.［Epub ahead of print］

17) Carneiro Neto JA, Bittencourt VG, de Oliveira C, et al. The use of botulinum toxin type A in the treatment of HTLV-1-associated overactive bladder refractory to conventional therapy. Rev Soc Bras Med Trop 2014; **47**: 528-532

18) Carneiro Neto JA, Santos SB, Orge GO, et al. Onabotulinumtoxin type A improves lower urinary tract symptoms and quality of life in patients with human T cell lymphotropic virus type 1 associated overactive bladder. Braz J Infect Dis 2018 Feb 17. pii: S1413-8670(17)30705-5. doi: 10.1016/j.bjid.2017.10.009.［Epub ahead of print］

2.16. 注意すべき合併症とその治療

2.16.1. 尿路感染症

　HAM 患者では各種排尿障害を高率に有しており，排出障害による残尿過多から膀胱炎を，蓄尿障害による過活動膀胱，腎盂尿管逆流症から腎盂腎炎などを発症しやすい．HAM 患者の場合，これらの感染症は反復性に起こることが多く，また難治例も少なくない．尿路感染症を疑った場合には尿検査は必須の項目で，有熱性病変であれば血液検査を施行し，炎症の重症度を把握する．また，水腎症や腎盂腎炎に及んだ場合には患側背部の叩打痛を認めることがあり，診断の一助となる[1]．超音波検査などの画像所見で尿路結石や水腎症，著明な残尿など尿路感染のリスク因子になりうるものがあった場合や，治療抵抗性の患者は泌尿器科専門医へ紹介する．

　治療に関しては膀胱炎であれば，セフェム系やニューキノロン系抗生剤の経口投与で治療開始する[2]．高齢者や再発性尿路感染症の患者の場合には薬剤耐性を有していることもあり，治療開始前に，尿培養を提出しておくとよい．腎盂腎炎の場合には，水腎症や結石など尿のドレナージが必要な場合には泌尿器科へ紹介する．軽症の場合には，内服抗生剤で対応可能であるが中等症以上の場合には抗生剤の点滴投与も適応となる．治療の詳細に関しては，JAID/JSC 感染症治療ガイドライン 2015 を参照されたい[2]．

＜膀胱炎に対する処方例＞
- ・LVFX（レボフロキサシン）経口 1 回 500 mg　1 日 1 回　3 日間
- ・CPFX（シプロフロキサシン）経口 1 回 200 mg　1 日 2～3 回　3 日間

・CCL（セファクロル）経口 1 回 250 mg　1 日 3 回　7 日間
・CVA/AMPC（クラブラン酸/アモキシシリン）経口 1 回 125 mg/250 mg　1 日 3 回　7 日間

＜腎盂腎炎に対する処方例＞

軽症の場合
・LVFX（レボフロキサシン）経口 1 回 500 mg　1 日 1 回　7〜14 日間
・CPFX（シプロフロキサシン）経口 1 回 200 mg　1 日 3 回　7〜14 日間

中等症〜重症の場合
・CAZ（セフタジジム）点滴静注 1 回 1〜2 g　1 日 3 回（注：2 g・3 回は保険適用外）
・CTRX（セフトリアキソン）点滴静注 1 回 1〜2 g　1 日 1〜2 回
・TAZ/PIPC（タゾバクタム/ピペラシリン）点滴静注 1 回 4.5 g　1 日 3 回

2.16.2. ATL

　HAM 患者レジストリ「HAM ねっと」のデータに基づくと，HAM 患者 486 名中 10 名（2.1%）が ATL を合併していた（2017 年度厚労科研費「山野班」年次報告書）．また，HTLV-1 キャリアの ATL 発症率が 1,000 人年あたり 1.08 という過去の報告[3] と比べて，HAM 患者の ATL 発症率はやや高かった．このように HAM であっても ATL を発症する患者がある一定の割合で存在する．したがって，脳神経内科医により行われることの多い HAM 患者の診療においても，血液疾患である ATL の発症可能性を念頭に置いて，定期的な検査（異常リンパ球の割合，HTLV-1 プロウイルス量）を実施することが望まれる．特に，ATL の発症リスク因子である「HTLV-1 プロウイルス量 4%（4 コピー/100cells）以上」，「高齢」，「ATL の家族歴」を有する例には注意を要する[4]．なお，異常リンパ球は機械式の血液像検査では検出できない場合があり，目視（鏡検）による血液像検査を実施することが望ましい．

2.16.3. 深部静脈血栓症

　HAM 患者の深部静脈血栓症に関する疫学は明らかではないが，下肢麻痺による歩行能力の低下や長時間の車いすの使用および臥床などにより静脈の血液停滞が起こりやすいため，下肢深部静脈血栓症の発症に注意が必要である．急性期の主な症状は，患肢の腫脹，疼痛，色調変化であるが，無症状のことも多い．慢性期には慢性還流障害による静脈瘤，色素沈着，皮膚炎などがみられる．身体所見として，患肢の浮腫腫脹，下腿筋の硬化や圧痛が重要である．深部静脈血栓症が疑われる場合には，血液中 D ダイマーを測定し，陽性であれば下肢静脈超音波検査や造影 CT 検査により確定診断する．深部静脈血栓症は，血栓中枢端が膝窩静脈より中枢側におよぶ中枢型と，およばない末梢型に分けられ，特に中枢型の場合には肺塞栓症の合併に注意する必要がある．

　治療は中枢型に対しては一般的に抗凝固療法（ヘパリン，フォンダパリヌクス，ワルファリン，直接作用型経口抗凝固薬）を行う．抗凝固療法が施行されていれば歩行を行っても肺塞栓症は増加せず，ベッド上安静よりも早期歩行が推奨されるが，巨大な浮遊血栓がある場合は症例ごとに判断する．末梢型は抗凝固療法は行わず超音波検査により中枢進展の有無を経過観察するのが一般的である．

文献
1) Pietrucha-Dilanchian P, Hooton TM. Diagnosis, Treatment, and Prevention of Urinary Tract Infection. Microbiol Spectr 2016 Dec; 4 (6). doi: 10.1128/microbiolspec.UTI-0021-2015.

2) 山本新吾, 石川清仁, 速見浩士ほか. JAID/JSC 感染症治療ガイドライン 2015—尿路感染症・男性性器感染症. 日本化学療法学会雑誌 2016; **64**: 1-30

3) Kondo H, Soda M, Sawada N, et al. Smoking is a risk factor for development of adult T-cell leukemia/lymphoma in Japanese human T-cell leukemia virus type-1 carriers. Cancer Causes Control 2016; **27**: 1059-1066

4) Iwanaga M, Watanabe T, Utsunomiya A, et al; Joint Study on Predisposing Factors of ATL Development investigators. Human T-cell leukemia virus type I (HTLV-1) proviral load and disease progression in asymptomatic HTLV-1 carriers: a nationwide prospective study in Japan. Blood 2010; **116**: 1211-1219

2.17. 社会福祉支援

HAM は指定難病に認定されている. 難病認定基準は, 運動機能障害の重症度が片手によるつたい歩き (OMDS 5) 以上, あるいはバーセルインデックス 85 点以下が対象となる. 介護保険が申請できない年齢 (65 歳未満) で, 難病認定を受けた方は, 障害者総合支援法により市町村の担当課に申請すると, 補装具 (短下肢装具や足底板)・歩行器・車いす・電動車イス・日常生活用具などの補助を受けることができる.

身体障害者手帳 (肢体不自由) の交付を申請し, 交付されると障害の程度 (等級) に応じて各種福祉サービス, 税の控除などを受けることができる場合がある.

40 歳以上で特定疾病 (16 種類) を合併している場合あるいは 65 歳以上の方は, 介護保険を申請し要介護認定を受けると, 介護度に応じて以下のサービスを受けられる (一部負担あり) : デイサービス (通所介護), デイケア (通所リハビリテーション), 居宅療養管理指導, 訪問入浴, 訪問リハビリテーション, 訪問介護, 訪問看護, 住宅改修費, 車いす・歩行器など福祉用具のレンタルサービス, 特定福祉用具購入費 (腰掛便座, 入浴補助用具, 特殊尿器, 簡易浴槽, 移動用リフトの吊り具), ショートステイ, 特定施設入居者生活介護 (有料老人ホームなどに入居している高齢者に対する介護) など.

リハビリテーションは公的医療保険または介護保険により受けることが可能であるが, 公的医療保険の場合, 期間の制限を受ける場合がある. また, 近年開発が進んでいるリハビリ用ロボットを使用した訓練については, 施設によっては実施できる場合がある. しびれや除痛, 痙性緩和を目的として行うマッサージあるいは鍼灸治療は一般的に公的医療保険外であるが, 主治医の同意書または診断書があると公的医療保険で受けられる場合があるため, 治療施設に相談してみるのもよい.

職場での環境整備に関しては, 職場内での移動手段, 職場までの通勤手段, 就労中の補助具などの使用など, 事前に職場の産業医および職場責任者と話し合うことで, 安全に仕事ができる環境を整備できる場合がある.

2.18. 患者会情報

2003 年 6 月, 全国 HAM 患者会 (アトムの会) が設立され, 患者会員 360 名でスタートした. しかし, HAM の問題を解決するためには, 原因である HTLV-1 を撲滅しなければならず, HTLV-1 をはじめ, HAM, ATL そしてキャリアの問題も総合的に対策を講じる必要があったため, 2005 年 11 月, NPO 法人「日本から HTLV ウイルスをなくす会」が設立され, 2012 年 4 月よりスマイルリボンに名称が変更され, 現在にいたっている.

スマイルリボンには HAM 患者・家族からなるアトムの会, ATL 患者・家族・キャリア・サ

ポーターからなるミラクル（ATL 患者会），HTLV-1 キャリア・妊婦キャリア・助産師・保健士などからなるカランコエキャリアママの会（HTLV-1 キャリアの会）が所属している．また，スマイルリボンとは別に，長崎・佐賀 HAM 患者会（ひまわりの会）がある．2018 年 5 月現在，アトムの会には鹿児島支部，大分支部，福岡支部，関西支部，愛知支部，関東支部があり，ミラクルには鹿児島支部，福岡支部，関西支部，関東支部がある．カランコエは鹿児島支部，福岡支部，北海道支部がある．

スマイルリボンでは，会員向けの情報誌を発行するほかに，定期的に「HTLV-1 について知ろう」という一般向けの講演会を催し，啓蒙活動を行っている．また年 1 回，全国大会を臨床医や研究者と協力して開催しており，会員同士の交流を図るとともに，専門医から話を聞く場を設けたり，感染予防法，治療法，治療薬の治験などについての情報を共有，発信したりしている．また，スマイルリボンは年 1 回東京で行われる厚生労働省 HTLV-1 対策推進協議会に構成員として参加し，国の HTLV-1 総合対策に対して，患者の立場から発言を行い，またさらなる医療環境の改善に向けて，厚生労働省への陳情も行っている．

HTLV-1 キャリアの会であるカランコエは，会員の交流会を定期的に行うほか，HTLV-1 についての理解を広げるよう情報発信している．特にキャリアの母親は，授乳や子育てに関する悩みも多く，鹿児島支部では粉ミルクに対する経済的負担を軽減するために，行政に働きかけ，断乳した妊婦に対するミルク助成を受けることができるようになった．

これらの活動は支部ごとに行われているが，居住地に支部がない場合は，スマイルリボンが相談の窓口になっており，気軽に連絡を取っていただきたい．

HTLV-1 関連情報サイトとして，HAM，ATL，HU/HAU，HTLV-1 キャリアに関する疾患の説明，相談窓口などをのせた情報は HTLV-1 情報サービス（http://www.htlv1joho.org/）に提示されている．このなかに，説明用の冊子として「HAM と診断された患者さまへ」と「よくわかる，詳しくわかる HTLV-1」があり，印刷できるようになっている．患者会関連サイトとして下記の 2 つがある．

スマイルリボン：http://smile-ribbon.org/

ひまわりの会：http://hamnagasaki.web.fc2.com/

HAM 患者，HAM 患者会，ATL 患者が出した出版物として下記のものがある．

①教えて！HTLV-1 のこと，菅付加代子著，株式会社トライ社

②HAM 患者ハンドブック，全国 HAM 患者友の会

③HAM 患者手記集，長崎ウエスレヤン大学，村上　清編

④運命を生きる，浅野史郎著，岩波書店

一般向けの読み物として下記のものがある．

①成人 T 細胞白血病と HAM，吉嶺明人著，南方新社

2.19.　災害時の対応

わが国は，その位置，地形，地質，気象などの自然的条件から，台風，豪雨，豪雪，洪水，土砂災害，地震，津波，火山噴火など，様々な災害が発生しやすい国土である．災害が発生した際に，いかに少ない被害にとどめるかは，平時からの備えと，災害発生時の適切な判断，適切な行動が重要であるのはいうまでもない．災害発生時，周囲は HAM 患者に対して特に配慮することが必要であるが，常に周囲が完全に支援できる状況にあるとは限らない．そのため，HAM 患

者自身の災害に対する備えもまた重要である．以下に，災害への対策について概説する．

　大地震は，高い確率で発生することが予測されている．地震発生時にどこにいるのか，だれにも予測することはできない．そしてまた，自宅の備えは，HAM 患者自身とその家族でしか行うことができない．自宅にいるときに地震が発生したことを想定した平時からの備えは，HAM 患者とその家族が行うべき大切なことである．

　HAM 患者にとっては，避難経路の確保がとりわけ重要となる．そのため，なるべく部屋にものを置かない，家具の配置を工夫する，家具の転倒・落下・移動を防ぐ対策をする，出火・延焼を防ぐ対策をするなどの「室内の備え」が必要である．

　備蓄品，非常持ち出し品など「物の備え」もまた重要であるが，特に HAM 患者のなかでステロイドを服用している患者，自己導尿をしている患者は注意が必要である．ステロイドを服用している HAM 患者が，突然服用をやめることは危険であるため，少なくとも 1 週間分の薬は常備しておく必要がある．また，非常時には処方せんがなくてもおくすり手帳の提示で薬を提供してもらえる可能性が高い．一週間分の薬，おくすり手帳はすぐに持ち出せるよう備えておく必要がある．自己導尿をしている HAM 患者は，少なくとも（一日に導尿をする回数）×3日分の導尿器具を常備し，すぐに持ち出せるよう備えておく必要がある．

　更に，居住地域がどのような危険性がある地域なのかを，市町村などから配布されるハザードマップであらかじめ把握しておくことが大切である．そして，居住地域の危険性を知ったうえで，地域の一時避難場所，避難場所などへの避難ルートを平時より確認しておき，自宅の倒壊，火災などにより危険が増した際には，その避難ルートで速やかに避難することが求められる．特に HAM 患者は，静脈血栓塞栓症（エコノミークラス症候群）を起こしやすいため，車中泊などは避け，避難所などへ避難するべきである．また，平時より近隣住民とのコミュニケーションを密にとり，災害発生時の要配慮者であることをあらかじめ知っておいてもらうこともまた重要である．災害発生時は，助け合いがすべてである．HAM 患者が要配慮者であることに遠慮をする必要はない．人の助けたいと思う気持ちを引き出せるように，謙虚な態度を示す，感謝の気持ちを正確に伝えるなど，上手に支援が受けられるようなふるまいができるよう，日頃から心がけておくことが大切である．現在，全国的に広まりつつある「ヘルプマーク」というものがある[1]．これは，東京都が「義足や人工関節を使用している方，内部障害や難病の方，または妊娠初期の方など，外見から分からなくても援助や配慮を必要としている方々が，周囲の方に配慮を必要としていることを知らせることで，援助を得やすくなるよう，作成したマーク」である．災害時に HAM 患者がこのヘルプマークを所持することも，上手に支援を受けやすくする方策のひとつである．災害発生時の急性期には，トレーニングを受けた医療チームである DMAT（Disaster Medical Assistance Team）などの救護班が支援に入る．HAM 患者自身は，地域にある医療機関を日頃から調べておき，どの医療機関が災害拠点病院になるのかを知っておくと有用である．

　地震以外の災害には，台風，豪雨，豪雪，洪水，土砂災害，火山噴火などがあるが，これらの災害に対しては情報収集と避難の判断がとりわけ重要となる．地震への備えと同様に，居住地域がどのような危険性がある地域なのかを，市町村などから配布されるハザードマップであらかじめ把握し，居住地域の危険性を知ったうえで，地域の一時避難場所，避難場所などへの避難ルートを平時より確認しておく必要がある．避難情報は，「避難準備・高齢者等避難開始」「避難勧告」「避難指示（緊急）」の 3 段階で発令される[2]．HAM 患者は，「避難準備・高齢者等避難開始」に該当するため，この避難情報が発令された際には，躊躇せず，あらかじめ確認して

おいた避難ルートで速やかに避難を開始することが望ましい.

文献
1)　厚生労働省「ヘルプマークの JIS（案内用図記号）への追加について」
http://www.mhlw.go.jp/stf/seisakunitsuite/bunya/0000173500.html［Accessed 2019.01.14］
2)　内閣府　防災情報のページ「避難勧告等に関するガイドライン」
http://www.bousai.go.jp/oukyu/hinankankoku/index.html［Accessed 2019.01.14］

2.20. HAM 患者レジストリ（HAM ねっと）

　HAM は，全国の患者数が推定約 3,000 名の希少疾患であるため，患者が全国の医療機関に点在してしまい，治療薬の開発に必要な HAM の自然歴や予後因子，治療効果，治療効果判定指標など，疾患にかかわるあらゆる情報が集約できないという大きな問題がある．更に，希少疾患では治験を行うための症例数の確保が難しく，治験が実施できないという問題もある．そこで，これらの問題を解決するために，2012 年から全国的な HAM 患者レジストリ「HAM ねっと」（http://hamtsp-net.com/）の研究が開始された（UMIN000028400）.

　HAM ねっとでは，患者情報や HAM の症状などを 1 人の登録患者につき年に 1 回，電話による聞き取り調査を実施しているが，質の高い情報を，高い充足率で継続的に得るために，患者より臨床情報を聴収する立場となる「キュレーター（看護師・CRC などの医療知識を有する者）」を設けるという方策をとっている．また，得られた情報は，アクセスがコントロールされ，矛盾したデータの入力が制限されるデータシステムに入力し，更に入力データのダブルチェックを行うことで，情報管理体制および情報の信頼性を高める工夫をしている．なお，データシステムはウェブサーバー上に構築し，すべての通信を暗号化している．これら HAM ねっとの運営にかかわる業務全般について，手順書および運営マニュアルを整備することで，業務の標準化を図っている.

　HAM ねっとへの登録申し込みは，郵送，電話，FAX，ウェブサイト，E メールのいずれの手段でも可能とすることで，2019 年 4 月末時点で 562 名と，全国の推定 HAM 患者約 6 人に 1 人の登録に成功している．なお，登録患者に対しては，広報誌「HAM ねっと通信」およびウェブサイト「HAM ねっと」を通じて HAM の知識や HAM にかかわる治療薬開発などの最新情報の提供を行っている．すなわち患者にとっては，「HAM ねっと」に登録し，調査に協力することで，われわれ医療関係者がいち早く入手できる情報を得られるしくみとなっている.

　近年，患者レジストリのデータの重要性が広く認識されるようになってきており，レジストリにより収集したデータは，真の実態を示す有効なデータ，すなわちリアルワールドデータとして考えられている[1]．HAM ねっとからもリアルワールドデータが得られており[2]，その成果のひとつとしてステロイド療法の多施設共同医師主導治験の開始がある（UMIN000023798）．この治験へのリクルートに対する HAM ねっとの役割も大きく，今後の HAM ねっとの発展が大いに期待される.

文献
1)　Sherman RE, Anderson SA, Dal Pan GJ, et al. Real-World Evidence - What Is It and What Can It Tell Us? N Eng J Med 2016; **375**: 2293-2297
2)　Coler-Reilly AL, Yagishita N, Suzuki H, et al. Nation-wide epidemiological study of Japanese patients with rare viral myelopathy using novel registration system (HAM-net). Orphanet J Rare Dis 2016; **11**: 69

2.21. 関連情報サイト

HAM に関連するインターネット上の情報サイトとして以下のサイトがある.

①難病情報センター：HTLV-1 関連脊髄症（HAM）（指定難病 26）

公益財団法人 難病医学研究財団が運営する「難病情報センター」内にあるページ.

http://www.nanbyou.or.jp/entry/50

②HAM ねっと

厚生労働科学研究費補助金 難治性疾患政策研究事業「HAM ならびに HTLV-1 陽性難治性疾患に関する国際的な創意形成を踏まえた診療ガイドラインの作成」研究班および日本医療研究開発機構 難治性疾患実用化研究事業「HAM の革新的治療となる抗 CCR4 抗体製剤のコンパッショネートユースによる長期投与試験」研究班が運営するサイト.

http://hamtsp-net.com/

③HTLV-1（ヒト T 細胞白血病ウイルス 1 型）に関する情報

厚生労働省のサイト内にあるページ.

http://www.mhlw.go.jp/bunya/kenkou/kekkaku-kansenshou29/

④HTLV-1 情報サービス

厚生労働省科学研究費補助金 がん臨床研究事業「HTLV-1 キャリアと ATL 患者の実態把握, リスク評価, 相談支援体制整備と ATL/HTLV-1 感染症克服研究事業の適正な運用に資する研究」研究班が運営するサイト.

http://www.htlv1joho.org/

⑤HTLV-1 感染症とは

国立感染症研究所（NIID）のサイト内にあるページ.

https://www.niid.go.jp/niid/ja/diseases/alphabet/htlv-1.html

⑥日本 HTLV-1 学会

日本 HTLV-1 学会が運営するサイト

http://htlv.umin.jp/

⑦HTLV-1 母子感染予防研究班ウェブサイト

厚生労働行政推進調査事業費補助金 成育疾患克服等次世代育成基盤研究事業（健やか次世代育成総合研究事業）「HTLV-1 母子感染予防に関するエビデンス創出のための研究」研究班が運営するサイト.

http://htlv-1mc.org/

⑧JSPFAD

文部科学省などから HTLV-1 に関係した研究について助成を受けている, 様々な研究機関に

所属する研究者によって構成された，HTLV-1 疫学的研究（コホート研究）を行う研究組織が運営するサイト．

http://www.htlv1.org/

⑨キャリねっと

厚生労働行政推進調査事業費補助金 がん対策推進総合研究事業「ATL/HTLV-1 キャリア診療中核施設群の構築による ATL コホート研究」研究班が運営するサイト．

https://htlv1carrier.org/

2.22.　研究班による診療支援

2.22.1.　ホームページの開設

厚生労働科学研究費補助金 難治性疾患政策研究事業および日本医療研究開発機構 難治性疾患実用化研究事業における HAM 関連の研究班は，HAM（HTLV-1 関連脊髄症）患者登録サイトとして「HAM ねっと（http://hamtsp-net.com/）」を開設し，HAM ねっとへの登録患者を募集するとともに，HAM に関連する事項や最新の研究成果などを解説している．また，次項「2.22.2. 各種検査」で解説する各種検査の依頼方法を掲載している．

2.22.2.　各種検査

厚生労働科学研究費補助金 難治性疾患政策研究事業および日本医療研究開発機構 難治性疾患実用化研究事業における HAM 関連の研究班は，HAM 患者の診療を行ううえで重要であるにもかかわらず，保険承認されていない検査を請け負うことで，全国の医師の HAM の診断・診療を支援している．

具体的な項目は以下のとおり．
- ・血液：HTLV-1 プロウイルス量
- ・髄液：ネオプテリン濃度，CXCL10 濃度，抗 HTLV-1 抗体価（PA 法），HTLV-1 プロウイルス量

その他，必要に応じてフローサイトメーターによる解析（ATL リスク評価など）

連絡先：聖マリアンナ医科大学　難病治療研究センター　病因・病態解析部門
　　　　〒216-8512　川崎市宮前区菅生 2-16-1
　　　　Tel 044-977-8111（内線 4007）
　　　　Fax 044-977-9772
　　　　http://nanchiken.jp/ham/

第2章
HAM 診療の CQ と推奨

CQ の設定と推奨の作成方法

　本章では，HAM に対する薬物療法に関する以下の4つの臨床課題（Clinical Question：CQ）を取り上げ，システマティックレビューを行って推奨を提示している．また，CQ とその推奨を示すだけでなく，背景，解説，パネル会議，関連するほかの診療ガイドラインの記載，治療のモニタリングと評価，今後の研究課題（Future research question）について簡潔に示した．実施したシステマティックレビューおよび推奨文作成に要した詳しい資料は巻末（p.133〜）に掲載した．

取り扱う臨床上の課題

1. 成人 HAM 患者において，ステロイド内服治療は推奨されるか
2. 成人 HAM 患者において，インターフェロン α 治療は推奨されるか
3. 成人 HAM 患者において，抗レトロウイルス薬（逆転写酵素阻害薬）は推奨されるか
4. 成人 HAM 患者において，ステロイドパルス療法は推奨されるか

推奨作成方法の概略

　エビデンスの質（レベル）と推奨の強さをグレーディングする方法として，GRADE システムを採用することを，ガイドライン作成委員会全体で合意した．GRADE システムは国際的に多くの専門学会やガイドライン作成機関で採用されており，診療ガイドライン作成の標準的な手法となっている．

CQ の設定

　ガイドライン作成委員会全体会議にて，HAM 患者，HTLV-1 陽性関節リウマチ患者および HTLV-1 陽性臓器移植候補者の診療現場における重要臨床課題を検討した．多くの重要臨床課題が提案されたが，今回は，それら重要臨床課題のうち推奨を作成できる可能性のある，HAM の薬物治療に関する4つの CQ を取り扱うこととした．

　次に，患者にとって重要と考えられるアウトカムをガイドライン作成委員会全体会議で討議し，その重要度を決定した．実際には，各委員がアウトカムとその重要度を投票用紙に記載し，投票用紙を回収して委員長が集計結果を提示したのち，各委員が再度投票にて提示されたアウトカムの重要度を評価することにより，重要アウトカムとその重要度に関する表を作成した．その結果について更に委員会で討議して，重要と考えらえるアウトカムとその重要度に対する全体の合意を得た．点数は1〜9点とし，得点が高いほどそのアウトカムは患者にとって重要性が高いとする方法を用い，付与した点数からアウトカムを選択する重みづけとしては，1〜3点は「重要でない（not important）」，4〜6点は「重要（important）」，7〜9点は「重大（critical）」として分類した．システマティックレビューを行うアウトカムは，「重大」なものと「重要」なものから採用することとした．実際にシステマティックレビューを行うアウトカムは，システマティックレビュー時に入手可能なエビデンスを踏まえて再評価し，システマティックレビューチームが決定した．採用したアウトカムに関しては，パネル会議にてパネリストから承認を得た．

ガイドライン作成委員会全体会議により決定したアウトカム

outcome の内容	益 or 害	重要度
死亡率	害	9
ATL の発症	害	9
長期運動機能予後の改善	益	9
疾患活動性（進行速度）の改善	益	9
ADL の改善	益	8
排尿障害の改善	益	8
痛みの改善	益	8
QOL の改善	益	8
患者全般評価（患者満足度）	益	8
重篤な副作用頻度	害	8
しびれの改善	益	7
重篤な感染症頻度	害	7
薬剤継続率	益	7
就業継続率	益	7
倦怠感の程度や発生頻度	害	6
不安の増大	害	6
医療費負担費用の問題（保険外によるものも含む）	害	6
骨折の発生頻度	害	5
糖尿病の発生頻度	害	4
HTLV-1 プロウイルス量の改善	益	4
髄液ネオプテリン濃度，髄液 CXCL10 濃度の改善	益	4

最終的にシステマティックレビューに採用されたアウトカム

アウトカムの内容	益 or 害	重要度
運動機能障害の改善（長期：年単位）	益	9
運動機能障害の改善（短期：月単位）	益	7
排尿機能障害の改善	益	8
全般的機能障害の改善	益	8
重篤な副作用頻度	害	8

文献検索

　文献検索はシステマティックレビュー委員である HAM 研究者と情報検索専門家（日本医学図書館協会）の 2 人が独立して行った．CQ を PICO（患者 Patients，介入 Intervention，比較 Comparison，アウトカム Outcomes）の形式で定式化し，P と I に関する検索語を用いて検索式を立て，系統的な文献検索を実施した．データベースは Pubmed/Medline，医中誌 web，Cochrane Library（CDSR，CCRCT）を用い，検索対象は 2018 年 5 月末までの英語または日本語で記載された文献とした．

　システマティックレビュー論文が極めて乏しい領域であるため，採用条件を満たすシステマティックレビュー論文は採用するが，原則として個別研究論文を採用した．また，論文化の間に合わない比較対照群のある観察研究結果（論文化されることを前提とする）も，採用条件を満たせばパネル会議の参考にすることとした．個別研究論文としては，ランダム化比較試験，非ランダム化比較試験，対照群のある観察研究，症例集積研究を検索対象としたが，システマ

ティックレビューはランダム化比較試験，非ランダム化比較試験，対照群のある観察研究を対象とし，症例集積研究は参考とした.

エビデンスデータの統合とエビデンスの質の評価

エビデンスデータの統合は，通常メタアナリシスが用いられるが，いずれのCQも2つ以上の研究（対照群のある観察研究以上のエビデンスレベルの文献）が存在するアウトカムがなかったため，メタアナリシスは実施しなかった.

システマティックレビュー委員が，各研究のエビデンスの確実性を評価した. 具体的には，各CQに対してアウトカムごとにエビデンスの確実性を評価したSummary of Finding table（SoF table）とGRADE Evidence Profileを作成し，その結果からアウトカム全般に関するエビデンスの質を決定した. SoF tableとGRADE Evidence Profileの作成には，作成支援ツールとしてGRADEpro Guideline Development Tool（G2DT）を用いた. エビデンスの質の評価においては，GRADE working groupの提唱する方法に従い，以下のように4段階にグレーディングした[1,2].

　A（高）：真の効果が効果推定値に近いことに大きな確信がある

　B（中）：効果推定値に対し中程度の確信がある

　C（低）：効果推定値に対する確信には限界がある

　D（非常に低）：効果推定値に対し，ほとんど確信がもてない

エビデンスの総括および推奨文草案の作成

システマティックレビュー委員が，ガイドライン作成委員長および委員の助言を受けつつ，CQごとにGRADE Evidence to Decision（EtD）テーブル（問題の優先度，介入の望ましい効果・望ましくない効果，エビデンスの確実性，価値観，効果のバランス，容認性，実行可能性の要約と評価）の原案を作成した. その後，CQ，推奨文，CQに対するエビデンスの総括などからなる，推奨文草案を作成した.

パネル会議による推奨の決定

パネル会議パネリストには，神経内科専門医，泌尿器科専門医，理学療法士，患者代表など様々なステークホルダーが参加した. また，パネリストは申告すべきCOIがなく，かつ当該のCQのシステマティックレビューに関与していない16名とした. パネル会議では，システマティックレビュー委員が作成したSoF table，GRADE Evidence Profile，EtDテーブル原案および推奨文草案を用いて討論を行い，推奨を決定した.

まず，EtDテーブル原案を元にEtDテーブルの各項目について討論し，各項目に対する判断を決定した. 討論で合意が得られなかった項目は投票を行った. EtDテーブルのすべての項目について討論を行ったあと，CQに対する推奨を投票にて決定した. パネル会議で，CQ1からCQ3に関する討論を行い，推奨を決定した. CQ4はエビデンスの不足で推奨を出すにいたらなかった. パネル会議の冒頭に以下の4項目についてパネリスト全員の合意を得たあとに，CQの討論に入った.

1）パネル会議における推奨決定のプロセス

GRADE grid法を用いて推奨を決定する. パネリストがEtDテーブルや推奨草案をもとに討論し，その結果をもとに推奨決定のための投票を行う. 投票があらかじめ決めておいた一定の集中を得た場合に合意とするが，集中が得られなかった場合は，投票結果を提示後に再度討論を

行い再投票する．３回の投票を行っても合意が得られない場合は，「推奨なし」とする．

2）推奨の強さの表現方法

推奨は以下のいずれかの表現で提示する．

- ・GRADE 1　推奨する（強い推奨）
- ・GRADE 2　条件付きで推奨する（条件付き推奨）

3）投票による推奨決定の基準

パネリストは以下の４つの選択肢から１つを選択して投票する．特定の介入に対して，その介入に賛成する人が50％以上，かつ比較対照の介入のほうが「強く好ましい」とする人が20％未満の場合に，その介入を支持する推奨を採択する．加えて，70％以上の人が「強い推奨」を支持した場合に，「強い推奨」を採択する．

- ・GRADE 1　行うことを推奨する（強い推奨）
- ・GRADE 2　行うことを条件付きで推奨する（条件付き推奨）
- ・GRADE 2　行わないことを条件付きで推奨する（条件付き推奨）
- ・GRADE 1　行わないことを推奨する（強い推奨）

4）EtD 項目の投票による判断決定の基準

EtD の各項目について討論によって合意が得られなかった場合は，投票によってパネル会議の判断を決定する．１回の投票によって１つの判断に過半数の集中が得られた場合には，その判断を採択する．１回の投票で集中が得られなかった場合は，集計結果を提示後に上位２位の判断のみで再投票を行い，過半数の集中が得られた判断を採択する．

診療ガイドラインの執筆

パネル会議で決定した推奨を元に，各種資料をまとめて診療ガイドラインを作成した．

文献
1) GRADE working group　http://www.gradeworkinggroup.org/［Accessed 2019.01.14］
2) 相原守夫．診療ガイドラインのための GRADE システム―第２版，凸版メディア，弘前，2015

2 CQと推奨

Clinical Question **1**

成人 HAM 患者において，ステロイド内服治療は推奨されるか

推奨

●成人 HAM 患者において，ステロイド内服治療を行うことを条件付きで推奨する

GRADE

GRADE 2D：推奨の強さ 2「条件付き推奨」，エビデンスの確信性 D「非常に低」

付帯事項

　現在（2019 年 4 月），保険未承認であることに注意を要する．HAM のステロイド内服治療に関して唯一，対照群との比較により有効性が示された多施設共同後ろ向きコホート研究[1] におけるプレドニゾロン投与量は 4.8［3.0〜5.75］mg/日（中央値［四分位範囲］）であった．また，ステロイドの用量依存的な副作用発現も考慮して，プレドニゾロン内服投与量は 3〜10mg/日が好ましいと考えられる．ただし，疾患活動性の個人差は幅広く，投与量は個別に慎重に判断する．ステロイドの作用機序から，脊髄の炎症レベルが正常範囲内の症例には有用性が少ないことが想定されるため，一律に使用するのではなく，現時点で最も妥当と考えられる本診療ガイドラインの治療アルゴリズムに基づいて使用するのが望ましい（xix ページ参照）．また，本治療法の実施にあたっては，副作用予防に十分な対策を講じることが必須である．

1. 背景，この問題の優先度

　HAM の病態は，HTLV-1 感染細胞に起因する脊髄の慢性炎症と，それによる神経の破壊・変性と考えられている[2,3]．実際，脊髄の炎症レベルは HAM の進行度や予後とも相関している[4,5]．したがって，経口ステロイド薬による強力な抗炎症作用は，脊髄の炎症レベルを低下させ，HAM の病態を改善する可能性があるとされる．実際ステロイド内服治療は，日本での HAM の発見に関する最初の論文[6] にも掲載されるほど古くから HAM に使用されている治療法である．当時 HAM に対するプレドニゾロンの使用方法は 0.5〜1mg/kg の高用量で 1〜2 ヵ月間使用したあと，徐々に減量し，6〜12 ヵ月後に中止する方法が報告されている．この減量・中止により悪化することから，ステロイドの効果は用量依存性で，骨粗鬆症に伴う骨折，消化性潰瘍，耐糖能障害などの副作用の懸念があり，その使用については一定の見解がない状態が続いた．しかし近年，ステロイドの副作用に対する予防・治療法としてビスホスホネート製剤，プロトンポンプ阻害薬，経口血糖降下薬などの選択肢も増え，副作用へ対処しやすい状況となった．そうしたなか，5mg/日程度の低用量プレドニゾロンを継続的に使用することで長期の運動機能予後を改善できる可能性が示され[1]，ステロイド内服治療の有効性，安全性を改めて見直すことが

必要と考えられた．

2．解説

エビデンスの要約

　HAM 患者を対象としたステロイド内服治療に関して得られた文献は，対照群のある観察研究 1 編，症例集積研究 9 編であった．効果量を推定可能な対照群のある観察研究 1 編において，低用量のステロイド内服治療は長期（年単位）の運動機能障害に関して，改善する患者を増やし悪化する患者を減らす結果が示された（改善：オッズ比 15.14［2.41～92.69］，悪化：オッズ比 0.40［0.16～1.02］）．副作用に関する記載のあった症例集積研究 3 編において骨折の記載が多く認められた．しかし，いずれも初期投与量が 30～80 mg/連日 or 隔日と高用量であり，ステロイド性骨粗鬆症の治療薬であるビスホスホネート製剤がまだ使用できない時代の報告であったことに留意する必要がある．

3．パネル会議

a）アウトカム全般に関するエビデンスの確実性はどうか

　推奨の作成にあたっては，HAM 患者における①運動機能予後の改善（長期：年単位），②運動機能予後の改善（短期：月単位），③排尿機能障害の改善，④重篤な副作用頻度という 4 つのアウトカムを評価した．分析対象である 1 編の対照群のある観察研究において，4 つのアウトカムすべてのエビデンスの確実性がバイアスリスク，不精確さなどの問題により非常に低（D）であったため，アウトカム全般に関する全体的なエビデンスの確実性も，全会一致で非常に低（D）と判断された．

b）利益と害のバランスはどうか

　望ましい効果については，対照群のある観察研究において示された OMDS 悪化のリスク比 0.55（オッズ比 0.40）という効果推定量より，全会一致で「中」となった．一方，望ましくない効果については，SR レビューは害に関する文献の乏しさから「分からない」とされたが，パネル会議において HAM に限らず多くの疾患で使用されるステロイド内服治療の副作用はよく知られているため，「分からない」という判断は否定された．その後，パネリストより，ステロイドの副作用は予防する方法は確立できているので望ましくない効果は「小さい」のではないか，あるいは投与量や個々の患者により「さまざま」ではないか，という意見がでた．投票の結果，「さまざま」11 票，「小さい」3 票で，「さまざま」に決定した．効果のバランスについては，以前とは違い，投与量が減り，副作用へ対処しやすくなったため「介入が優位」という意見，「介入が優位」とするならば推奨用量，副作用対策の必要性を示すべきという意見がでた．推奨の付帯事項に記載される点が述べられたのち，投票となった．「おそらく介入が優位」12 票，「介入が優位」1 票，棄権 1 票となり，「おそらく介入が優位」と決定した．

c）患者の価値観や好みはどうか

　HAM 患者レジストリ「HAM ねっと」へ登録した HAM 患者を対象に実施した「HAM 診療ガイドライン 2019 策定のための患者の関心・価値観に関わる質問紙調査」（HAM 診療ガイドライン第 4 章 図 4-2）［p.125］によれば，HAM 診療において最も重視する点として「症状の改善」（85.1％），「副作用が少ない」（33.7％）があげられ，上記 4 つのアウトカムを患者が重視していることに確信がもてる．実際，パネル会議においても全会一致で「重要な不確実性またはばらつきはおそらくなし」と判断された．

d) 正味の利益とコストや資源のバランスはどうか

費用の面では，副作用の予防に必要な薬剤費や外来通院費も考慮に入れる必要があるが，プレドニゾロン自体の薬価は月額 576〜1260 円（3〜10 mg/日を想定）と安価である．本治療の施行に，特別な医療施設・医療資器材を必要とせず，ステロイド内服治療は他疾患でも一般的に行われている．ただし，本薬剤は HAM に対して保険未承認である．パネル会議では，こうした点が考慮され，容認性，実行可能性ともに「おそらく，はい」に決定した．

e) 推奨のグレーディング

パネル会議では，上記の点についての話し合いが行われたのち，推奨決定に関する投票を実施した．その結果，「行うことを推奨する（強い推奨）」1 票，「行うことを条件付きで推奨する（条件付き推奨）」13 票となり，「行うことを条件付きで推奨する（条件付き推奨）」と決定した．

4. 関連するほかの診療ガイドラインの記載

HAM 患者に対するステロイド内服治療について記載しているガイドラインはない．

5. 治療のモニタリングと評価

ステロイド内服治療の有効性に関しては，臨床症状（納の運動障害重症度，10 メートル歩行時間など）や神経学的所見（modified ashworth scale，徒手筋力テストなど）により評価可能である．更に，治療のモニタリングのためには，脊髄の炎症レベルを反映する髄液中の CXCL10 濃度，ネオプテリン濃度を測定することが望ましい（いずれも保険未承認）．両マーカーとも，聖マリアンナ医科大学 難病治療研究センターにて研究目的の測定を受け付けている（第 1 章 2.22.2 [p.64] 参照）．髄液 CXCL10 や髄液ネオプテリンと比較して感度，特異度に劣るが，治療効果を判断するうえで参考となるその他の指標として，末梢血 HTLV-1 プロウイルス量，髄液細胞数がある．副作用に関しては，ステロイド性骨粗鬆症とそれによる骨折，易感染性，糖尿病，消化性潰瘍，高脂血症などがあるため，副作用予防対策を行うともに定期的な血液検査，骨塩定量検査を実施し，早期の副作用発見に努める．また，眼科的副作用（緑内障，白内障）もあるため，眼科の定期受診が勧められる．

6. 今後の研究課題（Future research question）

HAM に対するステロイド内服治療は古くから実施されているが，今回改めて本 CQ に答えるエビデンスレベルの高い研究がほとんど存在しないことが明確となった．現在，ステロイド内服治療の有効性を検証するランダム化比較試験（HAM 患者を対象としたステロイド第 IIb 相治験）が進行中である．本試験は，ステロイド内服治療を HAM 患者に対して一律に使用するのではなく，疾患活動性に応じて使用するという治療アルゴリズムの提唱も目指しており，その結果が待たれるところである．

近年，低用量プレドニゾロンを継続的に使用することで長期の運動機能予後を改善できる可能性が対照群のある観察研究で示されたが，後ろ向き研究であった．今後は低用量経口ステロイド長期内服維持療法について，前向きに，患者背景を調整し，有効性のみならず安全性を含めて検討する必要性が高い．

文献

1) Coler-Reilly ALG, Sato T, Matsuzaki T, et al. Effectiveness of Daily Prednisolone to Slow Progression of Human T-Lymphotropic Virus Type 1-Associated Myelopathy/Tropical Spastic Paraparesis: A Multicen-

ter Retrospective Cohort Study. Neurotherapeutics 2017; **14**: 1084-1094

2) Yamano Y, Sato T. Clinical pathophysiology of human T-lymphotropic virus-type 1-associated myelopathy/tropical spastic paraparesis. Front Microbiol 2012; **3**: 389

3) Bangham CR, Araujo A, Yamano Y, et al. HTLV-1-associated myelopathy/tropical spastic paraparesis. Nat Rev Dis Primers 2015; **1**: 15012

4) Sato T, Coler-Reilly A, Utsunomiya A, et al. CSF CXCL10, CXCL9, and neopterin as candidate prognostic biomarkers for HTLV-1-associated myelopathy/tropical spastic paraparesis. PLoS Negl Trop Dis 2013; **7** (10): e2479

5) Sato T, Yagishita N, Tamaki K, et al. Proposal of Classification Criteria for HTLV-1-Associated Myelopathy/Tropical Spastic Paraparesis Disease Activity. Front Microbiol 2018; **9**: 1651

6) Osame M, Usuku K, Izumo S, et al. HTLV-1 associated myelopathy, a new clinical entity. Lancet 1986; **1** (8488): 1031-1032

2

CQと推奨

Clinical Question 2

成人 HAM 患者において，インターフェロン α 治療は推奨されるか

推奨

●成人 HAM 患者において，インターフェロン α 治療を行うことを条件付きで推奨する

GRADE

GRADE 2D：推奨の強さ 2「条件付き推奨」，エビデンスの確信性 D「非常に低」

付帯事項

　保険診療上，成人 HAM 患者に対しては 1 日 1 回 300 万国際単位を皮下または筋肉内に投与するよう決められているが，ほとんどの文献において投与方法は筋注であることを付記しておく．投与を継続する期間に関して，年単位の長期投与の効果を確認したエビデンスは存在しない．また，投与後の年単位の長期的な有効性を確認したエビデンスも存在しない．本治療法の実施にあたっては，白血球減少，血小板減少などの重篤な副作用が生じる頻度が高いため，定期的に臨床検査を行うなど患者の状態を十分に観察する必要がある．

1. 背景，この問題の優先度

　HAM の病態は，HTLV-1 感染細胞の増加と活性化，それによる脊髄の慢性炎症から神経組織の破壊・変性が引き起こされると考えられている[1,2]．インターフェロン α は，抗ウイルス作用，免疫調整作用が知られており，こうした作用が HAM の病態改善に寄与していると考えられている[3]．実際，本治療は現在 HAM に対して唯一保険適用されている治療法である．これは 1996 年に出雲らによって報告されたランダム化比較試験の結果に基づいている[4]．その有効性は 2007 年の市販後調査の結果により再確認されたが，一方で白血球減少，血小板減少，抑うつなど重篤な副作用の出現が比較的高い頻度で認められた[5]．また，本治療は筋肉内注射による苦痛や費用の負担もあることなどから，患者がデメリットを受ける可能性も懸念される．したがって，HAM 患者に対する限られた治療の選択肢のなかで，インターフェロン α 治療をどのように位置づけるかを明らかにするために，本治療の有効性，安全性を改めて見直すことが必要と考えられる．以上より，この問題の優先順位は高いと考えられる．

2. 解説

エビデンスの要約

　HAM 患者を対象としたインターフェロン α 治療に関して得られた文献は，ランダム化比較

試験 1 編，症例集積研究 12 編であった．いずれの文献においても，最も重要視するアウトカム「運動機能予後の改善（長期：年単位）」に関するエビデンスは存在しなかった．このランダム化比較試験 1 編では，インターフェロン α 高用量群（300 万国際単位，28 日間連日投与）は低用量群（30 万国際単位，28 日間連日投与）と比較して，運動機能予後，全般的機能障害の短期的な改善を認めた（リスク比：10.31［1.19〜105.3］，23.44［3.36〜227.9］）．同じ 1 編に記載された副作用に関する記述では，高用量群（16 例）において白血球減少 4 例（25%），血小板減少 3 例（18.8%）を認め，臨床検査値異常全体の頻度も低用量群と比較して高用量群で有意に高かった（$p =$ 0.037）．また，市販後調査結果をまとめた症例集積研究 1 編（Arimura 2007）において，重篤な副作用が 167 名中 24 名（14.4%），計 46 件認められた．46 件のうち 8 件は白血球減少，4 件は血小板減少であった．

3．パネル会議

a）アウトカム全般に関するエビデンスの確実性はどうか

推奨の作成にあたっては，HAM 患者における①運動機能予後の改善（長期：年単位），②運動機能予後の改善（短期：月単位），③排尿機能障害の改善，④全般的機能障害の改善，⑤重篤な副作用頻度という 5 つのアウトカムを評価した．この 5 つのアウトカム全般に関する全体的なエビデンスの確実性は，対象となった 1 編のランダム化比較試験において益と害のアウトカムが異なる方向を示していて，そのなかで害に関する重大なアウトカム「重篤な副作用頻度」に関するエビデンスの確実性が非直接性，不精確さの問題により非常に低（D）であったため，全体的なエビデンスの確実性としても非常に低（D）と判断された．

b）利益と害のバランスはどうか

望ましい効果については，文献上，短期的な効果を認めたものの，最も重要視している長期的な運動機能予後に関するエビデンスはなく，パネル会議において真のエンドポイントに対して予想される効果サイズを議論し，投票を行った．その結果，「小さい」8 票，「中」6 票となり，望ましい効果は「小さい」と判断された．一方，望ましくない効果については，現在あるエビデンスに基づいて，全会一致で「中」と判断された．効果のバランスについては，インターフェロン α 治療の長期投与の成績がない現状などを含め議論し，投票を行った．結果は「介入も比較対照もいずれも優位でない」2 票，「介入が優位」3 票，「さまざま」7 票，「分からない」1 票であった．退席者 1 名の計 13 名による投票で過半数を超えた「さまざま」に決定した．

c）患者の価値観や好みはどうか

HAM 患者レジストリ「HAM ねっと」へ登録した HAM 患者を対象に実施した「HAM 診療ガイドライン 2019 策定のための患者の関心・価値観に関わる質問紙調査」（HAM 診療ガイドライン第 4 章 図 4-2）［p.125］によれば，HAM 診療において最も重視する点として「症状の改善」（85.1%），「副作用が少ない」（33.7%）があげられ，上記 5 つのアウトカムを患者が重視していることに確信がもてる．実際，パネル会議においても全会一致で「重要な不確実性またはばらつきはおそらくなし」と判断された．

d）正味の利益とコストや資源のバランスはどうか

インターフェロン α は筋肉内注射を連日あるいは週 2〜3 回投与するのが一般的であるが，在宅での自己注射が可能になっている．インターフェロン α の薬価は月額 5〜20 万円（週 2 回から連日投与を想定）と費用がかかるが，HAM は指定難病であるため，医療費の補助を受けられる方もいる．そのため，容認性は患者により「さまざま」と考えられた．実行可能性については，

本治療が HAM を含めていくつかの疾患に対して保険適用されている点，その施行に特別な医療施設・医療資器材を必要としない点から，実行可能性は「はい」とされた．

e) 推奨のグレーディング

パネル会議では，上記の点についての話し合いが行われたあと，推奨決定に関する投票を実施した．その結果，「行うことを条件付きで推奨する（条件付き推奨）」11 票，「行わないことを条件付きで推奨する（条件付き推奨）」2 票となり，「行うことを条件付きで推奨する（条件付き推奨）」に決定した．

4. 関連するほかの診療ガイドラインの記載

HAM 患者に対するインターフェロン α 治療について記載しているガイドラインはない．

5. 治療のモニタリングと評価

インターフェロン α 治療の有効性に関しては，臨床症状（納の運動障害重症度，10 メートル歩行時間など）や神経学的所見（modified ashworth scale，徒手筋力テストなど）により評価可能である．副作用に関しては，骨髄抑制，肝機能障害などを見逃さないために，定期的な血液検査を実施する．間質性肺炎の増悪や抑うつ，自殺企図などの副作用もあるため，患者の状態を十分に観察し，異常が認められた場合には減量，休薬などの適切な処置を行う．

6. 今後の研究課題（Future research question）

インターフェロン α 治療が HAM 患者の長期運動機能予後に与える影響に関して比較検討された研究が存在しないことが明らかとなった．この点は今後の研究課題であると考えられる．インターフェロン α 治療は HAM に対して唯一保険適用となっている治療法であるが，HAM 患者レジストリ「HAM ねっと」の情報からインターフェロン α 治療を受けている HAM 患者は 3％前後しかいない現状が判明している．したがって，インターフェロン α 治療に関する研究の実施には困難が予想されるが，HAM 患者に対する限られた治療選択肢のなかで，インターフェロン α 治療をどのように位置づけるか明らかにすることが求められる．

文献

1) Yamano Y, Sato T. Clinical pathophysiology of human T-lymphotropic virus-type 1-associated myelopathy/tropical spastic paraparesis. Front Microbiol 2012; **3**: 389
2) Bangham CR, Araujo A, Yamano Y, et al. HTLV-1-associated myelopathy/tropical spastic paraparesis. Nat Rev Dis Primers 2015; **1**: 15012
3) Ijichi S, Izumo S, Nagai M, Shinmyozu K, et al. Anti-viral and immunomodulatory effects of interferon-alpha on cultured lymphocytes from patients with human T lymphotropic virus type I-associated myelopathy (HAM/TSP). J Neuroimmunol 1995; **61**: 213-221
4) Izumo S, Goto I, Itoyama Y, et al. Interferon-alpha is effective in HTLV-I-associated myelopathy: a multi-center, randomized, double-blind, controlled trial. Neurology 1996; **46**: 1016-1021
5) Arimura K, Nakagawa M, Izumo S, et al. Safety and efficacy of interferon-alpha in 167 patients with human T-cell lymphotropic virus type 1-associated myelopathy. J Neurovirol 2007; **13**: 364-372

Clinical Question 3

成人 HAM 患者において，抗レトロウイルス薬（逆転写酵素阻害薬）は推奨されるか

推奨

● 成人 HAM 患者において，抗レトロウイルス薬（逆転写酵素阻害薬）を使用しないことを推奨する

GRADE

GRADE 1C：推奨の強さ 1「強い推奨」，エビデンスの確信性 C「低」

付帯事項

抗レトロウイルス薬（逆転写酵素阻害薬）は，HTLV-1 プロウイルス量の減少効果や，HAM の臨床的改善効果を認めず，副作用は一定の割合で患者に出現する.

1. 背景，この問題の優先度

HTLV-1 プロウイルス量は HAM の長期機能予後と相関することが報告されているため[1,2]，プロウイルス量を低下させることは HAM の有効な治療法になると考えられてきた. そのため，同じレトロウイルスである HIV の制御に有用な抗レトロウイルス薬が，HTLV-1 プロウイルス量を低下させることで HAM の治療薬になる可能性が考えられ，主に海外において臨床研究が行われてきたが，これまで抗レトロウイルス薬が HAM に有用であったと報告された例はない. そのため，HAM 患者に対する抗レトロウイルス薬の有効性と安全性を改めて評価し，HAM の治療薬としての位置づけを明確化する必要性は高いと考えられる.

2. 解説

エビデンスの要約

HAM 患者を対象とした抗レトロウイルス薬（逆転写酵素阻害薬）投与に関して得られた文献は，ランダム化比較試験 1 編，症例集積研究 4 編であった. このランダム化比較試験 1 編では，介入群（ジドブジン 300 mg とラミブジン 150 mg，1 日 2 回）はプラセボ対照群と比較して，短期の運動機能障害および排尿機能障害の改善を認めなかった（いずれも $p > 0.05$）. 最も重要視するアウトカムである「運動機能予後の改善（長期：年単位）」に関するエビデンスは存在しなかったが，短期の改善が期待できないため，長期も期待できないことが想定される. 一方で，同じ 1 編に記載された副作用に関する記述では，計 16 名中 5 名に貧血 2 名（1 名を輸血を要した），胃腸症状 1 名，動作緩慢と知覚異常 1 名，傾眠 1 名が生じ，ジドブジンの投与を中止している.

3．パネル会議

a）アウトカム全般に関するエビデンスの確実性はどうか

　推奨の作成にあたっては，①HAM 患者の運動機能予後の改善（長期：年単位），②運動機能予後の改善（短期：月単位），③排尿機能障害の改善，④重篤な副作用頻度という 4 つのアウトカムを評価した．これら 4 つのアウトカム全般にわたる全体的なエビデンスの確実性は，分析対象となった 1 編のランダム化比較試験においてすべてのアウトカムが害の方向へ向いていて，そのなかで最も高いエビデンスの確実性が非直接性，不精確さの問題により低（C）であったため，全体的なエビデンスの確実性としても低（C）と判断された．

b）利益と害のバランスはどうか

　望ましい効果については，上記ランダム化比較試験 1 編において，プラセボ対照群と介入群の間で，短期の運動機能障害および排尿機能障害の変化量にまったく差が認められなかったが，文献から効果量を推定することができないため，「分からない」という判断で全会一致となった．一方，望ましくない効果については，現在あるエビデンスに基づいて，全会一致で「中」と判断された．その後，効果のバランスについては全会一致で「比較対照がおそらく優位」という判断に決定した．

c）患者の価値観や好みはどうか

　HAM 患者レジストリ「HAM ねっと」へ登録した HAM 患者を対象に実施した「HAM 診療ガイドライン 2019 策定のための患者の関心・価値観に関わる質問紙調査」（HAM 診療ガイドライン第 4 章 図 4-2）[p.125] によれば，HAM 診療において最も重視する点として「症状の改善」（85.1％），「副作用が少ない」（33.7％）があげられ，上記 4 つのアウトカムを患者が重視していることに確信がもてる．実際，パネル会議においても全会一致で「重要な不確実性またはばらつきはおそらくなし」と判断された．

d）正味の利益とコストや資源のバランスはどうか

　費用の面では，ジドブジン，ラミブジン，テノホビルといった抗レトロウイルス薬（逆転写酵素阻害薬）を HIV 感染症と同じ用量で使用した場合にかかる薬価はいずれも月額 4〜6 万円である．HAM 患者に対する抗レトロウイルス薬治療は，症状改善効果が認められないので，副作用やコスト，通院や連日服用の負担に見合うものではないことが想定される．そのため，容認性は全会一致で「おそらく，いいえ」となった．実行可能性についても，抗レトロウイルス薬（逆転写酵素阻害薬）は HTLV-1 感染症に対する保険適用がなく，日常臨床の場において使用することは困難であることから，全会一致で「おそらく，いいえ」と判断された．

e）推奨のグレーディング

　パネル会議では，上記の点についての話し合いが行われたあと，推奨決定に関する投票を実施した．その結果，「行わないことを条件付きで推奨する（条件付き推奨）」3 票，「行わないことを推奨する（強い推奨）」9 票となり，事前に決めていた判断基準に基づいて「行わないことを推奨する（強い推奨）」に決定した．

4．関連するほかの診療ガイドラインの記載

　HAM 患者に対する抗レトロウイルス薬（逆転写酵素阻害薬）投与について記載しているガイドラインはない．

5. 治療のモニタリングと評価

　HAM患者に対して抗レトロウイルス薬（逆転写酵素阻害薬）を使用しないことを推奨するため，特になし．

6. 今後の研究課題（Future research question）

　特になし

文献

1) Olindo S, Lézin A, Cabre P, et al. HTLV-1 proviral load in peripheral blood mononuclear cells quantified in 100 HAM/TSP patients: a marker of disease progression. J Neurol Sci 2005; **237**: 53-59
2) Matsuzaki T, Nakagawa M, Nagai M, Usuku K, Higuchi I, Arimura K, Kubota H, Izumo S, Akiba S, Osame M. HTLV-I proviral load correlates with progression of motor disability in HAM/TSP: analysis of 239 HAM/TSP patients including 64 patients followed up for 10 years. J Neurovirol 2001; **7**: 228-234

2

CQと推奨

Clinical Question 4

成人 HAM 患者において，ステロイドパルス療法は推奨されるか

推奨

● 現段階で，本 CQ に対する明確な推奨文を作成できなかった

理由

　本 CQ に関して現段階では症例集積研究のみしか得られず，対照群のある観察研究以上のエビデンスが存在しないため，定量的な評価を実施できなかった．本 CQ はそれ自体 Future Research Question と考えられる．現時点で記載可能なステロイドパルス療法に関する内容については，第 3 章「1. HAM の診療に関する Q&A」Q4 および Q5 に掲載した．

1. 背景，この問題の優先度

　HAM の病態は，HTLV-1 感染細胞に起因する脊髄の慢性炎症と，それによる神経の破壊・変性と考えられている[1,2]．実際，脊髄の炎症レベルは HAM の進行度や予後とも相関している[3,4]．ステロイドパルス療法は 500 mg から 1 g の大量のメチルプレドニゾロンを短期間（3～5 日間）連日投与する治療法で，その強力な抗炎症作用により，脊髄の炎症レベルを低下させ，HAM の病態を改善する可能性があるとされる．また，本治療法は大量のステロイドを集中的に投与するため，HAM 患者全例に使用するのではなく，疾患活動性の高い（脊髄の炎症レベルが高く，急速進行性の）患者に対して使用することが望ましいと考えられるが，明確に示された例はない．そうした現状を踏まえ，これまでのステロイドパルス療法の有効性と安全性に関する報告を改めて評価し，HAM の治療薬としての位置づけを明確化する必要性は高いと考えられる．

2. 解説

エビデンスの要約

　HAM 患者を対象としたステロイドパルス療法に関して得られた文献は，症例集積研究 6 編であった．6 編中 1 編はステロイドパルス療法を 3～4 ヵ月毎に繰り返し実施し，最も重要視するアウトカム「運動機能予後の改善（長期：年単位）」について検討されていた．最初の 2 回の visit においてベースラインとの比較で有意な改善を認めている．しかし，単一群であり，ほかの治療法を併用している患者割合が高く，エビデンスの確実性は非常に低い．残りの 5 編はステロイドパルス療法を 1 回のみ実施した結果に基づいて評価され，一過性の効果にとどまることが示唆されている．副作用に関する記述は，症例集積研究 3 編のみに記載されていたが，重篤な副作用と判断される例は 1 例のみで，重篤な副作用の頻度は高くないことが想定された．

3. パネル会議

パネル会議においては，文献検索により採用文献が症例集積研究6編のみで定量的な評価が実施できないことを報告し，推奨を決定しないことに対して，全会一致で同意を得た．

4. 関連するほかの診療ガイドラインの記載

HAM患者に対するステロイドパルス療法について記載しているガイドラインはない．

5. 治療のモニタリングと評価

CQ1のステロイド内服治療に準じた治療のモニタリングや評価を実施する．

6. 今後の研究課題（Future research question）

本CQはそれ自体がFuture research questionと考えられる．また，ステロイドパルス療法は大量のステロイドを集中的に投与するため，HAM患者全例に使用するのではなく，疾患活動性の高い（脊髄の炎症レベルが高く，急速進行性の）患者に対して使用することが望ましいと考えられる（HAM治療アルゴリズム参照）．したがって，疾患活動性の高いHAM患者に対するステロイドパルス療法の有効性に関する後ろ向きコホート研究や前向きの介入試験などによるエビデンスの創出が望まれる．ただし，疾患活動性の高いHAM患者に対するステロイドパルス療法の比較対照として無治療（プラセボ）群を設けることは倫理的に許容されず，前向きの比較介入試験を実施する場合は何らかの工夫が必要と考えられる．

文献

1) Yamano Y, Sato T. Clinical pathophysiology of human T-lymphotropic virus-type 1-associated myelopathy/tropical spastic paraparesis. Front Microbiol 2012; **3**: 389
2) Bangham CR, Araujo A, Yamano Y, et al. HTLV-1-associated myelopathy/tropical spastic paraparesis. Nat Rev Dis Primers 2015; **1**: 15012
3) Sato T, Coler-Reilly A, Utsunomiya A, et al. CSF CXCL10, CXCL9, and neopterin as candidate prognostic biomarkers for HTLV-1-associated myelopathy/tropical spastic paraparesis. PLoS Negl Trop Dis 2013; **7** (10): e2479
4) Sato T, Yagishita N, Tamaki K, et al. Proposal of Classification Criteria for HTLV-1-Associated Myelopathy/Tropical Spastic Paraparesis Disease Activity. Front Microbiol 2018; **9**: 1651

2 CQと推奨

第3章
HAM ならびに HTLV-1 陽性患者の診療における Q&A

　本章では，エビデンスが不十分で推奨が作成できない重要臨床課題について，ガイドライン作成委員会にて合意を得た内容を Q&A 形式で解説する．

1.　HAM の診療に関する Q&A

　HAM と確定診断したあと，どのようにして治療方針を検討するかに関する「治療アルゴリズム」を作成した（図 3-1）．ここでは HAM の治療方針を決定するにあたり，重要なポイントとなる以下の臨床課題（Q1〜Q7）について，Q&A 方式で解説する．

Q1：HAM 患者を疾患活動性に応じて分類することは有用か

Q2：血液検査・脳脊髄液検査は HAM の疾患活動性を判断するうえで有用か

Q3：HAM 患者に ATL のスクリーニング検査を行うべきか

Q4：疾患活動性の高い HAM 患者に対する初期治療の第一選択として，ステロイドパルス療法，ステロイド内服治療，インターフェロン α 治療のいずれの治療を行うべきか

Q5：疾患活動性が中等度の HAM 患者に対する治療の第一選択として，ステロイド内服治療，インターフェロン α 治療，ステロイドパルス間欠療法のいずれの治療を行うべきか

Q6：疾患活動性が低い HAM 患者にどのような治療を行うべきか

Q7：HAM 患者に運動療法（リハビリテーション）を行うべきか

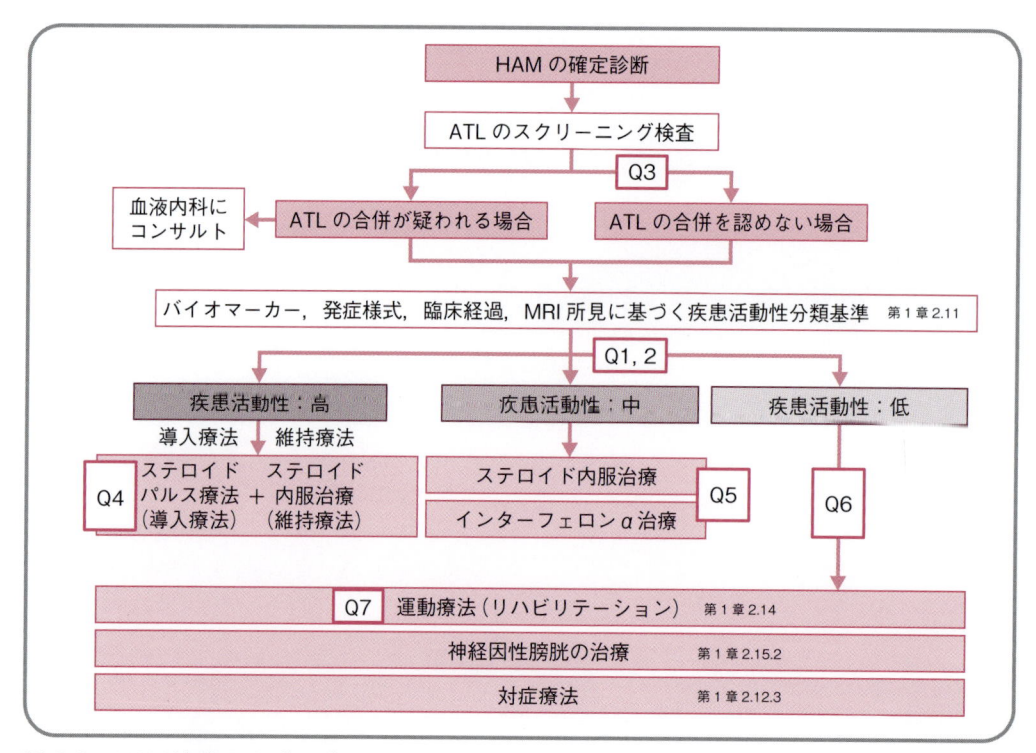

図 3-1　HAM 治療アルゴリズム

Q1

HAM 患者を疾患活動性に応じて分類することは有用か

回答

　HAM は症状の進行度の個人差が大きいため，疾患活動性を分類し，それに応じた治療を行うことは有用である．

解説

　HAM の経過は，一般に緩徐進行性といわれてきたが，じつは個人差が大きいという特徴があり，急速に進行する症例や経過の遅い症例が存在することが国内外から報告されている[1~4]．最近，HAM 患者レジストリ（HAM ねっと）によって収集された，発症から治療開始までの経過に関する後ろ向きデータの統計学的解析から，HAM は大きく 3 つの疾患活動性から構成されることが示され，発症早期の経過が緩徐に進行する緩徐進行例，発症後急速に進行し 2 年以内に自立歩行不能になる急速進行例，運動障害が軽度のまま進行しにくい進行停滞例に大別される[5]．重要なことに，これら発症早期の疾患活動性は長期予後と相関する．更にこの報告では，これら 3 群の患者を分別するバイオマーカーとして，髄液 CXCL10 濃度およびネオプテリン濃度の有効性が示された[5]．HAM は，特に急速進行例のような疾患活動性が高く症状の進行が速い症例では治療の window of opportunity が存在し，不可逆的な神経障害を防ぐためには，できるだけ発症早期に疾患活動性を把握して治療する必要があると考えられている．一方，疾患活動性の低い患者（進行停滞例）に対しては，過度の治療は控えることが望まれる．このように患者の状態に応じて層別化治療を実施することは重要と考えられており，そのためには HAM 患者において疾患活動性の評価が重要と考えられる．なお，HAM は慢性疾患であるゆえ長期にわたる治療継続が必要であるため，治療の効果と副作用を十分考慮し，適切な強度で治療を行う必要性がある．本ガイドラインでは，バイオマーカー，発症様式，臨床経過，MRI 画像所見を指標とした疾患活動性分類基準を策定しており，ぜひ参照されたい（第 1 章 2.11 ［p.45］参照）．

今後の研究課題

　現時点での疾患活動性分類基準は後ろ向きの観察研究によるエビデンスに基づいており，本分類の適切性に関する前向き観察研究での検証が求められる．また，疾患活動性分類基準の必要性を証明するためには，疾患活動性に応じた治療プロトコールの前向きな介入研究による検証が求められる．

引用文献

1) Olindo S, Cabre P, Lézin A, et al. Natural history of human T-lymphotropic virus 1-associated myelopathy: A 14-year follow-up study. Arch Neurol 2006; **63**: 1560-1566
2) Martin F, Fedina A, Youshya S, et al. A 15-year prospective longitudinal study of disease progression in patients with HTLV-1 associated myelopathy in the UK. J Neurol Neurosurg Psychiatry 2010; **81**: 1336-1340
3) Gotuzzo E, Cabrera J, Deza L, et al. Clinical characteristics of patients in Peru with Human T cell lymphotropic virus type 1-associated tropical spastic paraparesis. Clin. Infect. Dis 2004; **39**: 939-944
4) Nakagawa M, Izumo S, Ijichi S, et al. HTLV-I-associated myelopathy: Analysis of 213 patients based on clinical features and laboratory findings. J Neurovirol 1995; **1**: 50-61
5) Sato T, Yagishita N, Tamaki K, et al. Proposal of Classification Criteria for HTLV-1-Associated Myelopathy/Tropical Spastic Paraparesis Disease Activity. Front Microbiol 2018; **9**: 1651

3
Q&A

Q2

血液検査・脳脊髄液検査は HAM の疾患活動性を判断するうえで有用か

回答

HAM の疾患活動性を判断するうえで，特に脳脊髄液（髄液）検査は有用である．

解説

HAM は疾患活動性の違いが予後に反映されることから[1]，できるだけ早期に疾患活動性を把握し治療方針を決定することが求められる．しかし，HAM の進行度を症状で把握することは長期間を要する場合もあるため，進行度や予後と相関するバイオマーカーにて判断することが必要となる．これまで複数のバイオマーカー候補について進行度との相関に関する後ろ向きデータを用いた研究が実施されており，特に髄液中の CXCL10，ネオプテリン濃度が進行度と相関が高く，また感度も優れており，HAM の疾患活動性の把握に有用であることが示されている[1,2]．現在，髄液バイオマーカー，発症様式，臨床経過，MRI 画像所見を指標とした疾患活動性分類基準を策定しており，ぜひ参照されたい（第 1 章 2.11［p.45］参照）．また，末梢血の HTLV-1 プロウイルス量については，長期予後と相関するとの報告があり HAM の予後を予測する因子として重要と考えられるが[3]，進行度との相関性は傾向が認められるものの髄液マーカーほど強くはなかった[1,2]．これは，HTLV-1 プロウイルス量が HTLV-1 感染細胞数を測定しており，ATL 細胞様の HTLV-1 感染細胞が増えている症例では HAM としての活動性が高くない症例でもウイルス量が高い症例が存在することが要因のひとつと考えられる[1]．なお髄液 CXCL10，髄液ネオプテリン，HTLV-1 プロウイルス量定量（末梢血および髄液）の検査は保険未承認であるが，厚生労働省研究班の活動として，聖マリアンナ医科大学 難病治療研究センターにて研究目的の受託測定を受け付けている（第 1 章 2.22.2［p.64］参照）．

今後の研究課題

髄液 CXCL10 濃度やネオプテリン濃度の疾患活動性マーカーとしての有用性に関する前向き観察研究による検証が好ましい（ただし日本では治療介入が行われるため前向きでの検討は容易ではない）．また現在，疾患活動性を評価するバイオマーカーとして有用な髄液中の CXCL10 やネオプテリン濃度の測定には髄液検査が必須となるが，髄液検査は比較的侵襲性の高い検査であり，髄液の CXCL10 やネオプテリンに匹敵する性能を有し，血液検査などより侵襲性の低い検査で測定可能なマーカーの開発が望まれる．

引用文献

1) Sato T, Yagishita N, Tamaki K, et al. Proposal of Classification Criteria for HTLV-1-Associated Myelopathy/Tropical Spastic Paraparesis Disease Activity. Front Microbiol 2018; **9**: 1651
2) Sato T, Coler-Reilly A, Utsunomiya A, et al. CSF CXCL10, CXCL9, and neopterin as candidate prognostic biomarkers for HTLV-1-associated myelopathy/tropical spastic paraparesis. PLoS Negl Trop Dis 2013; **7** (10): e2479
3) Olindo S, Lézin A, Cabre P, et al. HTLV-1 proviral load in peripheral blood mononuclear cells quantified in 100 HAM/TSP patients: a marker of disease progression. J Neurol Sci 2005; **237**: 53-59

HAM 患者に ATL のスクリーニング検査を行うべきか

回答

HAM 患者の診療においては，ATL のスクリーニング検査を行うことが望ましい．ATL を疑う臨床所見（検査所見，症状，身体所見）がないかどうか確認し，疑いがある場合は血液内科に相談する．

解説

HAM 患者において ATL の合併は生命予後を左右する重要な合併症である．HAM 患者は一般の HTLV-1 キャリアに比べて ATL の発症率が高い傾向にあり，かつ ATL は HAM 患者の死因の上位であるという報告があるため[1]，HAM の診療において ATL 発症の可能性を念頭に置いて定期的な検査を実施することが望まれる．特に，ATL の発症リスク因子である「HTLV-1 プロウイルス量 4%（4 コピー/100 cells）以上」，「高齢」，「ATL の家族歴」を有する例は注意を要する[2]．ただし ATL は，くすぶり型 ATL や慢性型 ATL では自覚症状がない場合が多く，血液検査を実施しない限り早期発見をすることができないので注意が必要である．しかも血液検査において，くすぶり型 ATL では末梢血液像で「異常リンパ球 5% 以上」といった所見のみが異常である場合が多く，血液像をチェックしない限り ATL の存在を把握することができない．更に，機械式の血液像検査では異常リンパ球を検出できない場合があり，目視（鏡検）による血液像検査を実施することが望ましい．より病状が進んだ ATL の場合，血液検査で白血球やリンパ球の増加，血清の LDH やカルシウムの増加，可溶性 IL-2 受容体濃度の著明な増加を示すようになり，リンパ節腫脹や特徴的な皮疹などの身体症状を認めるようになる（第 1 章 1.6［p.26］および第 3 章 4-Q1［p.118］参照）．ATL が疑われた場合は速やかに血液内科へ紹介し，連携して診療することが望まれる．

今後の研究課題

異常リンパ球の目視（鏡検）による判定はかなりばらつきがあることが知られており，HAM 患者における ATL ハイリスク群を早期に同定するためには，より精度の高い検査方法の開発が求められる．また，ATL ハイリスク患者に対して進展予防を実現する治療薬の開発研究の推進は，HAM 患者の生命予後改善に結びつくことが期待される．

引用文献

1) 厚生労働省難治性疾患政策研究事業「HAM ならびに HTLV-1 陽性難治性疾患に関する国際的な総意形成を踏まえた診療ガイドラインの作成」研究班（代表：山野嘉久），2017 年度
2) Iwanaga M, Watanabe T, Utsunomiya A, et al. Joint Study on Predisposing Factors of ATL Development investigators. Human T-cell leukemia virus type I (HTLV-1) proviral load and disease progression in asymptomatic HTLV-1 carriers: a nationwide prospective study in Japan. Blood 2010; **116**: 1211-1219

3
Q
&
A

Q4

疾患活動性の高い HAM 患者に対する初期治療の第一選択として，ステロイドパルス療法，ステロイド内服治療，インターフェロン α 治療のいずれの治療を行うべきか

回答

　疾患活動性の高い HAM 患者に対しては，発症早期にステロイドパルス療法（保険未承認）を行うことが望ましい．

解説

　疾患活動性の高い患者は，納の運動障害重症度（OMDS）が数週間から数ヵ月単位で悪化し臨床症状の進行が明らかに早い．このような症例は髄液検査でネオプテリン濃度，CXCL10 濃度が極めて高く，また細胞数やタンパク濃度が高いことも多く，髄液の炎症レベルが高いと考えられる．更に発症早期に治療の window of opportunity が存在すると考えられ，改善が見込める時期を逃さず強い抗炎症療法を行う必要があるため，導入治療はステロイドパルス療法（通常メチルプレドニゾロン 500〜1,000 mg を 3 日間連日点滴静注する）が勧められる．このコンセプトを支持する報告としては，疾患活動性の高い患者の一部にステロイドパルス療法の有効性を示したケースシリーズ研究がある[1]．また，疾患活動性の高い患者に対するステロイド内服治療の有効性について検討した報告はないが，抗炎症作用によりある程度の有効性が期待される．しかしながら疾患活動性の高い患者の髄液炎症レベルは極めて高いことが多く，治療の window of opportunity を考慮すると，導入治療はステロイドパルス療法のほうが好ましいと考えられている（ただし，両者を比較した試験の報告は 2019 年 4 月時点で存在しない）．また，疾患活動性の高い患者に対するインターフェロン α 治療の有効性について検討した報告もないが，炎症レベルの高い HAM に使用し悪化したケースが報告されており[3]，作用機序から考えても優先度は低いと考えられる．

　また疾患活動性の高い患者に対してステロイドパルス療法による導入治療後は，ステロイド内服維持療法を継続するのが一般的である．通常，ステロイド治療を中止すると炎症が悪化し，症状も悪化することが多いので十分に観察しながら維持量を決定することが必要である．

　なお興味深いことに，疾患活動性の高い患者は末梢血の HTLV-1 プロウイルス量も高い値を示す患者が多い傾向にあるが[2]，メチルプレドニゾロンによるパルス療法を含むステロイド治療によって，HTLV-1 プロウイルス量が減少する場合がある．

今後の研究課題

　「疾患活動性が高」（第 1 章 2.11 ［p45］参照）の患者数は少なく（国内での発症数は年間数例程度と想定される），またこの概念が確立したのは最近であるため，疾患活動性の高い患者に特化した治療の有効性や安全性に関するエビデンスは乏しい．そのため疾患活動性の高い HAM 患者に対するステロイドパルス療法の有効性に関する後ろ向きコホート研究や前向きの介入試験によるエビデンスの創出が望まれる．また，ステロイドパルス療法後のプレドニゾロン内服維持療法の必要性に関するエビデンスの創出も望まれる．

引用文献

1) Nakagawa M, Nakahara K, Maruyama Y, et al. Therapeutic trials in 200 patients with HTLV-I-associated myelopathy/tropical spastic paraparesis. J Neurovirol 1996; **2**: 345-355

2) Sato T, Yagishita N, Tamaki K, et al. Proposal of Classification Criteria for HTLV-1-Associated Myelopathy/Tropical Spastic Paraparesis Disease Activity. Front Microbiol 2018; **9**: 1651

3) Yamasaki K, Kira J, Koyanagi Y, et al. Long-term, high dose interferon-alpha treatment in HTLV-I-associated myelopathy/tropical spastic paraparesis: a combined clinical, virological and immunological study. J Neurol Sci 1997; **147**: 135-144

3
Q
&
A

Q5

疾患活動性が中等度の HAM 患者に対する治療の第一選択として，ステロイド内服治療，インターフェロン α 治療，ステロイドパルス間欠療法のいずれの治療を行うべきか

回答

疾患活動性が中等度の HAM 患者に対しては，脊髄の炎症レベルの評価を行い，その程度に応じて，ステロイド内服維持療法（保険未承認）を行うことが望ましい

解説

HAM 患者における治療の最終目標は長期予後の改善と考えられ，疾患活動性が中等度で症状が緩徐に進行する症例（緩徐進行例）は，一般的に納の運動障害重症度のレベルが 1 段階悪化するのに数年を要するので，治療薬の有効性を評価するためには，数年間以上の観察データに基づくことが理想である．ステロイド内服治療，インターフェロン α 治療，ステロイドパルス間欠療法のうち，長期予後改善効果が比較対照群と比較して示されているのはステロイド内服治療のみであり[1]，その意味で，ステロイド内服維持療法の実施は好ましいと考えられる．通常，緩徐進行例に対してプレドニゾロン 3〜10 mg/日の投与が継続される．ステロイドの長期内服維持量に関しては，症状や髄液所見の改善した状態が維持されることを目標として決定することが重要である．ただし，常に副作用を念頭に置き，症状や髄液所見を参考にできるだけ減量の可能性を検討することが望ましい．

また緩徐進行例に対してはインターフェロン α 治療の短期的な有効性も示されており[2]，保険承認されている．300 万単位を 28 日間連日投与し，その後に週 2 回の間欠投与が行われるのが一般的であるが，治療の継続が困難な例が多く，長期的投与による効果を確認したエビデンスは今のところない．

HAM に対するステロイドパルス間欠療法の有効性を示したケースシリーズ研究もあるが，効果は一過性と報告されており[3]，長期的投与による効果を確認したエビデンスは今のところない．

なお，疾患活動性が中等度の緩徐進行例の HAM 患者は基本的に髄液炎症所見を認めるため，中には急速進行例に匹敵するほど髄液炎症レベルが高い患者も存在し，特にそのような症例に対してステロイドパルス療法による導入療法の有用性は高い可能性がある．

今後の研究課題

疾患活動性が中等度の緩徐進行例の HAM 患者に対する治療選択肢として，ステロイド内服治療とインターフェロン α 治療の優越性に関する比較試験は存在しないが，すでにこれらの治療は実施されていることが多いため試験の実施は困難と思われ，リアルワールドデータなどを活用した解析研究が有用である可能性が高い．

また，HAM はステロイド内服治療やインターフェロン α 治療を継続しても症状が進行する症例が多く，画期的新薬の開発研究の推進が望まれる．

引用文献

1) Coler-Reilly ALG, Sato T, Matsuzaki T, et al. Effectiveness of Daily Prednisolone to Slow Progression of Human T-Lymphotropic Virus Type 1-Associated Myelopathy/Tropical Spastic Paraparesis: A Multicenter Retrospective Cohort Study. Neurotherapeutics 2017; **14**: 1084-1094
2) Izumo S, Goto I, Itoyama Y, et al. Interferon-alpha is effective in HTLV-I-associated myelopathy: a multicenter, randomized, double-blind, controlled trial. Neurology 1996; **46**: 1016-1021
3) Croda M, de Oliveria A, Vergara M, et al. Corticosteroid therapy in TSP/HAM patients: the results from a 10 years open cohort. J Neurol Sci 2008; **269**: 133-137

3

Q
&
A

Q6

疾患活動性が低い HAM 患者にどのような治療を行うべきか

回答

　疾患活動性が低い HAM 患者に対しては，ステロイド治療やインターフェロン α 治療の適応は乏しく，対症療法を行うことが望ましい.

解説

　発症後長期にわたり症状がそれほど進行しない症例（進行停滞例）や，またある程度の障害レベルに到達したのち，数年間以上ほとんど症状が進行しない症例があり，このような症例では髄液検査でも細胞数は正常範囲で，CXCL10 濃度，ネオプテリン濃度も低値あるいは正常範囲なこともあり，ステロイド治療やインターフェロン α 治療の適応は乏しいと考えられる. しかしながら，下肢の痙性や筋力低下，感覚障害，膀胱直腸障害などに対する治療は ADL 維持のためには非常に重要であり[1]，必要に応じて他科と連携しながらきめ細やかな対症療法を行うことが望ましい.

今後の研究課題

　HAM に対する対症療法の有効性に関するエビデンスは乏しく，今後のエビデンスの創出が期待される.

引用文献

1) Matsuo T, Miyata Y, Nakamura T, et al. Efficacy of mirabegron for overactive bladder with human T cell lymphotropic virus-1 associated myelopathy. Low Urin Tract Symptoms 2018 Feb 22. doi: 10.1111/luts.12218.〔Epub ahead of print〕

Q7

HAM 患者に運動療法（リハビリテーション）を行うべきか

回答

　HAM 患者に運動療法は有用であり，症状に合わせて両下肢のストレッチング，筋力トレーニング，歩行練習を継続的に行うことが望ましい.

解説

　HAM は両下肢痙性麻痺を主徴としており，OMDS 1～2 のうちから運動療法を実施し，こわばりを軽減することが望ましい．運動療法の方法はいくつかあるが，自身で行えるセルフトレーニングが継続可能であり，週 3～5 回の実施が効果的である[1]．運動を継続させるためには，歩数などの運動記録をつけることもよい.

OMDS 0～4（平地は杖がなくとも自立できる）

　痙性の影響を受ける下腿三頭筋（アキレス腱）やハムストリングスのストレッチング，そして抗重力筋（大殿筋，大腿四頭筋，下腿三頭筋）の筋力トレーニング，および歩行が望ましい．ストレッチングはゆっくり伸張することを心がけ，痛みが増強しない範囲で 10～30 秒止める．これを 3 セット/日実施する[1]．筋力トレーニングは，軽度スクワット（膝関節を 60 度屈曲程度）や，つま先立ち（下腿三頭筋）の実施が望ましく，5 秒止める運動を 20 回/日繰り返す．ただし，立位が不安定な場合には壁などを利用し，転倒に留意しながら実施するべきである．歩行の励行も重要である．身体運動機能の低下は，疾病そのものの進行もあるが，不活動に伴う廃用（disuse）の因子も高いと思われる．身体活動量を保つためには，歩行が一般的であり，歩数計を用いた歩数が目標設定に役立つ．具体的には歩数計を装着し一日あたり 6,000 歩程度を目指す[2]．到達できれば賞賛し，1 週間ごとに 500 歩/日ずつ増加する．歩行が不安定な場合には，歩行補助具で代償する.

OMDS 5～8（両手の支えがあれば，立位保持が可能）

　立位バランス能力の低下もあることから，両手支持でのトレーニングを前提とする．ストレッチングと筋力トレーニングに関しては，上記 OMDS 0～4 の方法に準じて実施できるが，転倒リスクが高いことから安全面には，より配慮が必要となる.

OMDS 9～11（自力での座位は可能）

　背もたれ肘掛け付きの椅子を用いて，トレーニングを実施することが望ましい．移乗動作能力を保つことが目標となる．座位での膝伸展運動や，掴まっての立ち上がり練習が適応となる.

OMDS 12～13（自力での寝返りが不可能）

　自力での運動は困難であり，他動でのストレッチングや，マッサージが適応となる．下腿三頭筋やハムストリングスだけでなく，股関節内転筋群も筋緊張が亢進している．足関節背屈ストレッチングや SLR（膝伸展位での一側下肢挙上），股関節外転ストレッチングを愛護的に実施

3

Q&A

することが望ましい.

今後の研究課題　（第 1 章 2.14.5［p.51］参照）

　HAM の運動障害重症度別の運動療法に関するエビデンスは乏しく，今後のエビデンスの創出が期待される.

引用文献

1）　日本体力医学会体力科学編集委員会（監訳）. 健康関連体力テストおよびその解釈. 運動処方の指針—運動負荷試験と運動プログラム，原書第 8 版（ACSM's Guidelines for Exercise Testing and Prescription 8 th ed），南江堂，2011: p.57-108

2）　Izawa KP, Watanabe S, Oka K, et al. Relation between physical activity and exercise capacity of >/=5 metabolic equivalents in middle- and older-aged patients with chronic heart failure. Disabil Rehabil 2012; **34**: 2018-2024

2. HTLV-1 陽性関節リウマチ（RA）患者の診療に関する Q&A

　ATL，HAM，HU/HAU は HTLV-1 関連疾患であり，HTLV-1 陽性の RA 患者においてもこれら疾患の合併に留意する必要がある．抗リウマチ薬治療がこれら疾患に及ぼす影響についてはエビデンスに乏しく，一定の治療指針の提案ができない．しかしながら，同治療に用いられる薬剤のなかにはリンパ増殖性疾患，脊髄脱髄疾患や日和見感染症に対して禁忌あるいは慎重投与となっているものもある．HTLV-1 陽性 RA 患者の日常診療においては HTLV-1 関連疾患の臨床徴候に留意し，血液内科，脳神経内科や眼科といった各専門分野の医師との連携が必要と考えられる．HTLV-1 陽性 RA 診療フローチャート（図 3-2）は，HTLV-1 陽性 RA 患者の診療にあたる際に留意してほしい要点をまとめたものである．次項から，このフローチャートに対応したクリニカルクエスチョンについて解説する．

　＊ここでいう抗リウマチ薬治療は，日本の RA の一般的治療として用いられるステロイド，疾患修飾性抗リウマチ薬（DMARDs），免疫抑制（調整）薬，生物学的製剤をさす．

Q1：HTLV-1 陽性の RA 患者に ATL のスクリーニング検査を行うべきか
Q2：ATL 合併の RA 患者に抗リウマチ薬治療を行ってもよいか
Q3：HTLV-1 陽性の RA 患者に HAM や HU/HAU のスクリーニング検査を行うべきか

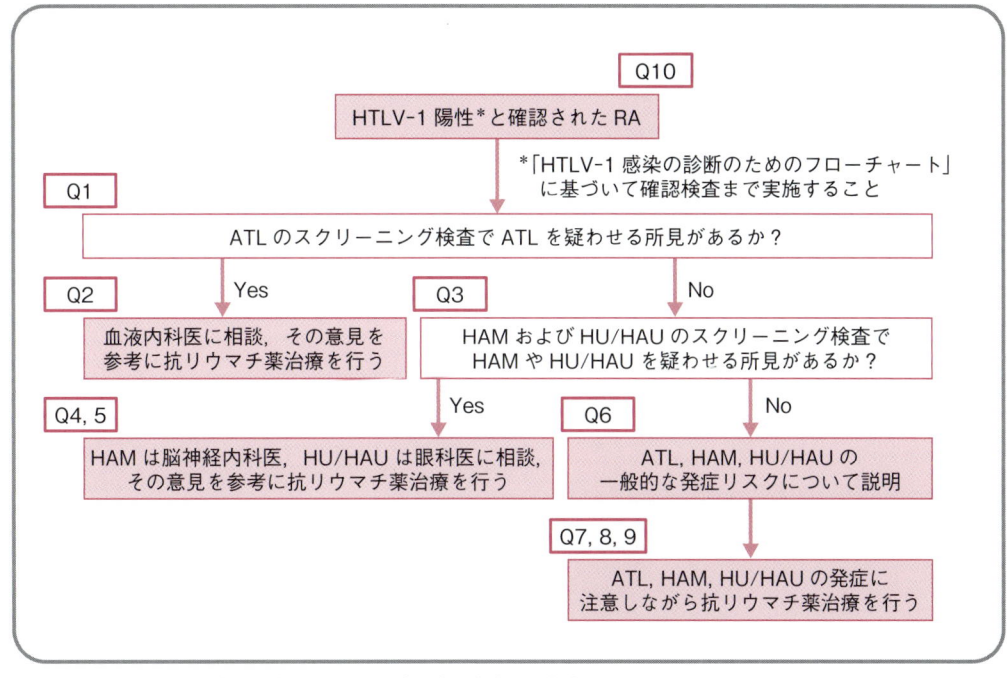

図 3-2　HTLV-1 陽性関節リウマチ（RA）患者の診療フローチャート

Q4：HAM 合併の RA 患者に抗リウマチ薬治療を行ってもよいか

Q5：HU/HAU 既往（合併を含む）の RA 患者に抗リウマチ薬治療を行ってもよいか

Q6：HTLV-1 陽性の RA 患者において，抗リウマチ薬治療は HTLV-1 感染の活性化や HTLV-1 関連疾患（ATL，HAM，HU/HAU）の発症に影響を与えるか

Q7：HTLV-1 陽性（ATL，HAM，HU/HAU 非合併）の RA 患者に抗リウマチ薬治療を行ってもよいか

Q8：HTLV-1 の感染は RA 患者の抗リウマチ薬治療効果に影響するか

Q9：HTLV-1 陽性（ATL，HAM，HU/HAU 非合併）の RA 患者において，HTLV-1 プロウイルス量を測定すべきか

Q10：HTLV-1 感染が判明していない RA 患者において，全例に HTLV-1 抗体検査を行うべきか

Q1

HTLV-1 陽性の RA 患者に ATL のスクリーニング検査を行うべきか

回答

HTLV-1 陽性 RA 患者の診療においては，ATL のスクリーニング検査を行うことが望ましい．ATL を疑う臨床所見（検査所見，症状，身体所見）がないかどうか確認し，疑いがある場合は血液内科に相談する．

解説

RA のアンカードラッグであるメトトレキサート（MTX）について，日本リウマチ学会ガイドラインでは過去 5 年以内のリンパ増殖性疾患の診断あるいは治療歴のある場合を禁忌としている[1]．また，生物学的製剤，タクロリムスや JAK 阻害薬は添付文書上，リンパ腫の発症に注意を要する薬剤とされる．このため多くの場合，RA 診療においてはリンパ増殖性疾患のルールアウトが必要である．この一環として HTLV-1 陽性 RA 患者においても ATL を含むリンパ増殖性疾患を疑う臨床所見がないかどうかを確認することが望ましい．ATL を疑う所見としては，末梢血液検査の白血球分類でリンパ球の増多（4,000/mm^3 以上）や異常リンパ球の出現，血清 LDH 濃度の増加（正常上限値 1.5 倍以上），持続する発疹やリンパ節腫脹などの病歴・身体所見などがあり，ATL の疑いがある場合は治療開始前に血液内科に紹介する．なお，異常リンパ球は機械式の血液像検査では検出できない場合があり，目視（鏡検）による血液像検査を実施することが望ましい．

今後の研究課題

ATL の診断において末梢血スメアでの異常リンパ球の存在は重要である．しかし，時に異常リンパ球が ATL 細胞かどうかの判断が難しい場合があり，より精度の高い ATL スクリーニング検査方法の開発研究が望まれる．

引用文献

1) 関節リウマチ治療におけるメトトレキサート（MTX）診療ガイドライン 2016 年改訂版【簡易版】，日本リウマチ学会 MTX 診療ガイドライン策定小委員会（編）
http://www.ryumachi-jp.com/publication/book/newMTX-text_2016.html ［Accessed 2019.01.14］

3

Q&A

Q2

ATL 合併の RA 患者に抗リウマチ薬治療を行ってもよいか

回答

　一部制限があるが，実施可能である．ATL と診断された RA 患者のリウマチ治療については，血液内科医師の意見を参考に行うことが望ましい．

解説

　ATL の病型診断は下山分類を用いてなされる（第 1 章 1.5.1. 表 1-1［p.11］参照）．このなかで特に急性型，リンパ腫型などの急性型では通常 ATL の治療が優先される．くすぶり型や慢性型などの場合は経過が緩やかなことが多く，リウマチの症状が強い場合，その治療の開始あるいは継続が必要な場合があると思われるが，ATL を合併した RA 患者でのリウマチ治療方針については一定の見解はない．しかし RA のアンカードラッグである MTX の適正使用について，日本リウマチ学会ガイドラインでは過去 5 年以内のリンパ増殖性疾患（ATL も含まれる）の診断あるいは治療歴のある場合を禁忌としている[1]．また，生物学的製剤，タクロリムスや JAK 阻害薬は添付文書上，リンパ腫の発症に注意を要する薬剤とされる．これらを参考に，ATL 合併 RA のリウマチ治療は，血液内科医師の意見を参考に行うことが望ましい．

今後の研究課題

　ATL を含む HTLV-1 関連疾患に対する MTX，生物学的製剤，タクロリムスや JAK 阻害薬の影響は不明であり，さらなる臨床研究が必要である．

引用文献

1)　関節リウマチ治療におけるメトトレキサート（MTX）診療ガイドライン 2016 年改訂版【簡易版】，日本リウマチ学会 MTX 診療ガイドライン策定小委員会（編）
http://www.ryumachi-jp.com/publication/book/newMTX-text_2016.html［Accessed 2019.01.14］

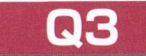

HTLV-1 陽性の RA 患者に HAM や HU/HAU のスクリーニング検査を行うべきか

回答

HTLV-1 陽性 RA 患者の診療においては，HAM や HU/HAU のスクリーニング検査を行うことが望ましい．これらの疾患を疑う臨床所見（症状，身体所見，検査所見）がないかどうか確認し，疑いがある場合，HAM は脳神経内科に，HU/HAU は眼科に相談する．

解説

HAM を疑う臨床所見としては，歩行障害（歩行時の足のもつれ，足のつっぱり感や脱力感）や排尿障害（尿の回数が多くなったり，逆に尿の出が悪くなったりなど），排便障害（便をうまく出せないなど），神経学的診察で両下肢の腱反射の亢進，バビンスキー反射などの病的反射陽性などがある．

HU/HAU を疑う臨床所見としては，通常，飛蚊症（眼の前に虫やゴミが飛んでいるようにみえる），霧視（かすんでみえる），羞明感（まぶしく感じること），眼の充血，視力の低下，眼痛などがあり，両眼あるいは片眼に急に発症する．

HAM や HU/HAU の合併が疑われる場合は，脳神経内科医あるいは眼科医に紹介する．

今後の研究課題

MTX，生物学的製剤，タクロリムスや JAK 阻害薬の HAM や HU/HAU に対する影響についての報告は少なく，更に大規模な検討が必要である．

引用文献
なし

3

Q&A

Q4

HAM 合併の RA 患者に抗リウマチ薬治療を行ってもよいか

回答

　一部制限があるが，実施可能である．HAM と診断された RA 患者のリウマチ治療については，脳神経内科医師による症状や検査所見の経過観察結果に基づく意見を参考に行うことが望ましい．

解説

　HAM の診断がなされた場合のリウマチ治療について一定の見解はない．HAM の症状である歩行障害（歩行時の足のもつれ，足のつっぱり感や脱力感）や排尿障害（尿の回数が多くなったり，逆に尿の出が悪くなったりなど），排便障害（便をうまく出せないなど），神経学的診察でみられる両下肢の腱反射の亢進，下肢痙性不全麻痺などは RA の症状と類似点もあるので，注意する．ステロイドは HAM の治療薬としても用いられることから，通常の使用方法であれば問題はないと考えられる．生物学的製剤である TNF 阻害療法は脱髄性神経疾患を合併する RA では禁忌である．HAM は脱髄性疾患とはいえないが，治療に際しては脳神経内科医への相談が望ましい．また，HAM 合併 RA 患者に IL-6 レセプター阻害療法を行ったあと，HAM や HU/HAU の増悪がみられた症例が報告されている[1]．しかし大規模な検討はなされておらず，その他の抗リウマチ薬が HAM に及ぼす影響についても未確定である．HAM 合併 RA 患者の治療については，脳神経内科医師による症状や検査所見の経過観察結果に基づく意見を参考に，慎重な検討とフォローアップを行うことが望ましい．

今後の研究課題

　MTX，生物学的製剤，タクロリムスや JAK 阻害薬の HAM に対する影響についての報告は少なく，さらなる臨床研究が必要である．

引用文献

1) Terada Y, Kamoi K, Ohno-Matsui K, et al. Treatment of rheumatoid arthritis with biologics may exacerbate HTLV-1-associated conditions: A case report. Medicine (Baltimore) 2017; **96**: e6021

Q5

HU/HAU 既往（合併を含む）の RA 患者に抗リウマチ薬治療を行ってもよいか

回答

一部制限があるが，実施可能である．HU/HAU と診断された RA 患者のリウマチ治療については，眼科医師による症状や検査所見の経過観察結果に基づく意見を参考に行うことが望ましい．

解説

HU/HAU の診断がなされた場合のリウマチ治療について一定の見解はない．HU/HAU では通常，飛蚊症（眼の前に虫やゴミが飛んでいるようにみえる）や霧視（かすんでみえる），あるいは視力の低下などがみられる．これらの症状は RA の関節外症状や RA に合併しやすいシェーグレン症候群などの症状と類似点もあるので，注意する．ステロイドは HU/HAU の治療薬としても用いられることから[1]，通常の使用方法であれば問題はないと考えられる．しかし，HAM と HU/HAU が合併した RA 患者に生物学的製剤（IL-6 レセプター阻害薬）治療を行ったあと，HAM や HU/HAU の増悪がみられた症例が報告されている[2]．しかし大規模な検討はなされておらず，その他の抗リウマチ薬が HU/HAU に及ぼす影響については未確定である．HU/HAU 合併 RA 患者の治療においては，眼科医師による症状や検査所見の経過観察結果に基づく意見を参考に，慎重な検討とフォローアップを行うことが望ましい．

今後の研究課題

MTX，生物学的製剤，タクロリムスや JAK 阻害薬の HU/HAU に対する影響についての報告は少なく，さらなる臨床研究が必要である．

引用文献

1) Kamoi K, Mochizuki M. HTLV-1 uveitis. Front Microbiol 2012; **3**: 270
2) Terada Y, Kamoi K, Ohno-Matsui K, et al. Treatment of rheumatoid arthritis with biologics may exacerbate HTLV-1-associated conditions: A case report. Medicine (Baltimore) 2017; **96**: e6021

3

Q&A

Q6

HTLV-1 陽性の RA 患者において，抗リウマチ薬治療は HTLV-1 感染の活性化や HTLV-1 関連疾患（ATL，HAM，HU/HAU）の発症に影響を与えるか

回答

現時点で，抗リウマチ薬治療により HTLV-1 感染が活性化した事例や HTLV-1 関連疾患が発症しやすくなるというエビデンスはない．ただし，HTLV-1 感染者である限り，一定の確率で HTLV-1 関連疾患を発症する可能性がある．

解説

現時点では，B 型肝炎ウイルス陽性者に対する抗リウマチ薬治療などで報告されている *de novo* 肝炎の発症に相当するような HTLV-1 感染の活性化事例の報告はない．試験管内の実験で HTLV-1 感染細胞株に TNF 阻害薬を添加した場合も，プロウイルス量や関連遺伝子に変化がなかったという報告がある[1]．また，HTLV-1 陽性 RA 患者に抗リウマチ薬治療を行うことで ATL，HAM，HU/HAU の発症リスクが上昇するエビデンスはなく，生物学的製剤使用中の HTLV-1 陽性 RA 患者の経過をみた小規模研究では感染細胞数（プロウイルス量）などの変化もみられていない[2,3]．ただし，HTLV-1 感染者である限り，RA の合併や治療の有無にかかわらず，一定の確率で ATL，HAM，HU/HAU を発症する可能性がある．こうした点については抗リウマチ薬治療開始前に患者に説明することが望ましい．

今後の研究課題

HTLV-1 陽性 RA 患者における HTLV-1 関連疾患の罹患率や発症率などは不明であり，大規模な臨床研究が必要である．

引用文献

1) Fukui S, Nakamura H, Takahashi Y, et al. Tumor necrosis factor alpha inhibitors have no effect on a human T-lymphotropic virus type-I (HTLV-I)-infected cell line from patients with HTLV-I-associated myelopathy. BMC Immunol 2017; **18**: 7

2) Umekita K, Umeki K, Miyauchi S, et al. Use of anti-tumor necrosis factor biologics in the treatment of rheumatoid arthritis does not change human T-lymphotropic virus type 1 markers: a case series. Mod Rheumatol 2015; **25**: 794-797

3) Umekita K, Hashiba Y, Kariya Y, et al. The time-sequential changes of risk factors for adult T-cell leukemia development in human T-cell leukemia virus-positive patients with rheumatoid arthritis: a retrospective cohort study. Mod Rheumatol 2018; **25**: 1-7

Q7

HTLV-1 陽性（ATL，HAM，HU/HAU 非合併）の RA 患者に抗リウマチ薬治療を
行ってもよいか

回答

　実施可能である．ATL，HAM，HU/HAU の合併がない場合，HTLV-1 陽性を理由に使用で
きない抗リウマチ薬はない．

解説

　現在のところ，HTLV-1 感染者において，特定の薬剤による有害事象や ATL などの HTLV-1
関連疾患が増加するというエビデンスはない．また，特定の薬剤がほかの薬剤に比べて HTLV-
1 陽性 RA に対する効果が異なるかどうかも判明しておらず，更に検討が必要な課題である．た
だし，生物学的製剤，タクロリムスや JAK 阻害薬は添付文書上，リンパ腫などの悪性腫瘍発生
に十分注意すべき薬剤である．また，HTLV-1 感染者は抗リウマチ薬治療の有無にかかわらず，
HTLV-1 関連疾患を発症するリスクがあるため，抗リウマチ薬治療を行っている間，常に HTLV-
1 関連疾患の発症に注意が必要である．

今後の研究課題

　HTLV-1 陽性 RA 患者に対する抗リウマチ薬療法の有効性および安全性に関する大規模な臨
床研究が必要である．

引用文献
　なし

3

Q&A

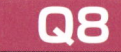

HTLV-1 の感染は RA 患者の抗リウマチ薬治療効果に影響するか

回答

現時点で，HTLV-1 感染が RA の治療効果に影響を与えるかどうかは不明である．

解説

　これまでのところ，HTLV-1 陽性 RA と陰性 RA で治療効果を比較した研究は限られたものしかない．TNF 阻害薬の効果について 2 つの症例比較研究があり，HTLV-1 陽性 RA 患者では陰性 RA 患者よりも治療効果が得られにくかったと報告されている [1,2]．しかしこの結果は HTLV-1 陽性 RA 患者において TNF 阻害薬の効果がそれ以外の生物学的製剤よりも劣るということを意味しない．このため，この結果だけから HTLV-1 陽性 RA 患者における TNF 阻害薬の位置づけを決めることはできない．また，HTLV-1 陽性 RA 患者は陰性 RA 患者に比べて，その他の抗リウマチ薬においても効果が異なるかどうかは不明である．このため HTLV-1 感染が RA の治療効果に及ぼす影響については更に検討が必要である．現在のところ HTLV-1 陽性 RA 患者に対して陰性 RA 患者とは異なる治療を行うべきであるというエビデンスはなく，HTLV-1 関連疾患の発症に注意しながら，通常の治療を行ってよいと考えられる．

今後の研究課題

　HTLV-1 陽性 RA 患者に対する抗リウマチ薬療法の有効性および安全性に関する大規模な臨床研究が必要である．

引用文献

1）　Umekita K, Hidaka T, Miyauchi S, et al. Treatment with anti-tumor necrosis factor biologic agents in human T lymphotropic virus type I-positive patients with rheumatoid arthritis. Arthritis Care Res (Hoboken) 2014; **66**: 788-792
2）　Suzuki T, Fukui S, Umekita K, et al. Brief Report: Attenuated Effectiveness of Tumor Necrosis Factor Inhibitors for Anti-Human T Lymphotropic Virus Type I Antibody-Positive Rheumatoid Arthritis. Arthritis Rheumatol 2018; **70**: 1014-1021

Q9

HTLV-1 陽性（ATL，HAM，HU/HAU 非合併）の RA 患者において，HTLV-1 プロウイルス量を測定すべきか

回答

すべての HTLV-1 陽性 RA 患者にプロウイルス量測定を行うべきであるというエビデンスはない．また（2019 年 4 月現在），プロウイルス量測定は臨床検査としては行えず，研究検査としてのみ可能である．

解説

HTLV-1 が感染するとリンパ球のゲノムにウイルス遺伝子が組み込まれ，プロウイルスとして存在・維持される．B 型肝炎ウイルスなどと異なり，血清（血漿）中にはほとんどウイルスを検出できないが，HTLV-1 感染者の末梢血液リンパ球からは PCR 法により HTLV-1 遺伝子を検出することが可能である．定量的に HTLV-1 遺伝子を測定したものをプロウイルス量と言い，コピー数として表現する．HTLV-1 は多くの場合，1 感染細胞あたり 1 コピーのプロウイルスが存在するため，プロウイルス量は一般に HTLV-1 感染細胞数を意味する．HTLV-1 のプロウイルス量測定は PCR 法を用いて可能であるが，一般の臨床検査としては行えない（2019 年 4 月現在）．

一般の HTLV-1 感染者において HTLV-1 プロウイルス量が高いことは ATL や HAM の発症危険因子であることが知られている[1,2]．また，リウマチ治療中に ATL を発症した RA 患者では発症前の HTLV-1 プロウイルス量が高かったという症例報告もある[3]．ATL や HAM の濃厚な家族歴が判明しているなど特にプロウイルス量測定が必要と思われる場合や患者にプロウイルス量の検査希望がある場合は，患者の同意のもと，HTLV-1 感染者の大規模疫学研究組織である JSPFAD（Joint Study on Predisposing Factors of ATL Development）に参加している医療機関（http://www.htlv1.org/index.html）に紹介し，研究として測定することが可能である．

今後の研究課題

プロウイルス量を含めた HTLV-1 関連疾患の発症予測が可能となれば，上記の考え方が変化する可能性が考えられる．そのため，プロウイルス量に加えて，ATL など HTLV-1 関連疾患の発症ハイリスク群を同定するバイオマーカーの開発研究が望まれる．

引用文献

1) Iwanaga M, Watanabe T, Utsunomiya A, et al. Joint Study on Predisposing Factors of ATL Development investigators. Human T-cell leukemia virus type I (HTLV-1) proviral load and disease progression in asymptomatic HTLV-1 carriers: a nationwide prospective study in Japan. Blood 2010; **116**: 1211-1219

2) Nagai M, Usuku K, Matsumoto W, et al. Analysis of HTLV-I proviral load in 202 HAM/TSP patients and 243 asymptomatic HTLV-I carriers: high proviral load strongly predisposes to HAM/TSP. J Neurovirol 1998; **4**: 586-593

3) Hashiba Y. Hidaka T, Umekita K, et al. Remission of chronic type ATL in a patient with rheumatoid arthritis after withdrawing methotrexate and infliximab combination therapy: a case report. Modern Rheumatology Case Report. 2017; https://doi.org/10.1080/24725625.2017.1372060 ［Accessed 2019.01.14］

3
Q&A

Q10

HTLV-1 感染が判明していない RA 患者において，全例に HTLV-1 抗体検査を行うべきか

回答

すべての RA 患者に HTLV-1 抗体検査を行うべきであるというエビデンスはない．ただし，HTLV-1 関連疾患（ATL，HAM，HU/HAU）の発症が疑われる場合や患者本人から検査の希望がある場合は HTLV-1 抗体検査を行うことが望ましい．

解説

日本に居住する約 100 万人の HTLV-1 キャリアのうち，RA の一般罹患率 0.5% から推定される HTLV-1 陽性 RA 患者は 5,000 人程度であり，約 70 万人と推定される RA 患者の多くは HTLV-1 陰性であることが予想される．したがって，HTLV-1 抗体検査を RA 患者すべてに実施することに臨床的意義を見出すことは難しい．HTLV-1 感染者であることが判明した場合にも，HTLV-1 感染を直接治療する薬剤（抗ウイルス薬）や ATL，HAM，HU/HAU 発症を予防する方法は確立されておらず，この点が免疫学的治療を行う場合に推奨されている B 型肝炎ウイルス検査などと大きく異なる．このため現時点で RA 患者全例に HTLV-1 抗体検査を行う必要があるというエビデンスはない．

ただし，ATL，HAM，HU/HAU などの発症が疑われる場合は，HTLV-1 抗体検査を行う．また，ATL や HAM，HU/HAU の家族歴などから HTLV-1 感染が強く疑われる例で，患者本人の検査の希望がある場合は HTLV-1 抗体検査を行ってもよいと考えられる．

今後の研究課題

HTLV-1 陽性の RA 患者が，HTLV-1 陰性 RA 患者と比べて生命予後や機能予後が悪いかどうか，また無症候性 HTLV-1 キャリアと比べて ATL などの HTLV-1 関連疾患の発症リスクが高いかどうかなどの実態を明らかにする大規模な臨床研究が必要である．また，HTLV-1 に対する抗ウイルス療法や HAM，HU/HAU，ATL の発症予防法などの開発研究が望まれる．

引用文献
なし

3. 臓器移植における HTLV-1 感染への対応に関するQ&A

　HTLV-1 感染は，ATL・HAM・HU/HAU といった生命予後および QOL に重大な影響を及ぼす疾患を引き起こす可能性があるため，臓器移植診療においても注意が必要である．特に，悪性腫瘍である ATL を合併している場合には臓器移植は禁忌であり，移植前の除外が重要である．一方，HAM および HU/HAU は移植の可否に直接的には影響しないが，日常臨床においては臨床症状に注意し，合併が疑われる場合には脳神経内科（HAM）や眼科（HU/HAU）との連携が必要である（第 1 章 1.4［p.8］参照）．ここでは，生体臓器移植候補者（腎移植・肝移植・肺移植・小腸移植のドナーおよびレシピエント）における HTLV-1 感染のスクリーニングから移植の可否，更に移植後のフォローアップに関して留意すべき要点を，HTLV-1 陽性臓器移植候補者の診療アルゴリズム（図 3-3）として示し，診療において特に重要なポイントを Q&A 形式で

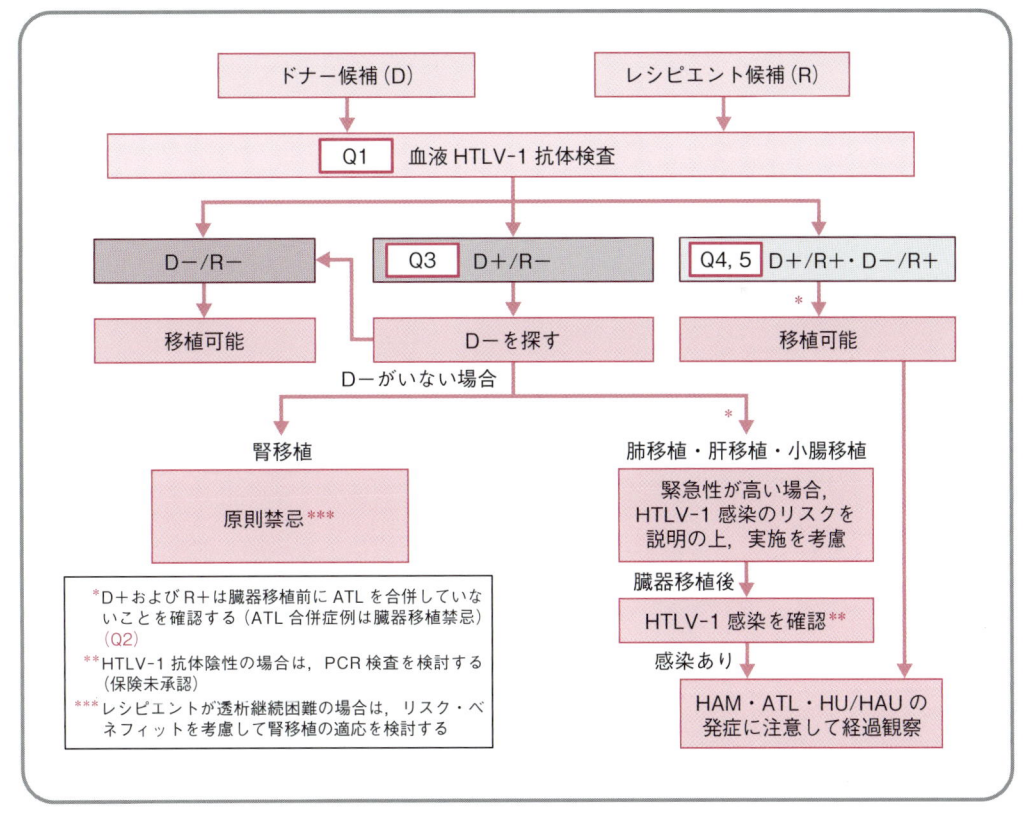

図 3-3　HTLV-1 陽性臓器移植候補者の診療アルゴリズム（生体）
　Q1. 血液 HTLV-1 抗体検査：まずスクリーニング検査（CLEIA, CLIA, ECLIA, PA 法のいずれか）を行い，陰性の場合は感染なしと診断する．陽性の場合は確認検査（ウエスタンブロット法もしくはラインブロット法）を行い陽性の場合は HTLV-1 感染ありと診断する．ウエスタンブロット法もしくはラインブロット法で判定保留の場合は核酸検査（PCR 法：保険未承認）を検討する（第 1 章 1.3.2［p.5］参照）．
　Q2. ATL を合併していないことの確認方法：第 1 章 1.6［p.26］および第 3 章 4-Q1［p.118］参照）
　注：死体移植（全臓器）および生体膵臓移植では，HTLV-1 感染ドナーからの移植は禁忌となっており，ガイドラインに従って，D+/R-および D+/R+移植は行わない（D-/R+移植は可能）

解説した．なお，死体臓器移植および生体膵臓移植では，HTLV-1 陽性ドナーからの臓器提供は禁忌と記載されているため，本アルゴリズムでは扱わない．

Q1：臓器移植希望のドナーおよびレシピエントに対して HTLV-1 検査を行うべきか

Q2：HTLV-1 陽性の臓器移植ドナーおよびレシピエントに対して，臓器移植前に ATL スクリーニング検査を行うべきか

Q3：HTLV-1 陽性ドナーから陰性レシピエントへの臓器移植は行ってもよいか

Q4：HTLV-1 陽性ドナーから陽性レシピエントへの臓器移植は行ってもよいか

Q5：HTLV-1 陰性ドナーから陽性レシピエントへの臓器移植は行ってもよいか

Q1

臓器移植希望のドナーおよびレシピエントに対して HTLV-1 検査を行うべきか

回答

臓器移植希望のドナーおよびレシピエントに対して HTLV-1 検査を行うことが望ましい.

解説

　日本国内の HTLV-1 感染者数は約 100 万人と推定されており，世界的に見ても感染率が高い[1].
　日本国内の腎移植症例の全国調査により，D（＋）→R（－）腎移植レシピエントの 87.5%が HTLV-1 に新規感染し，40%が HAM を発症していたこと，一方で移植前から HTLV-1 陽性のレシピエントでは腎移植後の HAM の発症率は高くないことが報告されている[2]. 腎移植以外の情報は乏しいが，HTLV-1 感染率の高い日本において，臓器移植前の HTLV-1 検査は移植後の HAM 発症の危険性を評価するうえで重要であり，実施することが望ましい.

今後の研究課題

　臓器移植ドナーおよびレシピエント候補者における HTLV-1 感染率や，臓器移植後の HTLV-1 関連疾患発症者数や発症リスクを明らかにする研究が必要ある.

引用文献

1) Satake M, Yamaguchi K, Tadokoro K. Current prevalence of HTLV-1 in Japan as determined by screening of blood donors. J Med Virol 2012; **84**: 327-335
2) Yamauchi J, Yamano Y, Yuzawa K. Risk of human T-cell leukemia virus type 1 infection in kidney transplantation. N Engl J Med 2019; **380** 296-298

3

Q&A

Q2

HTLV-1 陽性の臓器移植ドナーおよびレシピエントに対して，臓器移植前に ATL スクリーニング検査を行うべきか

回答

　HTLV-1 陽性の臓器移植ドナーおよびレシピエントに対して，臓器移植前に ATL スクリーニング検査を行うことが望ましい.

解説

　固形臓器の移植ガイドラインにおいて，悪性腫瘍を有するドナーからの臓器移植，および悪性腫瘍を有するレシピエントへの臓器移植は禁忌である[1~8]. HTLV-1 感染者の一部はすでに ATL を発症している可能性があるため，HTLV-1 感染が判明した場合には，移植前に ATL のスクリーニング検査を行うことが望ましい（スクリーニング方法は，第 1 章 1.6［p.26］および第 3 章 4-Q1［p.118］参照）.

　Yoshizumi らの報告によると，HTLV-1 陽性レシピエントに対する肝移植 82 例において，5 例に ATL を認め，そのうち 3 例は移植から 1 年以内に ATL を発症し死亡していた[9]. 移植から ATL 発症までの期間が極めて短いことから，移植前にすでに ATL を発症していた，もしくは ATL に近い状態であった可能性も否定できず，ATL スクリーニングの重要性を示唆している. また，ATL を発症した 5 例全例で肝不全の原疾患が劇症肝不全であったため，劇症肝不全の場合には ATL に対する注意が特に必要となる可能性がある.

今後の研究課題

　HTLV-1 陽性臓器移植ドナーおよびレシピエント候補者における，ATL の合併率を明らかにする研究が必要である. また，ATL 合併症例を効率よく抽出するための，精度の高い ATL 診断方法の開発が望まれる.

※参考：HTLV-1 陽性ドナーからの造血幹細胞移植における，ドナーに対する ATL スクリーニング

　造血幹細胞移植において HTLV-1 感染者はドナー不適格であるが[10]，ATL に対する治療においてのみ HTLV-1 陽性血縁者をドナーとする造血幹細胞移植が認められている[11]. HTLV-1 陽性ドナーから造血幹細胞移植を受けたレシピエントが，ドナーの HTLV-1 感染細胞由来と考えられる ATL を発症した症例が報告されている[12,13]. そのため，成人 T 細胞白血病・リンパ腫造血細胞移植ガイドライン（日本造血細胞移植学会，2018 年 2 月）では，HTLV-1 陽性ドナーからの造血幹細胞移植を行う場合には，末梢血のサザンブロット解析（保険未承認）でドナーにモノクローナル/オリゴクローナルな HTLV-1 感染細胞が検出されないことを確認することが推奨されている[3].

引用文献

1) 臓器提供者（ドナー）適応基準. 日本臓器移植ネットワーク
http://www.jotnw.or.jp/jotnw/law_manual/pdf/DonorAdjustmentStandard.pdf〔Accessed 2019.01.14〕
2) 生体腎移植のドナーガイドライン. 日本移植学会
http://www.asas.or.jp/jst/pdf/manual/008.pdf〔Accessed 2019.01.14〕
3) 生体腎移植ガイドライン. 日本移植学会
http://www.asas.or.jp/jst/pdf/guideline_002jinishoku.pdf〔Accessed 2019.01.14〕
4) 生体肝移植ガイドライン. 日本移植学会
http://www.asas.or.jp/jst/pdf/guideline_001kanishoku.pdf〔Accessed 2019.01.14〕
5) 日本膵・膵島移植研究会生体膵臓移植ガイドライン. 日本移植学会
http://www.asas.or.jp/jst/pdf/guideline_004.pdf〔Accessed 2019.01.14〕
6) 生体部分肺移植ガイドライン. 日本移植学会
http://www.asas.or.jp/jst/pdf/guideline_003haiishoku.pdf〔Accessed 2019.01.14〕
7) 日本小腸移植研究会生体小腸移植実施指針. 日本移植学会
http://www.asas.or.jp/jst/pdf/info_20180401.pdf?isbn=9784307470421〔Accessed 2019.01.14〕
8) 2016 年版心臓移植に関する提言. 日本循環器学会ほか
http://www.j-circ.or.jp/guideline/pdf/JCS2016_isobe_h.pdf〔Accessed 2019.01.14〕
9) Yoshizumi, T, Takada, Y, Shirabe, K, et al. Impact of human T-cell leukemia virus type 1 on living donor liver transplantation: a multi-center study in Japan. J Hepatobiliary Pancreat Sci 2016; **23**: 333-341
10) 公益社団法人日本骨髄バンク　ドナー適格性判定基準（2018.10.15）
https://www.jmdp.or.jp/medical/work/qualification.html〔Accessed 2019.01.14〕
11) 日本造血細胞移植学会（編）. 造血細胞移植ガイドライン成人 T 細胞白血病・リンパ腫，2018: p.8
12) Tamaki H, Matsuoka M. Donor-Derived T-Cell Leukemia after Bone Marrow Transplantation. N Engl J Med 2006; **354**: 1758-1759
13) Nakamizo A, Akagi Y, Amano T, et al. Donor-derived adult T-cell leukaemia. Lancet 2011; **377** (9771): 1124

3
Q
&
A

Q3

HTLV-1 陽性ドナーから陰性レシピエントへの臓器移植は行ってもよいか

回答

　原則として，HTLV-1 陽性ドナーから陰性レシピエントへの臓器移植は行わないことが望ましい．

解説

　D（＋）→R（−）腎移植および肝移植後のレシピエントが移植後短期間で HAM を発症し，HAM の特徴である歩行障害が急速に進行した症例が複数例報告されている[1]．日本国内の全国調査（腎移植）では，D（＋）→R（−）生体腎移植レシピエントの 40%（10 名中 4 名）に HAM の発症を認めた（第 1 章 1.7.3［p.30］参照）[2]．また，一般に HTLV-1 の水平感染による ATL の発症リスクは低いといわれているが[3]，D（＋）→R（−）腎移植後に ATL を発症した症例も報告されており[4]，ATL を発症する可能性がまったくないわけではない．以上から，D（＋）→R（−）では高率に HAM を発症する可能性があり，頻度は不明だが ATL を発症する可能性もあると考えられる．

　以上のリスクを考慮すると，腎移植においては D（＋）→R（−）移植は行うべきではなく，HTLV-1 陰性ドナーを探すことが望ましい．なお，透析療法があるため末期腎不全患者の生存にとって腎移植は必須の治療法ではないが，透析困難症など透析療法の継続が極めて困難な症例も存在するので，そのような症例で D（−）がいない場合には，HTLV-1 感染のリスクと腎移植によって得られるベネフィットを考慮し，腎移植の適応を慎重に判断する必要がある．腎移植を行う場合には，HAM，ATL および HU/HAU を発症する可能性があることを患者に説明する（第 1 章 1.7.3［p.30］参照）．

　腎移植以外の D（＋）→R（−）臓器移植については，そのリスクに関する情報は乏しいが，腎移植同様のリスクがある可能性が考えられるので，可能であれば D（−）を探すのが望ましい．しかし，腎臓以外の臓器には透析療法のような代替療法が存在せず時間的な余裕がない場合も多い．したがって，リスクを説明の上，救命目的に D（＋）→R（−）臓器移植を行うことは許容されると考えられる．

　D（＋）→R（−）臓器移植を行ったあと，レシピエントが HTLV-1 に感染したにもかかわらず，免疫抑制薬の影響により長期に抗 HTLV-1 抗体が検出されない症例が報告されている[4]．そのような症例がどの程度存在するのかは不明であるが，抗 HTLV-1 抗体検査では感染を見逃す可能性があるので，抗 HTLV-1 抗体検査が陰性であっても核酸検査（PCR 検査）を行うことが望ましい（保険未承認）．PCR 検査については，HTLV-1 陽性臓器移植レジストリを構築中で，その研究にて測定可能となる予定である（2019 年 4 月現在）．レジストリ構築前に PCR 検査を希望する場合は，厚生労働省研究班の活動として，研究目的で測定を受け付けている聖マリアンナ医科大学 難病治療研究センターへ測定を依頼することが可能である（第 1 章 2.22.2［p.64］参照）．

今後の研究課題

D（+）→R（-）臓器移植によるレシピエントの HTLV-1 感染率，移植後の HTLV-1 関連疾患発症率，生存率および QOL を明らかにする，より大規模の研究が必要である．また，HTLV-1 キャリアに対する免疫抑制薬の影響と，最適な免疫抑制療法を明らかにする研究が必要である．更に，臓器移植による HTLV-1 感染を予防する治療法の開発が望まれる．

引用文献

1) Ramanan P, Deziel PJ, Norby SM, et al. Donor-transmitted HTLV-1-associated myelopathy in a kidney transplant recipient-case report and literature review. Am J Transplant 2014; **14**: 2417-2421
2) Yamauchi J, Yamano Y, Yuzawa K. Risk of human T-cell leukemia virus type 1 infection in kidney transplantation. N Engl J Med 2019; **380** 296-298
3) Iwanaga, M, Watanabe T, Yamaguchi K. Adult T-cell leukemia: a review of epidemiological evidence. Front Microbiol 2012; **3**: 322
4) Glowacka I, Korn K, Potthoff SA, et al. Delayed seroconversion and rapid onset of lymphoproliferative disease after transmission of human t-cell lymphotropic virus type 1 from a multiorgan donor. Clin Infect Dis 2013; **57**: 1417-1424

3
Q
&
A

Q4

HTLV-1 陽性ドナーから陽性レシピエントへの臓器移植は行ってもよいか

回答

HTLV-1 陽性ドナーから陽性レシピエントへの臓器移植は行ってもよいと考えられる.

解説

HTLV-1 陽性レシピエントは，臓器移植の有無にかかわらず将来的に HAM，ATL および HU/HAU を発症する可能性があるが，移植により明らかに発症率が上昇するというデータは現在のところ得られていない.

腎移植については，日本国内の全国調査で D（＋）→R（＋）腎移植 30 例において HAM および ATL の発症は認めなかった[1]. また，複数の症例集積報告でも HAM や ATL の発症は報告されていない[2~6]. D（＋）→R（＋）では D（＋）→R（−）と異なり HAM の発症は多くないようである. 長期間の追跡調査データはないが，現在のところ D（＋）→R（＋）腎移植を禁忌とするエビデンスはなく，実施可能と考えられる.

腎移植以外の臓器移植においては，Yoshizumi らの報告によると D（＋）→R（＋）肝移植 12 症例のうち 1 例に HAM を，2 例に ATL を発症している[7]. 症例数が少ないため，発症率の評価は困難であるが，肝不全の生命予後が不良であることを考慮すると，肝移植を行うことは許容されると考えられる. その他の臓器移植における HTLV-1 のリスクに関するデータはないが，肝移植と同様，救命の観点から移植が必要な場合には移植を行うことは許容されると考えられる.

ただし，臓器移植の有無にかかわらず将来的に HAM や ATL および HU/HAU を発症する可能性があること，HTLV-1 感染に対する臓器移植の影響は現在のところ明らかになっていないことを患者に説明することが望ましい.

今後の研究課題

D（＋）→R（＋）臓器移植の安全性を明らかにするための，長期的な症例集積研究が必要である. また，D（＋）→R（＋）臓器移植の安全性が証明されれば，死体移植で禁忌とされている HTLV-1 陽性ドナーからの臓器移植を，HTLV-1 陽性レシピエントに限って実施可能となり，ドナーの拡大につながる. また，HTLV-1 陽性レシピエントに対する免疫抑制薬の影響と，最適な免疫抑制療法を明らかにする研究が必要である.

引用文献

1) Yamauchi J, Yamano Y, Yuzawa K. Risk of human T-cell leukemia virus type 1 infection in kidney transplantation. N Engl J Med 2019; **380** 296-298
2) 新垣義孝, 宮里義久, 中村信之ほか. 腎移植と HTLV-1（human T-lymphotropic virus-type 1）. 今日の移植 1995; **8**: 119-122
3) Nakamura N, Arakaki Y, Sunagawa H, et al. Influence of immunosuppression in HTLV-1-positive renal transplant recipients. Transplant Proc 1998; **30**: 1324-1326
4) Nakamura N, Tamaru S, Ohshima K, et al. Prognosis of HTLV-I-positive renal transplant recipients. Transplant Proc 2005; **37**: 1779-1782

5) Naghibi O, Nazemian F, Naghibi M, et al. Prognosis of HTLV-1 positive renal transplant recipients in Iran. Saudi J Kidney Dis Transpl 2011; **22**: 670-674

6) Shirai H, Suzuki M, Tomita Y, et al. Renal transplantation in patients with human T-cell lymphotropic virus type 1. Transplant Proc 2012; **44**: 83-86

7) Yoshizumi T, Takada Y, Shirabe K, et al. Impact of human T-cell leukemia virus type 1 on living donor liver transplantation: a multi-center study in Japan. J Hepatobiliary Pancreat Sci 2016; **23**: 333-341

3
Q
&
A

Q5

HTLV-1 陰性ドナーから陽性レシピエントへの臓器移植は行ってもよいか

回答

HTLV-1 陰性ドナーから陽性レシピエントへの臓器移植は行ってもよいと考えられる.

解説

HTLV-1 陽性レシピエントは,臓器移植の有無にかかわらず将来的に HAM,ATL および HU/HAU を発症する可能性があるが,移植により明らかに発症率が上昇するというデータは現在のところ得られていない.

腎移植については,日本国内の全国調査で D（−）→R（＋）腎移植 59 例のうち 1 例にのみ HAM および ATL の発症を認めた[1]. また,複数の症例集積報告では HAM や ATL の発症は報告されていない[2~7]. 長期間の追跡調査データはないが,現在のところ D（−）→R（＋）腎移植は実施可能と考えられる.

腎移植以外の臓器移植においては,Yoshizumi らの報告によると D（−）→R（＋）肝移植 70 症例のうち 1 例に HAM,3 例に ATL の発症を認めた[8]. 肝移植後に特に発症率が高いというデータはなく,肝移植を行うことは許容されると考えられる. その他の臓器移植における HTLV-1 のリスクに関するデータはないが,救命の観点から移植が必要な場合には移植を行うことは許容されると考えられる.

ただし,臓器移植の有無にかかわらず将来的に HAM,ATL および HU/HAU を発症する可能性があること,HTLV-1 感染に対する臓器移植の影響は現在のところ明らかになっていないことを患者に説明することが望ましい.

今後の研究課題

HTLV-1 陽性レシピエントへの臓器移植の安全性を明らかにするための,長期的な症例集積研究が必要である. また,HTLV-1 陽性レシピエントに対する免疫抑制薬の影響と,最適な免疫抑制療法を明らかにする研究が必要である.

引用文献

1) Yamauchi J, Yamano Y, Yuzawa K. Risk of human T-cell leukemia virus type 1 infection in kidney transplantation. N Engl J Med 2019; **380** 296-298
2) 新垣義孝, 宮里義久, 中村信之ほか. 腎移植と HTLV-1（human T-lymphotropic virus-type 1）. 今日の移植 1995; **8**: 119-122
3) Nakamura N, Arakaki Y, Sunagawa H, et al. Influence of immunosuppression in HTLV-1-positive renal transplant recipients. Transplant Proc 1998; **30**: 1324-1326
4) Nakamura N, Tamaru S, Ohshima K, et al. Prognosis of HTLV-I-positive renal transplant recipients. Transplant Proc 2005; **37**: 1779-1782
5) Tanabe, K, Kitani, R, Takahashi, K, et al. Long-term results in human T-cell leukemia virus type 1-positive renal transplant recipients. Transplant Proc. 1998; 30: 3168-3170
6) Naghibi O, Nazemian F, Naghibi M, et al. Prognosis of HTLV-1 positive renal transplant recipients in Iran. Saudi J Kidney Dis Transpl 2011; **22**: 670-674
7) Shirai H, Suzuki M, Tomita Y, et al. Renal transplantation in patients with human T-cell lymphotropic virus type 1. Transplant Proc 2012; **44**: 83-86

8) Yoshizumi T, Takada Y, Shirabe K, et al. Impact of human T-cell leukemia virus type 1 on living donor liver transplantation: a multi-center study in Japan. J Hepatobiliary Pancreat Sci 2016; **23**: 333-341

4. ATL のスクリーニング検査に関する Q&A

Q1

HTLV-1 感染者において，ATL のスクリーニング検査はどのような項目を行うべきか

回答

　内科的診察とともに，血液像を含む血算，LDH を含む肝機能，腎機能，血中カルシウム濃度などを含む一般生化学検査などによるスクリーニングを実施する.

解説

　抗 HTLV-1 抗体陽性者に対する ATL 発症の診断は，病型分類である下山分類を参照してなされる（第 1 章 1.5.1 表 1-1［p.11］参照）. 下山分類では，ATL は急性型，リンパ腫型，慢性型，くすぶり型の 4 病型に分類され，このうち急激な経過をとる急性型，リンパ腫型および予後不良慢性型 ATL は aggressive ATL，比較的緩慢な経過をとるくすぶり型と予後不良因子を持たない慢性型 ATL は indolent ATL と呼ばれる. 最も経過が穏やかな，くすぶり型の診断においては末梢血液像で異常リンパ球が 5% 以上認められる，あるいは ATL に特徴的な皮膚病変（生検による確認が必要）の存在がキーポイントとなる. 慢性型の診断はリンパ球増加がキーポイントであり，血液検査で白血球増加および/またはリンパ球増加（4,000/mm^3 以上）を認める場合に疑う必要がある. リンパ腫型の場合はリンパ節腫脹が認められることで疑い，生検で確定診断を行うことになる. リンパ腫型は aggressive ATL であり，通常 LDH の上昇などの異常を伴う. 急性型は除外診断であり，ATL と診断された症例のうちくすぶり型，慢性型，リンパ腫型の定義に当てはまらないものと定義されるが，一般的には末梢血の異常リンパ球を伴う白血球増加，LDHの上昇，リンパ節腫脹や皮膚病変などにより発症が見逃される可能性は少ないと考えられる. これらを考慮すると ATL の合併の有無のスクリーニングとしては，身体所見の診察とともに，血液像を含む血算，LDH を含む肝機能，腎機能，血中カルシウム濃度などを含む一般生化学検査などを実施することが必要である. また，必要に応じて，胸部 X 線写真による縦郭リンパ節腫脹や肺野病変の有無のチェックも実施する. なお，異常リンパ球は機械式の血液像検査では検出できない場合があり，目視（鏡検）による血液像検査を実施することが望ましい. それ以上の検査については，ATL の発症が疑われるときに必要に応じて実施されるべきと考えられる.

今後の研究課題

　HTLV-1 感染者のなかでも，HTLV-1 プロウイルス量が高く，かつ HTLV-1 感染細胞のモノクローナルな増殖に加え，末梢血 CD4 陽性細胞の CADM1 陽性細胞率を Flow-cytometry 法で評価する解析[1]により，CADM1 陽性細胞の比率が高い場合は ATL の発症リスクが高い可能性が示唆されてきている[2]. そのため ATL 合併の評価のみではなく，ATL 発症ハイリスク群の評価法の確立も今後の検討課題と考えられる.

引用文献

1) Kobayashi S, Nakano K, Watanabe E, et al. CADM1 expression and stepwise downregulation of CD7 are closely associated with clonal expansion of HTLV-I-infected cells in adult T-cell leukemia/lymphoma. Clin Cancer Res 2014; **20**: 2851-2861
2) Kobayashi S, Watanabe E, Ishigaki T, et al. Advanced human T-cell leukemia virus type 1 carriers and early-stage indolent adult T-cell leukemia-lymphoma are indistinguishable based on CADM1 positivity in flow cytometry. Cancer Sci 2015; **106**: 598-603

3
Q
&
A

第4章
患者の価値観と意向について

1. HAM 診療ガイドライン 2019 策定のための患者の関心・価値観に関わる質問紙調査

　近年，患者の価値観や意向を踏まえた診療ガイドライン作成が求められている．診療ガイドラインの質を評価するツールである AGREE Ⅱに「患者の視点や希望が考慮されたか」という項目が設定されていることに象徴されるように，GRADE システム，米国医学研究所，Minds による診療ガイドライン作成の方法のいずれにおいても，診療ガイドラインを作成するにあたり，患者の価値観や希望の多様性を尊重することを推奨している[1〜4]．患者の意見を反映したガイドライン作成のためには，当事者を制作メンバーに含める，患者へのインタビューを実施する，などが推奨される[5,6]．

　そこで HAM 診療ガイドライン 2019 を策定するにあたり，患者の関心や治療・検査に対する価値観を明らかにすることを目的とし，HAM 患者を対象とした質問紙調査を実施することとした．

方法

　質問項目は，患者代表や HAM に関する各分野の専門家の意見をふまえて設定した．更に，HAM 患者会にて HAM 患者およびその家族 20 名に対してプレテストを実施し，回答のしやすさ，項目の重要性，他に取り入れたい項目について意見を集めた．それらの意見に基づいて項目や質問の配置順などを検討し，HAM に関する各分野の専門家の最終的な承認を得て，質問紙を確定した．

　2018 年 5 月 30 日までに HAM ねっとに登録された全国の HAM 患者 496 名に対し，無記名自記式質問紙を送付した．調査期間は 2018 年 5 月 30 日から 7 月 5 日とした．

　主な質問項目は，患者属性として性別，年齢，初発年齢，診断年齢を尋ねた．年齢と初発年齢の差を「罹患期間」，診断年齢と初発年齢の差を「診断前期間」とした．

　また，HAM およびその関連疾患とその検査方法への関心について，「非常に関心がある」「関心がある」「あまり関心がない」「全く関心がない」「質問がわからない」の 5 選択肢で尋ねた．

　更に，HAM の診療を受ける際に重視することを，症状の改善，副作用が少ないなど 11 の選択肢から 3 つ選択するよう尋ねた．また，現在の HAM の受診状況を尋ね，「受けている」と回答した者に対しては，HAM 診療の満足度を「満足」「やや満足」「やや不満」「不満」の 4 選択肢で尋ねた．HAM の治療方針の決定や治療目標の設定の現状と希望について，それぞれ「主治医が治療方針や治療目標を決定し，その治療を受ける」「主治医から治療方針や治療目標を聞き，話し合って治療法を決める」「主治医以外からも積極的に情報収集し，治療法を選択する」の 3 選択肢で尋ねた．図中においては，それぞれ「主治医が決定」「主治医と話し合い」「主治医以外からも情報収集」と表記した．

　健康状態については，EQ-5D-5L を用いて，「移動の程度」「身の回りの管理」「ふだんの活動」「痛み/不快感」「不安/ふさぎ込み」の 5 項目の健康状態をそれぞれ 5 水準で，今日の健康状態を VAS（0 から 100 までの目盛りのある線分に，今日の健康状態を示す尺度）で尋ねた．図中においては，評価項目それぞれの回答選択肢を，問題ない/ないといった状態を 1，極度にできな

いもしくはできない状態を 5 と順に数字を割り当てて表記した．更に，池田らの方法により[7] EQ-5D-5L から算出した値（死亡＝0，完全な健康＝1 とする比例尺度．以降，EQ-5D-5L スコア）を算出した．

治療や検査については，ステロイド内服，ステロイドパルス療法など 9 項目の治療法，血液検査など 3 項目の検査法の経験およびそれに対する抵抗感，有効感の有無を尋ねた．運動療法・リハビリテーションについては，経験と希望を尋ね，経験があると回答した者に対しては，その頻度と実施場所を尋ねた．

なお，HAM の受診時に迷ったことや疑問に思ったこと，HAM の診療に望んでいることについては，自由記載にて尋ねた．

集計にあたっては，無回答や不正回答を除外した割合を算出した．EQ-5D-5L スコアと VAS の相関係数を算出した．治療方針や治療目標の決定方針が診療満足度に与える影響を検討するため，診療満足度を従属変数とした重回帰分析を行った．また，各治療・検査の抵抗感に関連する要因を検討するため，各治療・検査の抵抗感を従属変数とし，各治療・検査の経験，有効感，診療時に重視する項目を独立変数としたロジスティック回帰分析を行った．解析は IBM SPSS statistics 22 を用い，有意水準は 5％とした．

本調査は，聖マリアンナ医科大学 生命倫理委員会での審査を受けたうえで実施した（承認番号：第 2044 号）．

調査は無記名で行い，質問紙に設けた調査協力への同意欄に同意のチェックが得られた回答のみ解析を行った．

結果

1）結果対象集団像

HAM ねっとに登録された全国 HAM 患者 496 名に対して質問紙を送付し，336 名からの回答を得た（回収率 67.7％）．調査協力同意欄にチェックのなかった 65 名を除外し，271 名を有効回答とした．調査対象者の性別は，男性が 24.3％，女性が 75.7％，平均年齢は 64.81 歳であった（表 4-1）．

表 4-1　基本情報

項目	n	n (%) / 平均値	標準偏差	最小値	最大値
性別：女性	268	203（75.7%）			
年齢	268	64.81	10.66	29	89
初発年齢	257	45.13	14.23	8	80
罹患期間（年）	257	19.76	10.61	1	47
診断年齢	265	51.22	12.92	10	81
診断前期間（年）	251	6.11	7.06	0	45

2）集計分析結果

（ア）HAM 患者が関心のある項目

HAM およびその関連疾患とその検査方法について，患者の関心度を図 4-1 に示した．HTLV-1 関連疾患のうち，HAM と HAM の発症検査方法には，それぞれ 98.5％，95.7％の者が，ATL と ATL の発症検査方法には，それぞれ 90.6％，88.7％の者が，HU/HAU と HU/HAU の発症検査方法には，それぞれ 82.6％，79.2％の者が「非常に関心がある」「関心がある」と回答した．

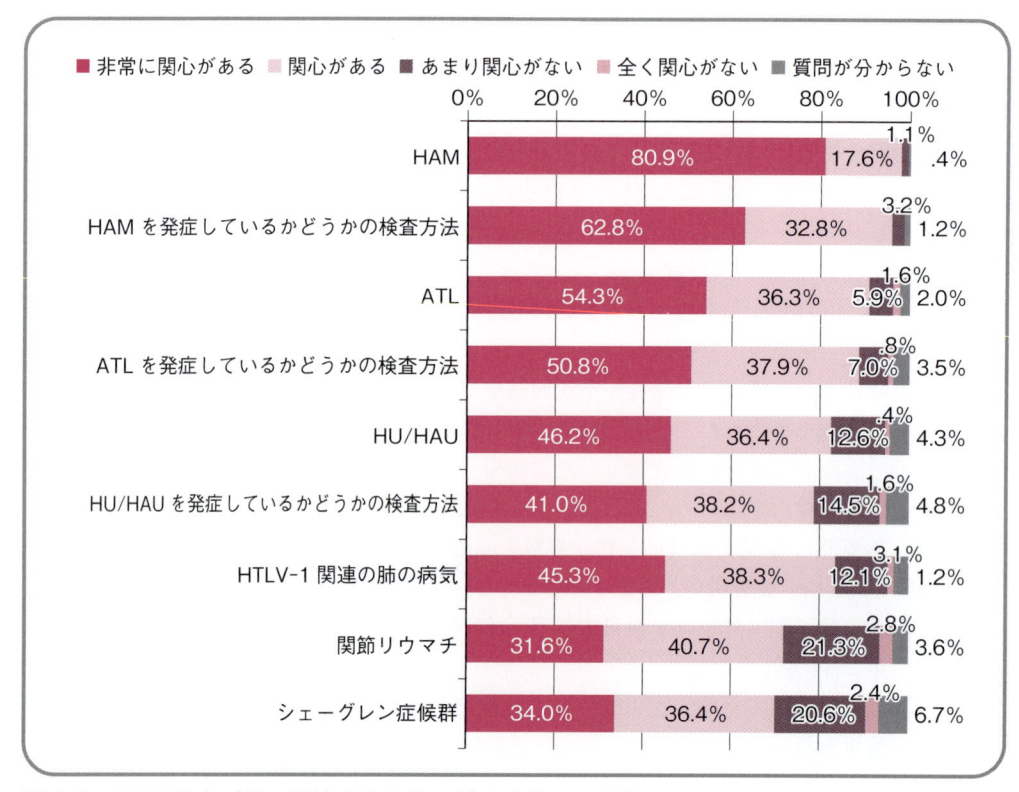

図 4-1　HAM およびその関連疾患とその検査方法への関心

（イ）HAM の診療満足度と重視する点，治療方針の決定および治療目標の設定の現状と希望

　現在，HAM の診療を受けていると回答した 251 名の診療満足度は，「満足」24.3%，「やや満足」40.1%，「やや不満」27.5%，「不満」8.1%であった．HAM の診療において重視する点は，上位 3 つが「症状の改善」85.1%，「医師に相談しやすい」43.7%，「専門性が高い医療」43.3%であった（図 4-2）．治療方針の決定および治療目標の設定の現状は，「主治医が治療方針や治療目標を決定し，その治療を受ける」29.3%，「主治医から治療方針や治療目標を聞き，話し合って治療法を決める」59.0%であり，「主治医以外からも積極的に情報収集し，治療法を選択する」11.7%であった．このうち現状と希望と一致していたのは，「主治医が治療方針や治療目標を決定し，その治療を受ける」45.7%，「主治医から治療方針や治療目標を聞き，話し合って治療法を決める」74.5%，「主治医以外からも積極的に情報収集し，治療法を選択する」67.9%であった（図 4-3）．

（ウ）EQ-5D-5L による健康状態

　移動の程度について，歩き回るのに問題がないと回答した者は 4.2%，歩き回ることができないと回答した者は 30.4%であった．身の回りの整理について問題ないと回答した者は 37.4%，できないと回答した者は 6.0%であった．普段の活動について問題ないと回答した者は 8.3%，できないと回答した者は 7.9%であった．痛み/不快感がないと回答した者は 15.8%，不快感があると回答した者は 3.4%であった．不安でもふさぎ込んでもいないと回答した者は 41.1%，極度に不安あるいはふさぎ込んでいると回答したものは 1.1%であった（図 4-4）．EQ-5D-5L の結

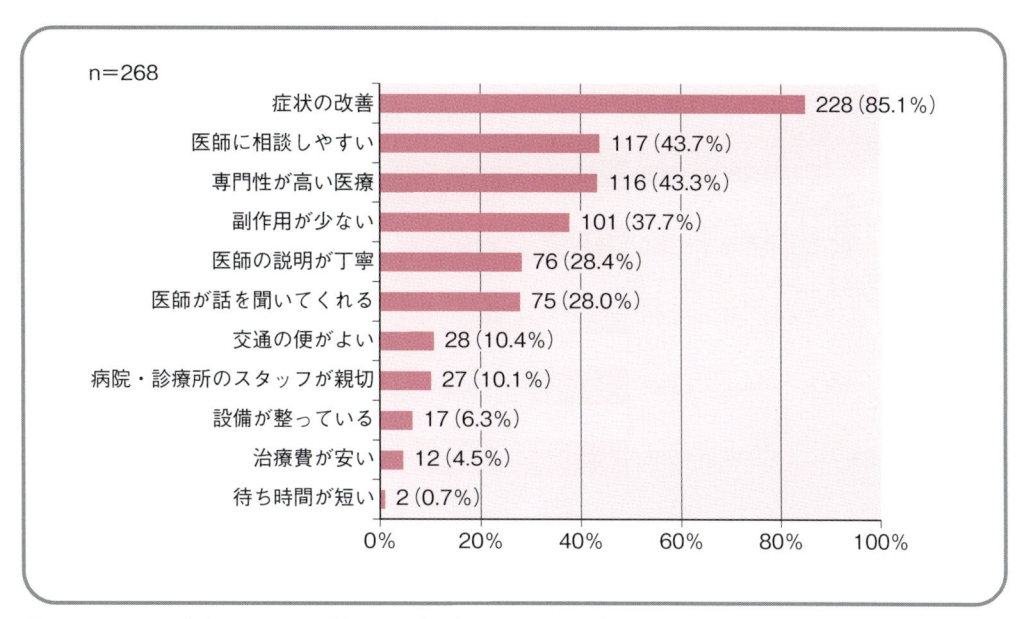

図 4-2　HAM 診療において重視する点（3 つまで回答）

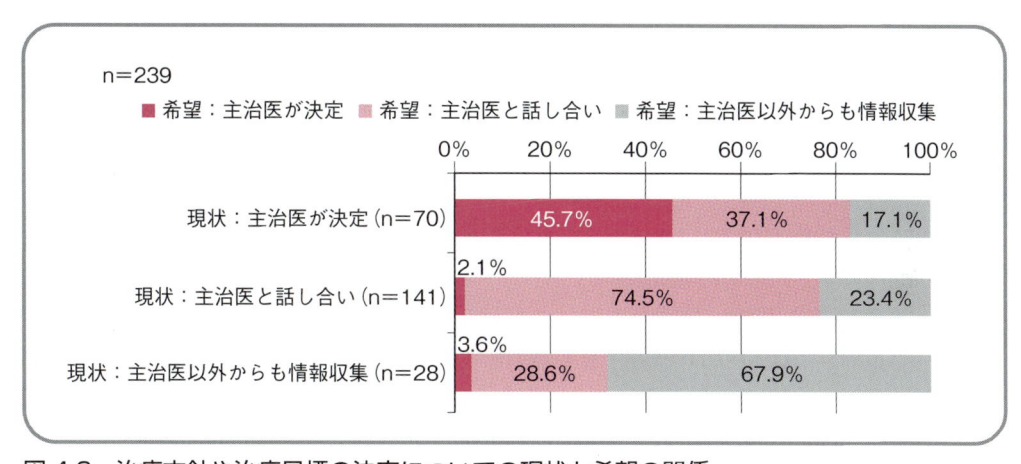

図 4-3　治療方針や治療目標の決定についての現状と希望の関係

果から算出した EQ-5D-5L スコアの平均値は 0.50，標準偏差は 0.20 であり，VAS の平均値は 51.74，標準偏差は 21.54，EQ-5D-5L スコアと VAS の相関係数は r＝0.512（p＜0.001）であった（表 4-2）.

（エ）治療や検査に対する経験と抵抗感，有効感

治療や検査の経験と抵抗感を表 4-3 に示した．ステロイド内服について，治療を現在受けていると回答した 142 名のうち「抵抗感あり」と回答した者は 50.7％，過去に治療を受けたことがあると回答した 60 名のうち「抵抗感あり」と回答した者は 60.0％であった．一方，治療を一度も受けたことがないと回答した 40 名のうち「抵抗感あり」と回答した者は 90.0％であった．

運動療法・リハビリテーションについては，現在受けていると回答した 129 名のうち「抵抗感あり」と回答した者は 9.3％，過去に受けたことがあると回答した 58 名のうち「抵抗感あり」

4

患者の価値観と意向

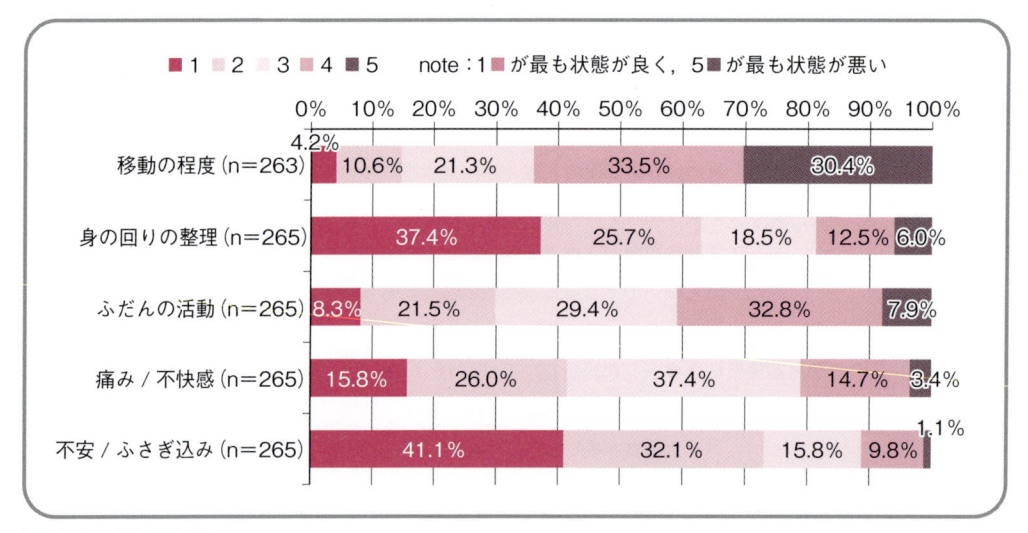

図 4-4　EQ-5D-5L

表 4-2　EQ-5D-5L スコアと VAS

項目	n	平均値	標準偏差	最小値	最大値	相関係数
EQ-5D-5L スコア	259	0.50	0.20	− 0.03	1.00	$r = 0.512^{***}$
VAS	267	51.74	21.54	0	100	

*** : $p<0.001$

　と回答した者は 10.3％であった．一方で，一度も受けたことがないと回答した 37 名のうち「抵抗感あり」と回答した者は 8.1％であった．

　治療や検査の経験と有効感を表 4-4 に示した．ステロイド内服について，治療を現在受けていると回答した 144 名のうち「有効感あり」と回答した者は 70.8％，「有効感なし」と回答した者は 0.0％，過去に治療を受けたことがあると回答した 56 名のうち「有効感あり」と回答したものは 46.4％，「有効感なし」と回答した者は 25.0％であった．一方，治療を一度も受けたことがないと回答した 41 名のうち「有効感あり」と回答した者は 24.4％，「有効感なし」と回答した者は 2.4％であった．

　運動療法・リハビリテーションについては，現在受けていると回答した 137 名のうち「有効感あり」と回答した者は 90.5％，「有効感なし」と回答したものは 1.5％，過去に受けたことがあると回答した 56 名のうち「有効感あり」と回答した者は 80.4％，「有効感なし」と回答したものは 1.5％，であった．一方，一度も受けたことがないと回答した 41 名のうち「有効感あり」と回答した者は 56.1％，「有効感なし」と回答したものは 2.4％であった．

　（オ）運動療法・リハビリテーション

　運動療法・リハビリテーションの経験と希望について，実施場所別に集計した結果を図 4-5 に示した．病院・診療所（外来）では，受けた経験のある者が 62.1％であったのに対し，希望する者は 75.5％と，経験のある者の割合よりも，希望する者の割合のほうが高かった．一方で，病院・診療所（入院）では，受けた経験のある者が 53.0％であったのに対し，希望する者は 36.5％と，経験のある者の割合が，希望する者の割合を上回った．

表 4-3　治療・検査の経験と抵抗感

			現在 受けている		過去に受けた ことがある		一度も受けた ことがない	
			抵抗感 あり	抵抗感 なし	抵抗感 あり	抵抗感 なし	抵抗感 あり	抵抗感 なし
治療	ステロイド内服	n	72	70	36	24	36	4
	n = 242	%	50.7%	49.3%	60.0%	40.0%	90.0%	10.0%
	ステロイドパルス療法	n	2	1	53	34	95	16
	n = 201	%	66.7%	33.3%	60.9%	39.1%	85.6%	14.4%
	インターフェロンα	n	2	3	43	36	86	25
	n = 195	%	40.0%	60.0%	54.4%	45.6%	77.5%	22.5%
	抗痙縮薬	n	22	68	24	27	23	29
	n = 193	%	24.4%	75.6%	47.1%	52.9%	44.2%	55.8%
	運動療法・リハビリテーション	n	12	117	6	52	3	34
	n = 224	%	9.3%	90.7%	10.3%	89.7%	8.1%	91.9%
	排尿障害の治療薬（飲み薬）	n	24	93	20	30	18	39
	n = 224	%	20.5%	79.5%	40.0%	60.0%	31.6%	68.4%
	自己導尿	n	33	43	14	6	96	29
	n = 221	%	43.4%	56.6%	70.0%	30.0%	76.8%	23.2%
	尿道留置カテーテル	n	13	12	8	7	130	24
	n = 194	%	52.0%	48.0%	53.3%	46.7%	84.4%	15.6%
	便秘薬	n	37	125	17	22	11	25
	n = 237	%	22.8%	77.2%	43.6%	56.4%	30.6%	69.4%
検査	血液検査	n	25	162	6	52	0	2
	n = 247	%	13.4%	86.6%	10.3%	89.7%	0.0%	100.0%
	髄液検査	n	40	44	81	74	7	1
	n = 247	%	47.6%	52.4%	52.3%	47.7%	87.5%	12.5%
	画像診断（MRI など）	n	12	32	33	127	3	23
	n = 230	%	27.3%	72.7%	20.6%	79.4%	11.5%	88.5%

note：%は「現在受けている」「過去に受けたことがある」「一度も受けたことがない」の治療経験ごとの割合を示した
治療・検査の経験を「わからない」と回答したものおよび無回答であるものは集計から除いた

（カ）治療方針や治療目標の決定方針が診療満足度に与える影響の探索的分析

　治療方針の決定や治療目標の設定方法が診療満足度与える影響を検討するため，診療満足度を従属変数とした重回帰分析を行った（表 4-5）．EQ-5D-5L スコア，治療方針の決定や治療目標の設定の希望，治療方針の決定や治療目標の設定の現状と希望の一致を独立変数に投入し，年齢，性別を調整変数として投入した．

　その結果，EQ-5D-5L スコアが高いほど（$\beta = 0.344$，$p < 0.001$），治療方針の決定や治療目標の設定方法の現状と希望が一致している（$\beta = 0.225$，$p < 0.001$）場合に，有意に診療満足度が高められた．また，主治医以外からも積極的に情報収集し，治療法を選択したいと希望している場合に，有意に診療満足度が低められる傾向がみられた（$\beta = -0.417$，$p < 0.05$）．

（キ）治療・検査の抵抗感に関連する要因の探索的分析

　各治療・検査の抵抗感を従属変数としたロジスティック回帰分析を行った（表 4-6）．独立変数には各治療・検査の経験，有効感，HAM の診療時に重視する項目を投入した．

　ステロイド内服，尿道留置カテーテルでは，現在受けているもしくは過去に受けた経験があ

表 4-4　治療・検査の経験と有効感

			現在受けている			過去に受けたことがある			一度も受けたことがない		
			有効感あり	有効感なし	わからない	有効感あり	有効感なし	わからない	有効感あり	有効感なし	わからない
治療	ステロイド内服	n	102	0	42	26	14	16	10	1	30
	n = 241	%	70.8	0.0	29.2	46.4	25.0	28.6	24.4	2.4	73.2
	ステロイドパルス療法	n	3	0	0	52	10	29	12	2	103
	n = 211	%	100.0	0.0	0.0	57.1	11.0	31.9	10.3	1.7	88.0
	インターフェロンα	n	2	0	3	21	18	43	9	4	107
	n = 207	%	40.0	0.0	60.0	25.6	22.0	52.4	7.5	3.3	89.2
	抗痙縮薬	n	44	10	41	16	12	27	4	0	56
	n = 210	%	46.3	10.5	43.2	29.1	21.8	49.1	6.7	0.0	93.3
	運動療法・リハビリテーション	n	124	2	11	45	1	10	23	1	17
	n = 234	%	90.5	1.5	8.0	80.4	1.8	17.9	56.1	2.4	41.5
	排尿障害の治療薬（飲み薬）	n	81	7	34	12	13	28	6	0	56
	n = 237	%	66.4	5.7	27.9	22.6	24.5	52.8	9.7	0.0	90.3
	自己導尿	n	70	0	3	11	4	6	16	1	111
	n = 222	%	95.9	0.0	4.1	52.4	19.0	28.6	12.5	0.8	86.7
	尿道留置カテーテル	n	17	0	7	8	1	5	18	4	145
	n = 205	%	70.8	0.0	29.2	57.1	7.1	35.7	10.8	2.4	86.8
	便秘薬	n	147	2	15	29	2	7	11	2	25
	n = 240	%	89.6	1.2	9.1	76.3	5.3	18.4	28.9	5.3	65.8
検査	血液検査	n	169	0	17	48	0	11	1	0	1
	n = 247	%	90.9	0.0	9.1	81.4	0.0	18.6	50.0	0.0	50.0
	髄液検査	n	76	0	10	116	2	34	3	0	5
	n = 246	%	88.4	0.0	11.6	76.3	1.3	22.4	37.5	0.0	62.5
	画像診断（MRI など）	n	40	0	7	132	1	29	14	0	14
	n = 237	%	85.1	0.0	14.9	81.5	0.6	17.9	50.0	0.0	50.0

note：%は「現在受けている」「過去に受けたことがある」「一度も受けたことがない」の治療経験ごとの割合を示した
治療・検査の経験を「わからない」と回答したものおよび無回答であるものは集計から除いた

表 4-5　現在の HAM 診療への満足度を従属変数とした重回帰分析

	B	SE	β[※1]	
年齢	0.010	0.005	0.111	
性別（0＝男性，1＝女性）	− 0.103	0.123	− 0.050	
EQ-5D-5L スコア（EQ-5D-5L より算出）	1.522	0.279	0.344	***
主治医が治療方針や治療目標を決定し，その治療を受けたい（参照カテゴリ）	−	−	−	
主治医から治療方針や治療目標を聞き，話し合って治療法を決めたい	− 0.246	0.158	− 0.134	
主治医以外からも積極的に情報収集し，治療法を選択したい	− 0.417	0.188	− 0.205	*
治療方針の現状と希望が一致している[※2]	0.428	0.126	0.225	***
R2			0.232	***
調整済み R2			0.212	

note：
※1：満足度が高いほうが，数値が高い
※2：治療方針の現状と希望が一致している場合を 1，一致していない場合を 0 とした
*：$p < 0.05$，**：$p < 0.01$，***：$p < 0.001$

表 4-6　治療・検査の抵抗感の有無に影響する要因

関連要因・カテゴリ			ステロイド内服 (n = 223) OR	95% CI		ステロイドパルス療法 (n = 190) OR	95% CI		インターフェロンα (n = 184) OR	95% CI		抗痙縮薬 (n = 178) OR	95% CI	
経験	現在受けている		0.12	0.04 ~ 0.41	***	0.27	0.02 ~ 3.76		0.26	0.03 ~ 2.17		0.55	0.23 ~ 1.30	
	過去に受けたことがある		0.23	0.06 ~ 0.85	*	0.32	0.14 ~ 0.73	**	0.40	0.20 ~ 0.82	*	1.06	0.43 ~ 2.60	
	一度も受けたことがない・わからない	ref	1			1			1			1		
有効感	有効		0.37	0.19 ~ 0.72	**	0.73	0.32 ~ 1.67		0.71	0.30 ~ 1.69		0.36	0.16 ~ 0.82	*
	有効でない・わからない	ref	1			1			1			1		
診療時に重視する項目	副作用が少ない		1.81	0.95 ~ 3.45		1.75	0.81 ~ 3.80		2.93	1.36 ~ 6.33	**	2.86	1.42 ~ 5.76	**
	専門性が高い医療		0.76	0.41 ~ 1.41		1.07	0.52 ~ 2.21		0.81	0.41 ~ 1.61		0.77	0.39 ~ 1.54	

関連要因・カテゴリ			運動療法・リハビリ (n = 210) OR	95% CI		排尿障害の治療薬 (n = 204) OR	95% CI		自己導尿 (n = 200) OR	95% CI		尿道留置カテーテル (n = 176) OR	95% CI	
経験	現在受けている		0.76	0.16 ~ 3.67		1.23	0.50 ~ 3.00		0.41	0.16 ~ 1.08		0.24	0.07 ~ 0.80	*
	過去に受けたことがある		1.11	0.23 ~ 5.50		1.25	0.51 ~ 3.03		1.08	0.32 ~ 3.61		0.15	0.04 ~ 0.56	**
	一度も受けたことがない・わからない	ref	1			1			1			1		
有効感	有効		0.56	0.16 ~ 1.90		0.18	0.08 ~ 0.44	***	0.40	0.16 ~ 0.99	*	0.72	0.26 ~ 1.97	
	有効でない・わからない	ref	1			1			1			1		
診療時に重視する項目	副作用が少ない		0.44	0.15 ~ 1.32		2.50	1.23 ~ 5.07	*	1.27	0.65 ~ 2.49		0.85	0.37 ~ 1.97	
	専門性が高い医療		0.53	0.19 ~ 1.45		0.57	0.28 ~ 1.13		1.01	0.51 ~ 1.98		1.14	0.50 ~ 2.62	

関連要因・カテゴリ			便秘薬 (n = 213) OR	95% CI		血液検査 (n = 223) OR	95% CI		髄液検査 (n = 224) OR	95% CI		画像診断（MRI など） (n = 213) OR	95% CI	
経験	現在受けている		1.43	0.48 ~ 4.32		−			0.19	0.02 ~ 1.80		3.15	0.69 ~ 14.30	
	過去に受けたことがある		3.42	1.00 ~ 11.70		−			0.25	0.03 ~ 2.20		2.20	0.57 ~ 8.43	
	一度も受けたことがない・わからない	ref	1			−			1			1		
有効感	有効		0.26	0.11 ~ 0.65	**	0.35	0.11 ~ 1.08		0.27	0.12 ~ 0.63	**	0.37	0.17 ~ 0.84	*
	有効でない・わからない	ref	1			1			1			1		
診療時に重視する項目	副作用が少ない		1.51	0.77 ~ 2.96		0.93	0.39 ~ 2.23		2.29	1.24 ~ 4.25	**	0.74	0.35 ~ 1.59	
	専門性が高い医療		0.40	0.20 ~ 0.81	*	0.48	0.19 ~ 1.21		0.57	0.31 ~ 1.03		0.65	0.31 ~ 1.36	

note：ロジスティック回帰分析（性別，年齢，主治医の診療科，EQ-5D-5L スコアで調整）
診療時に重視する項目は，11 の選択肢から特に重視するものを 3 つ選択する項目であり reference は「当該選択肢を選択しない」を意味する
* ：$p < 0.05$，** ：$p < 0.01$，*** ：$p < 0.001$
血液検査については，経験の項目を独立変数に投入していない

4

患者の価値観と意向

る場合，抵抗感が有意に低くなる傾向がみられた．ステロイドパルス療法，インターフェロンαでは，過去に受けた経験がある場合，抵抗感が有意に低くなる傾向がみられた．

ステロイド内服，抗痙縮薬，排尿障害の治療薬（飲み薬），自己導尿，便秘薬，髄液検査，画像診断では，有効と感じている場合に抵抗感が有意に低くなる傾向がみられた．

インターフェロンα，抗痙縮薬，排尿障害の治療薬（飲み薬），髄液検査については，「副作用が少ない」を診療時に重視する場合，抵抗感が有意に高くなる傾向がみられた．便秘薬では，「専門性が高い医療」を診療時に重視する場合，抵抗感が有意に低くなる傾向がみられた．運動療法・リハビリテーションおよび血液検査については，どの項目とも抵抗感への有意な関連はみられなかった．

考察

本ガイドラインの第1章から第3章で取り上げた内容は，いずれも HAM 患者の関心度の高い内容であることが本調査結果により確認された．

HAM の診療において重視する点では，85.1％の者が「症状の改善」を，43.3％の者が「専門性が高い医療」をあげた（図4-2）．自由記載においても，HAM の症状を劇的に改善する，あるいは，HAM を根治させる新薬を求める声が多く寄せられた．「交通の便がよい」「待ち時間が短い」をあげた者の割合は低かったものの，自由記載には専門医を受診するため数時間かけて通院している旨の記載が複数寄せられ，専門性が高く効果のある治療を求めて負担を余儀なくされている現状があることも明らかとなった．まずは，HAM の専門的な診療の実施による症状の改善が望まれていると考えられるが，同時に HAM の専門的な診療へのアクセスの整備も重要な課題であるといえる．そのため，本ガイドラインが HAM 診療の均てん化，HAM 診療の質の向上に果たす役割は大きいと考えられた．

EQ-5D-5L スコアについては，日本の一般健康集団において，60〜69 歳女性の EQ-5D-5L スコアの平均値は 0.899[8]，脳卒中患者群では 0.52 と報告されている[9]．本調査による HAM 患者の EQ-5D-5L スコアは，平均点が 0.50 であることが明らかとなり（表4-2），一般健康集団に比べ低いことがはじめて示された．

治療方針の決定や治療目標の設定については，患者により異なる事が確認された（図4-3）．また，現状と希望が一致していることで，診療満足度が高められることも明らかとなった（表4-5）．HAM の診療において重視する点では，「医師に相談しやすい」と回答した者が 43.7％，「医師の説明が丁寧」「医師が話を聞いてくれる」を選択した患者がそれぞれ 28.4％，28.0％存在したことからも（図4-2），医師とのコミュニケーションを重視していることが示された．患者の価値観は多様化しており，選択肢のある中での治療方針の決定のあり方は，医師と患者双方の期待や価値観を反映すると考えられる[10,11]．本調査において，治療や検査についての抵抗感が内容によって異なり，更にその経験の有無によっても抵抗感が左右されることから（表4-3），丁寧なコミュニケーションを取ることで患者の診療満足度が高まることが示唆された．なお「主治医以外からも積極的に情報収集し，治療方法を選択したい」と希望している場合に診療満足度が低くなるという結果については（表4-5），現在の診療に満足していないため情報収集欲求が高まるという状況を反映していると考えられる．信頼できる情報提供を行い，患者と協働して治療目標や治療方針の検討・決定を行う事で診療満足度を改善できる可能性を補強する結果であると考えられる．

HAM の治療や検査に対する抵抗感に関連する要因について，インターフェロンα，抗痙縮

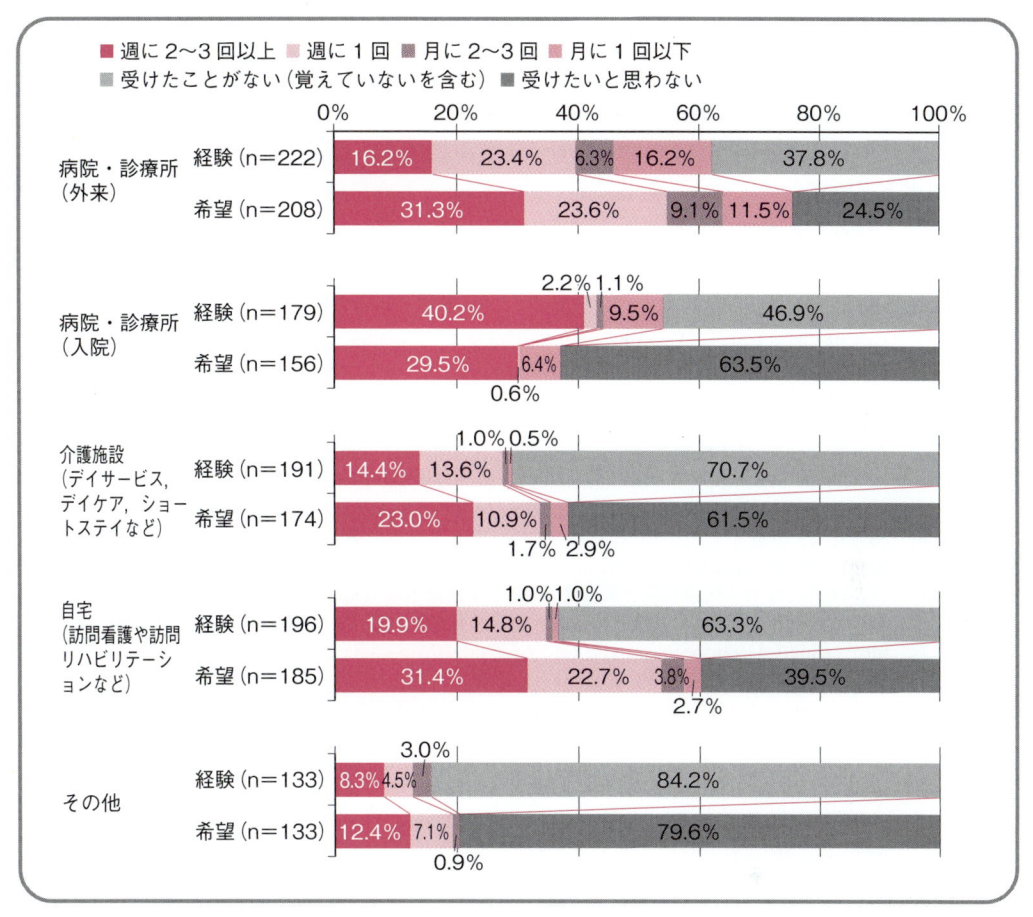

図 4-5　運動療法・リハビリテーションを受けた経験と受けたいという希望

薬，排尿障害の治療薬（飲み薬），髄液検査に対しては抵抗を感じる割合が高いことから（表 4-3），これらの治療や検査に対する副作用や有害事象への懸念を反映している事が示唆される．一方，髄液検査においては，有効性を感じている場合に抵抗感が下がる傾向が認められたことから（表 4-6），患者が治療や検査の有効性を理解できるよう丁寧に説明を行うことで，患者の抵抗感を下げることが可能になると考えられる．また，「専門性が高い医療」を重視する場合に便秘薬への抵抗感が下がることから（表 4-6），HAM 患者は便秘症状の改善がなかなか得られず，専門的な医療を受けて症状を改善したいというニーズと，HAM の診療において便秘症状にまで十分なケアが届いていないという可能性が示唆された．

　運動療法・リハビリテーションについては，抵抗感に関連する要因が見出されなかった（表 4-6）．運動療法・リハビリテーションに対しては経験の有無を問わず有効性を感じる患者が多く（表 4-4），期待が高いことが示された．運動療法・リハビリテーションの経験と希望には差があり，病院・診療所に入院しての実施以外では受けたいと希望する割合が高かった（図 4-5）．自由記載でも効果的な自主トレーニング方法を知りたいという声が複数あげられたことからも，医療機関・介護施設などでのリハビリテーションの普及，自主リハビリテーションの指導や，利用しやすい制度整備を HAM 患者が求めていると考えられる．

4

患者の価値観と意向

　　治療方針の確立が強く求められるなかで，患者に満足度の高い医療を提供するためには，薬物療法や運動療法のエビデンスを十分に蓄積したうえで患者に還元していく必要がある．同時に，治療方針の決定や治療目標の設定に際しては，患者の意向や価値観，希望を踏まえたて慎重に決めることが，HAM の診療を行う上で重要であることが示された．本ガイドラインが，患者と医療者とのよりよい意思決定の助けになるよう，HAM 診療に携わる医療従事者に広く活用されることが期待される．

参考文献

1) Guyatt GH, Oxman AD, Kunz R, et al. Going from evidence to recommendations. Br Med J 2008; **336** (7652): 1049-1051
2) Guyatt GH, Oxman AD, Vist GE, et al. GRADE: an emerging consensus on rating quality of evidence and strength of recommendations. Br Med J 2008; **336** (7650): 924-926
3) 公益財団法人 日本医療機能評価機構 EBM 医療情報部（2016 年 7 月）．AGREE Ⅱ 日本語訳，参照先：AGREE Ⅱ（The Appraisal of Guidelines for Research and Evaluation）http://minds4.jcqhc.or.jp/minds/guideline/pdf/AGREE2jpn.pdf ［Accessed 2019.01.14］
4) 相原守夫．診療ガイドラインのための GRADE システム，第 2 版，凸版メディア，弘前，2015
5) Robin Graham MM. Clinical Practice Guidelines We Can Trus, The National Academies Press, 2011
6) 公益財団法人 日本医療機能評価機構 EBM 普及推進事業（Minds）患者・市民専門部会.(2016 年 11 月 15 日)．「診療ガイドライン作成への患者・市民の参加」の基本的な考え方．参照日：2018 年 10 月 4 日 http://minds4.jcqhc.or.jp/minds/guideline/pdf/Proposal3.pdf ［Accessed 2019.01.14］
7) 池田俊也ほか．保健医療科学 2015; **64** (1): 47-55
8) Shiroiwa T, Fukuda T, Ikeda S, et al. Japanese population norms for preference-based measures: EQ-5D-3L, EQ-5D-5L, and SF-6D. Quality of Life Research 2016; **25**: 707-719
9) Izumi R. Comparison of three utility measures in stroke patients using item response theory analysis. Niigata Journal of Health and Welfare 2013; **13** (1): 1-12
10) Barry MJ, Edgman-Levitan S. Shared Decision Making: The Pinnacle of Patient-Centered Care. N Engl J Med 2012; **366**: 780-781
11) 吉川真祐子，瀬戸山陽子，戸ヶ里泰典ほか．誰がどのように意思決定するのか．Health Literacy 健康を決める力　http://www.healthliteracy.jp/comm/post_8.html ［Accessed 2019.01.14］

巻末資料

CQ1 追加資料

7. 文献検索式と文献選択

＜検索式：Pubmed＞

検索者 A（2018 年 7 月 2 日 実施）

#1 "Paraparesis, Tropical Spastic"[MeSH] OR "HTLV-1-associated myelopathy" OR "HTLV-I-associated myelopathy" OR "Tropical Spastic Paraparesis" OR HAM/TSP OR TSP/HAM（2,493 件）

#2 ("Human T-lymphotropic virus 1"[MeSH] OR "Human T-cell leukemia virus type 1"[tiab] OR "Human T-cell leukemia virus type I"[tiab]) AND ("Myelitis"[MeSH] OR Myelopathy OR "Paraparesis, spastic"[MeSH])（1,213 件）

#3 #1 OR #2（2,571 件）

#4 "Adrenal Cortex Hormones"[MeSH] OR "Steroids"[MeSH] OR "Adrenal Cortex Hormone" OR "Adrenal Cortex Hormones" OR Steroid OR Steroids OR Glucocorticoid OR Glucocorticoids OR Corticosteroid OR Corticosteroids OR Prednisolone OR Prednisone（1,056,360 件）

#5 #3 AND #4（153 件）

検索結果　153 件

検索者 B（2018 年 7 月 1 日 実施）

("paraparesis, tropical spastic"[mesh] OR "HTLV-1 associated myelopathy" OR "human T-Lymphotropic virus 1"[mesh] OR HAM[tiab]) AND (prednisolone[tw] OR glucocorticoids[pa]) Filters: Publication date from 1985/01/01 to 2018/05/31; Humans; English; Japanese

検索結果　132 件

＜検索式：医中誌 Web＞

検索者 A（2018 年 7 月 2 日 実施）

#1 不全対麻痺-熱帯痙性/TH or htlv-1 関連脊髄症/AL or htlv-I 関連脊髄症/AL（1,630 件）

#2 ヒト T リンパ球向性ウイルス 1 型/TH and (脊髄炎/TH or 脊髄症/AL or 不全対麻痺-痙性/TH)（488 件）

#3 #1 OR #2（1,641 件）

#4 副腎皮質ホルモン/TH or 副腎皮質ホルモン/AL（116,886 件）

#5 Steroids/TH or steroid/AL OR steroids/AL or ステロイド/AL（291,819 件）

#6 Glucocorticoids/AL or Glucocorticoid/AL or 糖質コルチコイド/AL（7,936 件）

#7 Corticosteroids/AL or Corticosteroid/AL or コルチコステロイド/AL（3,450 件）

#8 Prednisolone/AL or プレドニゾロン/AL（68,340 件）

#9 Prednisone/AL or プレドニゾン/AL（1,128 件）

#10 #4 or #5 or #6 or #7 or #8 or #9（307,857 件）

#11 #3 and #10（156 件）

#12 (#11) and (PT=会議録除く)（102 件）

検索結果　102 件

検索者 B（2018 年 6 月 1 日 実施）

(((不全対麻痺-熱帯痙性/TH or 不全対麻痺-熱帯痙性/AL) or ヒト T リンパ球性ウイルス 1 型/AL or HAM/ti) and (Prednisolone/TH)) and (DT=1985: 2018 and PT=会議録除く and CK=ヒト)

検索結果　130 件

＜検索式：Cochrane library＞

検索者 A（2018 年 7 月 2 日 実施）

#1 MeSH descriptor: [Paraparesis, Tropical Spastic] explode all trees（17 件）

#2 "HTLV-1-associated myelopathy" or "HTLV-I-associated myelopathy" or "tropical spastic paraparesis"（25 件）

#3 #1 or #2（30 件）

#4 MeSH descriptor: [Adrenal Cortex Hormones] explode all trees（14,038 件）

#5 MeSH descriptor: [Steroids] explode all trees（51,989 件）

#6 "Adrenal Cortex Hormones" or "Adrenal Cortex Hormone"（2,736 件）

#7 Steroid or Steroids or Glucocorticoid or Glucocorticoids or Corticosteroid or Corticosteroids or Pred-

nisolone or Prednisone（44,847 件）
#8 #4 or #5 or #6 or #7（82,057 件）
#9 #3 and #8（3 件）
検索結果　CDSR 0 件，CCRCT 3 件

検索者 B（2018 年 6 月 1 日 実施）
("tropical spastic paraparesis" OR "HTLV-1 associated myelopathy" OR "human T-Lymphotropic virus 1" OR HAM) AND prednisolone
検索結果　CDSR 0 件，CCRCT 3 件

＜CQ1: 文献検索フローチャート＞

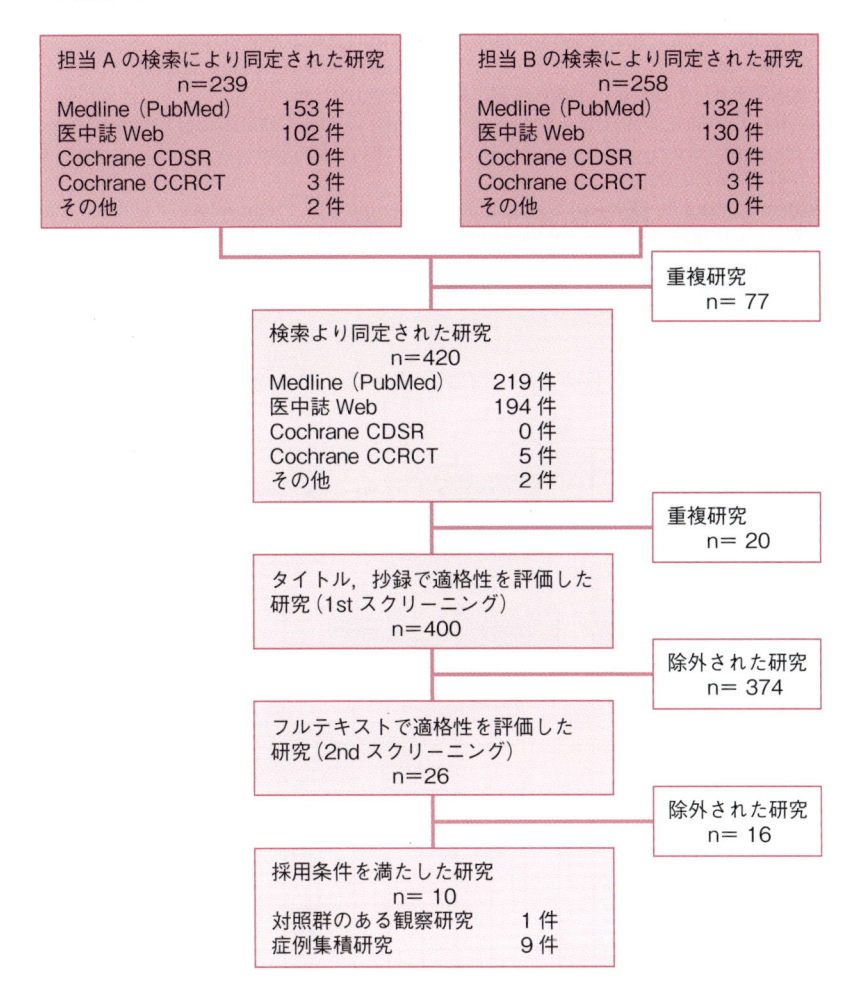

8. 本 CQ で対象とした論文

＜対照群のある観察研究＞

1) Coler-Reilly ALG, Sato T, Matsuzaki T, et al. Effectiveness of Daily Prednisolone to Slow Progression of Human T-Lymphotropic Virus Type 1-Associated Myelopathy/Tropical Spastic Paraparesis: A Multicenter Retrospective Cohort Study. Neurotherapeutics 2017; 14: 1084-1094

<著症例集積研究>

1) Matsuo H, Nakamura T, Tsujihata M, et al. Human T-lymphotropic virus(HTLV-I) associated myelopathy in Nagasaki: Clinical features and treatment of 21 cases. Jpn J Med 1989; **28**: 328-334

2) Osame M, Igata A, Matsumoto M, et al. HTLV-I-associated myelopathy (HAM) Treatment trials, Retrospective survey and clinical and laboratory findings. Hematol Rev 1990; **3**: 271-284

3) Kira J, Fujihara K, Itoyama Y, et al. Leukoencephalopathy in HTLV-I-associated myelopathy/tropical spastic paraparesis: MRI analysis and a two year follow-up study after corticosteroid therapy. J Neurol Sci 1991; **106**: 41-49

4) 中川正法、久保田竜二、中村昭範ほか. HTLV-I-Associated Myelopathy (HAM) に対するプレドニゾロン療法とα-インターフェロン療法の比較検討. 新薬と臨床 1991; **40**: 282-287

5) 山下拓史、郡山達男、北村健ほか. 広島大学医学部附属病院第三内科における HTLV-I associated myelopathy (HAM) の臨床的検討. 広島医学 1995; **48**: 393-400

6) Nakagawa M, Nakahara K, Maruyama Y, et al. Therapeutic trials in 200 patients with HTLV-I-associated myelopathy/tropical spastic paraparesis. J Neurovirol 1996; **2**: 345-355

7) 猪瀬優、樋口逸郎、吉嶺厚生ほか. HTLV-I associated myelopathy (HAM) に合併した筋炎の臨床症状、筋病理所見、治療成績、予後の検討. 臨床神経学 1999; **39**: 807-811

8) Alberti C, Cartier L, Valenzuela MA, et al. Molecular and clinical effects of betamethasone in human T-cell lymphotropic virus type-I-associated myelopathy/tropical spastic paraparesis patients. J Med Virol 2011; **83**: 1641-1649

9) Boostani R, Vakili R, Hosseiny SS, et al. Triple Therapy with Prednisolone, Pegylated Interferon and Sodium Valproate Improves Clinical Outcome and Reduces Human T-Cell Leukemia Virus Type 1 (HTLV-1) Proviral Load, Tax and HBZ mRNA Expression in Patients with HTLV-1-Associated Myelopathy/Tropical Spastic Paraparesis. Neurotherapeutics 2015; **12**: 887-895

9. 評価シート（Minds 診療ガイドライン作成マニュアル 2017 第 4 章テンプレート使用）

CQ1 評価シート　観察研究

評価シート　観察研究	
診療ガイドライン	HAM診療ガイドライン
対象	成人HAM患者
介入	ステロイド内服
対照	無治療

エビデンス総体

研究コード	研究デザイン	バイアスリスク*						非直接性*					まとめ	リスク人数（アウトカム率）				効果指標（種類）	効果指標（値）	信頼区間
		選択バイアス	実行バイアス	検出バイアス	症例減少バイアス	その他	まとめ	対象	介入	対照	その他	まとめ		対照群分母	対照群分子（%）	介入群分母	介入群分子（%）			
Color-Reilly 2017	コホート研究	-1	-1	-1	-1	-1		0	0	0	0	0		29	1 (3.4)	57	20 (35.1)	OR	15.14	2.41 to 92.69
同上	コホート研究	-1	-1	-1	-1	-1		0	0	0	0	0		14	1 (7.1)	34	8 (23.5)	OR	4.00	0.57 to 26.66
同上	コホート研究	-1	-1	-1	-1	-1		0	0	0	0	0		15	0 (0.0)	23	12 (52.2)	OR	33.70	2.94 to 354.39

*バイアスリスク、非直接性
各ドメインの評価は"高（-2）"、"中/疑い（-1）"、"低（0）"の3段階
まとめとして"高（-2）"、"中（-1）"、"低（0）"の3段階でエビデンス総体に反映させる

**各項目の評価は"高（-2）"、"中（-1）"、"低（0）"の3段階
まとめとして"高（+2）"、"中（+1）"、"低（0）"の3段階でエビデンス総体に反映させる
各アウトカムごとに別紙に別紙にまとめる

コメント（該当するセルに記入）

研究コード								
Color-Reilly 2017	後ろ向きコホート研究	盲検化なし	脱落あり	同上	同上	OMDSによる運動障害の改善、数値が改善（改善、不変、悪化）		
同上			同上	同上	同上	同上		
同上			同上	同上	同上	同上		

運動機能障害の改善（長期：年単位）
（指標：OMDS改善者の有無）

CQ1 評価シート 観察研究

診療ガイドライン	HAM診療ガイドライン
対象	成人HAM患者
介入	ステロイド内服
対照	無治療

*バイアスリスク、非直接性
　各ドメインの評価は"高(-2)"、"中/疑い(-1)"、"低(0)"の3段階
　まとめは"高(-2)"、"中(-1)"、"低(0)"の3段階でエビデンス総体に反映させる
** 上昇要因
　各項目の評価は"高(+2)"、"中(+1)"、"低(0)"の3段階
　まとめは"高(+2)"、"中(+1)"、"低(0)"の3段階でエビデンス総体に反映させる
　各アウトカムごとに別紙にまとめる

アウトカム：運動機能障害の改善（長期：年単位）（評価：OMDS悪化の有無）

研究コード	研究デザイン	選択バイアス 背景因子の差	実行バイアス ケアの差	検出バイアス 不適切なアウトカム測定	症例減少バイアス 不完全なフォローアップ	その他 不十分な交絡の調整	その他のバイアス	まとめ	量反応関係	効果減弱交絡	効果の大きさ	まとめ	対象	介入	対照	アウトカム	まとめ	対照群分母	対照群分子	(%)	介入群分母	介入群分子	(%)	効果指標（種類）	効果指標（値）	信頼区間
Coler-Reilly 2017	コホート研究	-1	-1	0	-1	-1		-1	0	0	0	0	0	0	0	0	0	29	13	44.8	57	14	24.6	OR	0.40	0.16 to 1.02
同上	コホート研究	-1	-1	0	-1	-1		-1	0	0	0	0	0	0	0	0	0	14	11	78.6	34	11	32.4	OR	0.13	0.03 to 0.54
同上	コホート研究	-1	-1	0	-1	-1		-1	0	0	0	0	0	0	0	0	0	15	2	13.3	23	3	13.0	OR	0.97	0.17 to 5.56

コメント（該当するセルに記入）

Coler-Reilly 2017	後ろ向きコホート研究	疑われる	疑われる	観察期間が不定	OMDSによる階別解析あるが、多変量解析なし			観察期間の中央値3.4年			OMDS悪化した症例数で評価（悪化vs改善・不変）	OMDS悪化した症例数で評価（悪化vs改善・不変）		
同上	同上	同上	同上	同上	同上			観察期間の中央値5.1年			同上	同上		
同上	同上	同上	同上	同上	同上			観察期間の中央値1.7年						

CQ1 評価シート 観察研究

診療ガイドライン	HAM診療ガイドライン
対象	成人HAM患者
介入	ステロイド内服
対照	対照群なし

*バイアスリスク、非直接性
　各ドメインの評価は"高"、"中/疑い(-1)"、"低(0)"の3段階
　まとめは"高(-2)"、"中(-1)"、"低(0)"の3段階でエビデンス総体に反映させる
** 上昇要因
　各項目の評価は"高(+2)"、"中(+1)"、"低(0)"の3段階
　まとめは"高(+2)"、"中(+1)"、"低(0)"の3段階でエビデンス総体に反映させる
　各アウトカムごとに別紙にまとめる

アウトカム：運動機能障害の改善（短期：月単位）

研究コード	研究デザイン	選択バイアス 背景因子の差	実行バイアス ケアの差	検出バイアス 不適切なアウトカム測定	症例減少バイアス 不完全なフォローアップ	その他 不十分な交絡の調整	その他のバイアス	まとめ	量反応関係	効果減弱交絡	効果の大きさ	まとめ	対象	介入	対照	アウトカム	まとめ	対照群分母	対照群分子	(%)	介入群分母	介入群分子	(%)	効果指標（種類）	効果指標（値）	信頼区間
Osame 1990	症例集積	-2	-1	0	0	-2		-2	0	0	0	0	0	0		0	0	NA	NA	NA	65	37	56.9	NA	NA	NA
Kira 1991	症例集積	-2	-1	0	0	-2		-2	0	0	0	0	0	0		0	0	NA	NA	NA	16	0	0.0	NA	NA	NA
中川 1991	症例集積	-2	-1	0	0	-2		-2	0	0	0	0	0	0		0	0	NA	NA	NA	16	11	68.8	NA	NA	NA
Nakagawa 1996	症例集積	-2	-1	0	0	-2		-2	0	0	0	0	0	0		0	0	NA	NA	NA	131	91	69.5	NA	NA	NA
Alberti 2011	症例集積	-2	-1	0	0	-2		-2	0	0	0	0	0	0	-1	-1	NA	NA	NA	22	21	95.5	NA	NA	NA
Boostani 2015	症例集積	-2	-1	0	0	-2		-2	0	0	0	0	0	-2		0	-2	NA	NA	NA	13	11	84.6	NA	NA	NA

コメント（該当するセルに記入）

Osame 1990	症例集積	単一群のため大きいとみなす	疑われる		単一群のため大きいとみなす				単一群のため評価無し				
Kira 1991	症例集積	同上	同上		同上				同上				
中川 1991	症例集積	同上	同上		同上				同上				
Nakagawa 1996	症例集積	同上	同上		同上				同上				
Alberti 2011	症例集積	同上	同上		同上				同上	5日目に判定			
Boostani 2015	症例集積	同上	同上		同上				PSL以外の2剤同時併用	同上			

巻末資料

CQ1 評価シート　観察研究

診療ガイドライン　HAM診療ガイドライン
- 対象　成人HAM患者
- 介入　ステロイド内服
- 対照　対照群なし

アウトカム　排尿機能障害の改善

*バイアスリスク、非直接性
各ドメインの評価は"高(-2)"、"中/疑い(-1)"、"低(0)"の3段階
**上昇要因
各項目の評価は"高(+2)"、"中(+1)"、"低(0)"の3段階
***まとめはアウトカムごとに別紙にまとめる

個別研究

研究コード	研究デザイン	バイアスリスク* 選択バイアス	実行バイアス	検出バイアス	症例減少バイアス	不十分なアウトカム測定	その他のバイアス	まとめ	上昇要因*** 量反応関係	効果減弱	効果交絡	まとめの大きさ	非直接性* まとめ	対象	介入	対照	アウトカム	まとめ	リスク人数(アウトカム率) 対照群分母	対照群分子	(%)	介入群分母	介入群分子	(%)	効果指標(種類)	効果指標(値)	信頼区間
Osame 1990	症例集積	-2	-1	0	-2	0	-2	一群のため大きいとみなす	0	0	0		-2	0	0		-1	NA	NA	NA	60	30	50.0	NA	NA	NA
中川 1991	症例集積	-2	-1	0	-2	0	-2	同上	0	0	0		-2	0	0		-1	NA	NA	NA	16	11	68.8	NA	NA	NA
Booatani 2015	症例集積	-2	-1	0	-2	0	-2	同上	0	0	0		-2	0	-2		-2	NA	NA	NA	10	4	40.0	NA	NA	NA

コメント（該当するセルに記入）

CQ1 評価シート　観察研究

診療ガイドライン　HAM診療ガイドライン
- 対象　成人HAM患者
- 介入　ステロイド内服
- 対照　対照群なし

アウトカム　重篤な副作用頻度

研究コード	研究デザイン	バイアスリスク* 選択バイアス	実行バイアス	検出バイアス	症例減少バイアス	不十分なアウトカム測定	その他のバイアス	まとめ	上昇要因*** 量反応関係	効果減弱	効果交絡	まとめの大きさ	非直接性* まとめ	対象	介入	対照	アウトカム	まとめ	リスク人数(アウトカム率) 対照群分母	対照群分子	(%)	介入群分母	介入群分子	(%)	効果指標(種類)	効果指標(値)	信頼区間
Osame 1990	症例集積	-2					-2	一群のため大きいとみなす	0	0	0		-2	0	0		-1	NA	NA	NA	65	3	4.6	NA	NA	NA
中川 1991	症例集積	-2					-2	同上	0	0	0		-2	0	-1		-1	NA	NA	NA	16	4	25.0	NA	NA	NA
Nakagawa 1996	症例集積	-2					-2	同上	0	0	0		-2	0	0		-2	NA	NA	NA	NA	NA	NA	NA	NA	NA

コメント（該当するセルに記入）

138

10. GRADE エビデンスプロファイル

研究の数	研究デザイン	バイアスリスク	非一貫性	非直接性	不精確	その他の検討	ステロイド内服治療群	無治療群	相対(95% CI)	絶対(95% CI)	Certainty	重要性
			Certainty assessment				患者数		効果			
運動機能障害の改善（長期：年単位）全例調査結果，観察期間（中央値 3.4 年）（評価：OMDS 改善の有無）												
1	観察研究	深刻 a	深刻でない	深刻でない	深刻 b	なし	20/57 (35.1%)	1/29 (3.4%)	OR 15.14 (2.41 ～ 92.69)	316 per 1,000 (15 ～ 483)	⊕○○○ 非常に低	重大
運動機能障害の改善（長期：年単位）観察期間 3 年以上の症例の調査結果（中央値 5.1 年）（評価：OMDS 改善の有無）												
1	観察研究	深刻 a	深刻でない	深刻でない	深刻 b	なし	8/34 (23.5%)	1/14 (7.1%)	OR 4.00 (0.57 ～ 26.66)	164 per 1,000 (− 83 ～ 411)	⊕○○○ 非常に低	重大
運動機能障害の改善（長期：年単位）観察期間 3 年未満の症例の調査結果（中央値 1.7 年）（評価：OMDS 改善の有無）												
1	観察研究	深刻 a	深刻でない	深刻でない	深刻 b	なし	12/23 (52.2%)	0/15 (0.0%)	OR 33.70 (2.94 ～ 354.39)	522 per 1,000 (263 ～ 781)	⊕○○○ 非常に低	重大
運動機能障害の改善（長期：年単位）全例調査結果，観察期間（中央値 3.4 年，評価：OMDS 悪化の有無）												
1	観察研究	深刻 a	深刻でない	深刻でない	深刻 b	なし	14/57 (24.6%)	13/29 (44.8%)	OR 0.40 (0.16 ～ 1.02)	203 per 1,000 (− 36 ～ 441)	⊕○○○ 非常に低	重大
運動機能障害の改善（長期：年単位）観察期間 3 年以上の症例の調査結果（中央値 5.1 年）（評価：OMDS 悪化の有無）												
1	観察研究	深刻 a	深刻でない	深刻でない	深刻 b	なし	11/34 (32.4%)	11/14 (78.6%)	OR 0.13 (0.03 ～ 0.54)	462 per 1,000 (145 ～ 779)	⊕○○○ 非常に低	重大
運動機能障害の改善（長期：年単位）観察期間 3 年未満の症例の調査結果（中央値 1.7 年）（評価：OMDS 悪化の有無）												
1	観察研究	深刻 a	深刻でない	深刻でない	深刻 b	なし	3/23 (13.0%)	2/15 (13.3%)	OR 0.97 (0.17 ～ 5.56)	3 per 1,000 (− 220 ～ 226)	⊕○○○ 非常に低	重大

CI：信頼区間，OR：オッズ比
a：1 件の観察研究で，重要な交絡因子であるベースラインの OMDS により層別化比較しているが，多変量解析による複数の交絡因子の調整を実施していないため，バイアスリスクは深刻とした.
b：1 件の観察研究で，希少疾患の限界もあり組み込まれた患者数が 100 名に満たないため，不精確さは深刻とした.

11. 定性的システマティックレビュー

CQ1	成人 HAM 患者において，ステロイド内服治療は推奨されるか
P	成人 HAM 患者
I	ステロイド内服治療あり
C	ステロイド内服治療なし
臨床的文脈	ステロイド内服治療は，日本での HAM の発見に関する最初の論文（Osame 1986）にも掲載されるほど古くから HAM に使用されている治療法である．当時，HAM に対するプレドニゾロンの使用方法は 0.5 ～ 1mg/kg の高用量で 1 ～ 2 ヵ月間使用したあと，徐々に減量し，6 ～ 12 ヵ月後に中止する方法が報告されている．この減量・中止により悪化することから，ステロイドの効果は用量依存性で，骨粗鬆症に伴う骨折，消化性潰瘍などの副作用の懸念があり，その使用については一定の見解がない状態が続いた．しかし近年，ステロイドの副作用に対する予防・治療法としてビスホスホネート製剤やプロトンポンプ阻害薬などの選択肢も増え，副作用へ対処しやすい状況となった．そうしたなか，5mg/ 日程度の低用量プレドニゾロンを継続的に使用することで長期の運動機能予後を改善できる可能性が示され，ステロイド内服治療の有効性，安全性を改めて見直すことが必要と考えられる.

O1	運動機能障害の改善（長期：年単位）
非直接性のまとめ	対照群のある観察研究 1 編（Coler-Reilly 2017）のみであるが，対象，介入，対照，アウトカムいずれも非直接性に問題なしと判断した.
バイアスリスクのまとめ	上記の 1 編は，重要な交絡因子であるベースラインの運動障害重症度（OMDS）により層別解析している．しかし，多変量解析による複数の交絡因子の調整を実施していないため，バイアスリスクは深刻とした.
非一貫性その他のまとめ	非一貫性は 1 編の観察研究のため，評価できない．不精確さは，組み込まれた患者数が 86 名と 100 名に満たないため，深刻と判断した.
コメント	エビデンスの確実性は非常に低い（D）と判断した.

O2	運動機能障害の改善（短期：月単位）
非直接性のまとめ	本アウトカムに関係する文献は，参考としての症例集積研究のみ 6 編であった．6 編中 1 編（Boostani 2015）はステロイド以外に 2 剤（PEG インターフェロンとバルプロ酸）を併用しており，介入に関して非常に深刻な非直接性が存在した．別の 1 編（Alberti 2011）は治療開始後 5 日目に評価し，アウトカムに関する深刻な非直接性が認められた．残り 4 編には非直接性を認めなかった．以上より，非直接性は深刻と判断した．
バイアスリスクのまとめ	バイアスリスクは，対照群のない症例集積研究のみの検討であるため，非常に深刻と判断した．
非一貫性その他のまとめ	症例集積研究 6 編中 1 編（Kira 1991）がステロイド内服治療による改善例を認めず，軽微な非一貫性が存在すると判断した．
コメント	エビデンスの確実性は非常に低い（D）と判断した．

O3	排尿機能障害の改善
非直接性のまとめ	本アウトカムに関係する文献は，参考としての症例集積研究のみ 3 編であった．3 編中 1 編（Osame 1990）は一部の症例に対して，評価に影響を及ぼす併用療法（ステロイド髄注など）が実施され，介入に非直接性が存在した．別の 1 編（Boostani 2015）は頻尿の状態しか評価できず，アウトカムに関する深刻な非直接性が認められた．残り 1 編に非直接性を認めなかった．以上より，非直接性は深刻と判断した．
バイアスリスクのまとめ	3 編中 1 編（Osame 1990）は排尿障害の評価方法が自覚的な改善・不変の判断のみで再現性・客観性に乏しい．また，いずれも対照群のない症例集積研究のみの検討であるため，バイアスリスクは非常に深刻と判断した．
非一貫性その他のまとめ	症例集積研究 3 編のアウトカムの測定方法に差異はあるが，いずれも改善を示しており，非一貫性はないと判断した．
コメント	エビデンスの確実性は非常に低い（D）と判断した．

O4	重篤な副作用頻度
非直接性のまとめ	参考としての症例集積研究 3 編に副作用の記載あり．3 編中 1 編（Osame 1990）は一部にステロイド髄注などの併用療法があり，介入に非直接性が存在した．アウトカムに関して，1 編（Nakagawa 1996）は副作用の頻度のみで重篤な副作用に関する記載なく，別の 1 編（中川 1991）は再入院となった症例数のみで非直接性が認められた．以上より，非直接性は深刻と判断した．
バイアスリスクのまとめ	バイアスリスクは，対照群のない症例集積研究のみの検討であるため，非常に深刻と判断した．
非一貫性その他のまとめ	非一貫性はないと判断した．
コメント	エビデンスの確実性は非常に低い（D）と判断した．

12．SR レポートのまとめ

　CQ1 の P（HAM 患者）と I（ステロイド内服治療）に関する文献を網羅的に検索し，1 次，2 次のスクリーニングを経て，最終的に選択基準を満たした文献は 10 編であった．10 編の内訳は，1 編が対照群のある観察研究，残り 9 編は症例集積研究であった（下表参照）．CQ1 では，①運動機能障害の改善（長期：年単位），②運動機能障害の改善（短期：月単位），③排尿機能障害の改善，④重篤な副作用頻度という 4 つのアウトカムに関してシステマティックレビュー（SR）を行った．アウトカムごとの採用文献は下表のとおりである．

　（注：スコープに記載されたように比較対照群のある観察研究を SR の対象とし，症例集積研究はあくまで参考とした）

No	研究	運動機能障害 （長期）	運動機能障害 （短期）	排尿機能障害	重篤な副作用 頻度
対照群のある観察研究					
1	Coler-Reilly 2017	✓	−	−	−
症例集積研究					
2	Osame 1990	−	✓	✓	✓
3	Kira 1991	−	✓	−	−
4	中川 1991	−	✓	✓	−
5	Nakagawa 1996	−	✓	−	✓
6	Alberti 2011	−	✓	−	−
7	Boostani 2015	−	✓	✓	−
8	Matsuo 1989	−	−	−	−
9	山下 1995	−	−	−	−
10	猪瀬 1999	−	−	−	−

①運動機能障害の改善（長期：年単位）

　本アウトカムに関係する文献は，対照群のある観察研究 1 編のみであった．この文献の検討から，HAM 患者に対するステロイド内服治療は，長期の運動機能障害に関して，改善する患者を増やし，悪化する患者を減らす結果となった（改善：オッズ比 15.14［2.41〜92.69］，悪化：オッズ比 0.40［0.16〜1.02］，全例調査結果より）．本文献はバイアス低減のためのベースラインの OMDS による層別解析を実施しているものの多変量解析は行われず，バイアスリスクは深刻と判断した．また，不精確さも，組み込まれた患者数が 86 名と少ないことから，深刻と判断した．更に，観察研究 1 編のみということもあり，エビデンスの確実性は非常に低（D）と考えられた．したがって，ステロイド内服治療が長期の運動機能障害を改善するという結論は，その点を踏まえて慎重に判断する必要がある．

②運動機能障害の改善（短期：月単位）

　本アウトカムに関係する文献は，参考としての症例集積研究 6 編のみであった．6 編中 5 編において，HAM 患者に対するステロイド内服治療は，短期的に（主に最大効果時点で）6 割以上の患者の OMDS を改善させる結果であった．残りの 1 編は改善例を認めず，軽微な非一貫性が存在すると判断した．6 編のうち，1 編はステロイドを含む 3 剤併用の試験であり，別の 1 編はベタメタゾン 7 mg/日，5 日間投与の 5 日目にアウトカムを判定しており，非常に深刻な非直接性を認めた．また，いずれも対照群のない観察研究であることも踏まえて，全体としてのエビデンスの確実性は非常に低（D）と考えられた．したがって，ステロイド内服治療が短期の運動機能障害を改善するという結論は，その点を踏まえて慎重に判断する必要がある．また，結果の解釈に当たっては，3 剤併用の試験結果を記載した 1 編を除いて，いずれも長期に実施困難な高用量（プレドニゾロン 30〜80 mg/連日または隔日，ベタメタゾン 7 mg/日）を用いた治療効果である点に留意する必要がある．

③排尿機能障害の改善

　本アウトカムに関係する文献は，参考としての症例集積研究 3 編のみであった．3 編いずれも，HAM 患者に対するステロイド内服治療により，4〜7 割の患者の排尿障害が改善したという結果であった．しかし，3 編中 1 編は，一部の症例に対して評価に影響を及ぼす併用療法が実施され，別の 1 編は頻尿の状態しか評価できず，両者とも非直接性は深刻と判断した．バイアスリスクに関して，3 編中 1 編は排尿障害の評価方法が自覚的な改善・不変の判断のみで，再

現性・客観性に乏しく，深刻と判断した．また，3編とも対照群のない観察研究であることも踏まえて，全体としてのエビデンスの確実性は非常に低（D）と考えられた．したがって，ステロイド内服治療が排尿障害を改善するという結論は，その点を踏まえて慎重に判断する必要がある．

④重篤な副作用頻度

副作用の記載があった文献は，参考としての症例集積研究3編のみであった．3編中1編は，一部の症例に対して評価に影響を及ぼす併用療法が実施され，介入に関する非直接性が認められた．アウトカムに関して，1編は副作用頻度のみで重篤な副作用に関する記載なく，別の1編は再入院となった症例数のみの記載で非直接性が認められた．いずれも対照群のない観察研究であることも踏まえて，全体としてのエビデンスの確実性は非常に低（D）と考えられた．

3編中1編は重篤な副作用頻度が65例中3例（4.6%）で，うち2例は骨粗鬆症を伴う圧迫骨折であった．別の1編は再入院となった症例数として16例中4例（25%）で，中に骨粗鬆症を伴う大腿骨骨折と胸腰椎圧迫骨折があった．残る1編（Nakagawa 1996）に重篤な副作用頻度の記載はないが，131例に生じた副作用のトップは骨折（5例）であった．3編ともプレドニゾロンの初期投与量が30〜80mg/連日 or 隔日と高用量であり，ステロイド性骨粗鬆症の治療薬であるビスホスホネート製剤がまだ使用できない時代の報告であることに留意する必要がある．

以上4つのアウトカム全般に関するエビデンスの確実性は，症例集積研究のみならず，対照群のある観察研究1編にもバイアスリスク，不精確性などの問題を認めたため，非常に低（D）とした．

13. Evidence to Decision テーブル

CQ1. 成人 HAM 患者において，ステロイド内服治療は推奨されるか	
集団	成人 HAM 患者
介入	ステロイド内服治療あり
比較対照	ステロイド内服治療なし
主要なアウトカム	運動機能予後の改善（長期：年単位）；運動機能障害の改善（短期：月単位）；排尿機能障害の改善；重篤な副作用頻度

問題 この問題は優先事項ですか		
判断	リサーチエビデンス	備考
○いいえ ○おそらく，いいえ ●おそらく，はい ○はい ○さまざま ○分からない	HAM の病態は，HTLV-1 感染細胞に起因する脊髄の慢性炎症と，それによる神経の破壊・変性と考えられている[1,2]．実際，脊髄の炎症レベルは HAM の進行度や予後とも相関している[3,4]．経口ステロイド薬による強力な抗炎症作用は，脊髄の炎症レベルを低下させ，HAM の病態を改善する可能性があるとされ，全国規模の HAM 患者レジストリ「HAM ねっと」の情報によれば，約半数の HAM 患者がステロイド内服治療を受けている．しかし，ステロイドは骨粗鬆症，易感染性などさまざまな副作用が知られており，副作用の対策を行っても何らかのデメリットを受ける可能性が懸念される．以上より，この問題の優先順位は高いと考えられる．	

望ましい効果
予期される望ましい効果はどの程度のものですか

判断	リサーチエビデンス					備考
○わずか ○小さい ●中 ○大きい ○さまざま ○分からない	アウトカム	無治療群	ステロイド 内服治療群	差異	相対効果 （95% CI）	
	運動機能障害の改善（長期：年単位）全例調査結果，観察期間（中央値 3.4 年）（評価：OMDS 改善の有無）	35/1,000	351/1,000 （50 ～ 518）	316/1,000 （15 ～ 483）	OR 15.14 （2.41 ～ 92.69）	
	運動機能障害の改善（長期：年単位）観察期間 3 年以上の症例の調査結果（中央値 5.1 年）（評価：OMDS 改善の有無）	71/1,000	235/1,000 （－ 12 ～ 482）	164/1,000 （－ 83 ～ 411）	OR 4.00 （0.57 ～ 26.66）	
	運動機能障害の改善（長期：年単位）観察期間 3 年未満の症例の調査結果（中央値 1.7 年）（評価：OMDS 改善の有無）	0/1,000	522/1,000 （263 ～ 781）	522/1,000 （263 ～ 781）	OR 33.70 （2.94 ～ 354.39）	
	アウトカム	無治療群	ステロイド 内服治療群	差異	相対効果（ 95% CI）	
	運動機能障害の改善（長期：年単位）全例調査結果，観察期間（中央値 3.4 年）（評価：OMDS 悪化の有無）	448/1,000	245/1,000 （7 ～ 484）	－ 203/1,000 （－ 441 ～ 36）	OR 0.40 （0.16 ～ 1.02）	
	運動機能障害の改善（長期：年単位）観察期間 3 年以上の症例の調査結果（中央値 5.1 年）（評価：OMDS 悪化の有無）	786/1,000	324/1,000 （7 ～ 641）	－ 462/1,000 （－ 779 ～－ 145）	OR 0.13 （0.03 ～ 0.54）	
	運動機能障害の改善（長期：年単位）観察期間 3 年未満の症例の調査結果（中央値 1.7 年）（評価：OMDS 悪化の有無）	133/1,000	130/1,000 （－ 93 ～ 353）	－ 3/1,000 （－ 226 ～ 220）	OR 0.97 （0.17 ～ 5.56）	

望ましくない効果
予期される望ましくない効果はどの程度のものですか

判断	リサーチエビデンス	備考
○大きい ○中 ○小さい ○わずか ●さまざま ○分からない	参考としての症例集積研究 3 編中 1 編は重篤な副作用頻度が 65 例中 3 例（4.6%）で，うち 2 例は骨粗鬆症を伴う圧迫骨折であった．別の 1 編は再入院となった症例数として 16 例中 4 例（25%）で，中に骨粗鬆症を伴う大腿骨骨折と胸腰椎圧迫骨折があった．残る 1 編（Nakagawa 1996）に重篤な副作用頻度の記載はないが，131 例に生じた副作用のトップは骨折（5 例）であった．3 編ともプレドニゾロンの初期投与量が 30 ～ 80mg/ 連日 or 隔日と高用量であり，ステロイド性骨粗鬆症の治療薬であるビスホスホネート製剤がまだ使用できない時代の報告であることに留意する必要がある． ステロイド内服治療は HAM に限らず，関節リウマチや膠原病などほかの疾患において一般的に使用され，副作用は骨折以外にも耐糖能障害，高血圧，易感染性などが知られている．その出現は投与量や個々の患者によると考えられた．	

エビデンスの確実性
効果に関する全体的なエビデンスの確実性は何ですか

判断	リサーチエビデンス			備考
●非常に低 ○低 ○中 ○高 ○採用研究なし	アウトカム	重要性	Certainty of the evidence (GRADE)	
	運動機能障害の改善（長期：年単位） 全例調査結果，観察期間（中央値 3.4 年） （評価：OMDS 改善の有無）	重大	⊕○○○ 非常に低 [a, b]	
	運動機能障害の改善（長期：年単位） 観察期間 3 年以上の症例の調査結果（中央値 5.1 年） （評価：OMDS 改善の有無）	重大	⊕○○○ 非常に低 [a, b]	
	運動機能障害の改善（長期：年単位） 観察期間 3 年未満の症例の調査結果（中央値 1.7 年） （評価：OMDS 改善の有無）	重大	⊕○○○ 非常に低 [a, b]	

a. 1 編の観察研究で，重要な交絡因子であるベースラインの OMDS により層別解析しているが，多変量解析による複数の交絡因子の調整を実施していないため，バイアスリスクは深刻とした．
b. 1 編の観察研究で，希少疾患の限界もあり組み込まれた患者数が 86 名のみであり，不精確さは深刻とした．

アウトカム	重要性	Certainty of the evidence (GRADE)
運動機能障害の改善（長期：年単位） 全例調査結果，観察期間（中央値 3.4 年） （評価：OMDS 悪化の有無）	重大	⊕○○○ 非常に低 [a, b]
運動機能障害の改善（長期：年単位） 観察期間 3 年以上の症例の調査結果（中央値 5.1 年） （評価：OMDS 悪化の有無）	重大	⊕○○○ 非常に低 [a, b]
運動機能障害の改善（長期：年単位） 観察期間 3 年未満の症例の調査結果（中央値 1.7 年） （評価：OMDS 悪化の有無）	重大	⊕○○○ 非常に低 [a, b]

a. 1 編の観察研究で，重要な交絡因子であるベースラインの OMDS により層別解析しているが，多変量解析による複数の交絡因子の調整を実施していないため，バイアスリスクは深刻とした．
b. 1 編の観察研究で，希少疾患の限界もあり組み込まれた患者数が 86 名のみであり，不精確さは深刻とした．

価値観
人々が主要なアウトカムをどの程度重視するかについて重要な不確実性はありますか

判断	リサーチエビデンス	備考
○重要な不確実性またはばらつきあり ○重要な不確実性またはばらつきの可能性あり ●重要な不確実性またはばらつきはおそらくなし ○重要な不確実性またはばらつきはなし	今回評価した 4 つのアウトカム（運動機能予後の改善［長期：年単位］，運動機能予後の改善［短期：月単位］，排尿機能障害の改善，重篤な副作用頻度）は，ガイドライン作成委員会のメンバーによって重大なアウトカムとして同意が得られている．また，HAM 患者レジストリ「HAM ねっと」へ登録した HAM 患者を対象に実施した「HAM 診療ガイドライン 2019 策定のための患者の関心・価値観に関わる質問紙調査」（HAM 診療ガイドライン第 4 章 図 4-2）によれば，HAM 診療において最も重視する点は「症状の改善」（85.1%），「副作用が少ない」（37.7%）があげられた．したがって，これらアウトカムに対して，患者が重視していることにも確信がもてる．	

効果のバランス
望ましい効果と望ましくない効果のバランスは介入もしく比較対照を支持しますか

判断	リサーチエビデンス	備考
○比較対照が優位 ○比較対照がおそらく優位 ○介入も比較対象もいずれも優位でない ●おそらく介入が優位 ○介入が優位 ○さまざま ○分からない		

容認性
この選択肢は重要な利害関係者にとって妥当なものですか

判断	リサーチエビデンス	備考
○いいえ ○おそらく，いいえ ●おそらく，はい ○はい ○さまざま ○分からない	ステロイド内服治療は他疾患でも一般的に行われている．また，HAM 患者レジストリ「HAM ねっと」の情報によれば，HAM 患者の約半数が本治療を受けている．費用の面では，副作用の予防に必要な薬剤費や外来通院費も考慮に入れる必要があるが，プレドニゾロン自体の薬価は月額 576 〜 1260 円（3 〜 10mg/ 日を想定）と安価である．	

実行可能性
その介入は実行可能ですか

判断	リサーチエビデンス	備考
○いいえ ○おそらく，いいえ ●おそらく，はい ○はい ○さまざま ○分からない	本治療の施行に，特別な医療施設・医療資器材を必要としない．ただし，本薬剤は HAM に対して保険未承認である．	

文献の要約

1) Yamano Y, Sato T. Clinical pathophysiology of human T-lymphotropic virus-type 1-associated myelopathy/tropical spastic paraparesis. Front Microbiol 2012; **3**: 389
2) Bangham CR, Araujo A, Yamano Y, et al. HTLV-1-associated myelopathy/tropical spastic paraparesis. Nat Rev Dis Primers 2015; **1**: 15012
3) Sato T, Coler-Reilly A, Utsunomiya A, et al. CSF CXCL10, CXCL9, and neopterin as candidate prognostic biomarkers for HTLV-1-associated myelopathy/tropical spastic paraparesis. PLoS Negl Trop Dis 2013; **7** (10): e2479
4) Sato T, Yagishita N, Tamaki K, et al. Proposal of Classification Criteria for HTLV-1-Associated Myelopathy/Tropical Spastic Paraparesis Disease Activity. Front Microbiol 2018; **9**: 1651

CQ2 追加資料

7．文献検索式と文献選択

＜検索式：Pubmed＞

検索者 A（2018 年 7 月 2 日 実施）

#1 "Paraparesis, Tropical Spastic"[MeSH] OR "HTLV-1-associated myelopathy" OR "HTLV-I-associated myelopathy" OR "Tropical Spastic Paraparesis" OR HAM/TSP OR TSP/HAM（2,493 件）

#2 ("Human T-lymphotropic virus 1"[MeSH] OR "Human T-cell leukemia virus type 1"[tiab] OR "Human T-cell leukemia virus type I"[tiab]) AND ("Myelitis"[MeSH] OR Myelopathy OR "Paraparesis, spastic"[MeSH])（1,213 件）

#3 #1 OR #2 (2,571 件)

#4 "Interferon-alpha"[MeSH] OR "Interferon-alpha" OR Sumiferon（36,064 件）

#5 #3 AND #4（54 件）

検索結果　54 件

検索者 B（2018 年 6 月 1 日 実施）

(("paraparesis, tropical spastic"[mesh] OR "HTLV-1 associated myelopathy" OR "human T-Lymphotropic virus 1"[mesh] OR HAM[tiab]) AND interferon-alpha[majr])

Filters: Publication date from 1985/01/01 to 2018/05/31; Humans; English; Japanese

検索結果　52 件

＜検索式：医中誌 Web＞

検索者 A（2018 年 7 月 2 日 実施）

#1 不全対麻痺-熱帯痙性/TH or htlv-1 関連脊髄症/AL or htlv-I 関連脊髄症/AL (1,630 件)

#2 ヒト T リンパ球向性ウイルス 1 型/TH and (脊髄炎/TH or 脊髄症/AL or 不全対麻痺-痙性/TH) (488 件)

#3 #1 or #2 （1,641 件）

#4 Interferon-alpha/TH or インターフェロン/AL or スミフェロン/AL（28,490 件）

#5 #3 and #4 （90 件）

#6 (#5) and (PT=会議録除く)（63 件）

検索結果　63 件

検索者 B（2018 年 6 月 1 日 実施）

((((不全対麻痺-熱帯痙性/TH or 不全対麻痺-熱帯痙性/AL) or ヒト T リンパ球性ウイルス 1 型/AL or HAM/ti) and ((Interferon-Alpha/TH or interferon-alpha/AL))) and (DT=1985: 2018 and PT=会議録除く and CK=ヒト)

検索結果　46 件

＜検索式：Cochrane library＞

検索者 A（2018 年 7 月 2 日 実施）

#1 MeSH descriptor: [Paraparesis, Tropical Spastic] explode all trees (17 件)

#2 "HTLV-1-associated myelopathy" or "HTLV-I-associated myelopathy" or "tropical spastic paraparesis" (25 件)

#3 #1 or #2 (30 件)

#4 "interferon-alpha" (4,894 件)

#5 #3 and #4 (2 件)

検索結果　CDSR 0 件，CCRCT 2 件

検索者 B（2018 年 6 月 1 日 実施）

("tropical spastic paraparesis" OR "HTLV-1 associated myelopathy" OR "human T-Lymphotropic virus 1" OR HAM) AND "interferon alpha"

検索結果　CDSR 0 件，CCRCT 7 件

<CQ2：文献検索フローチャート>

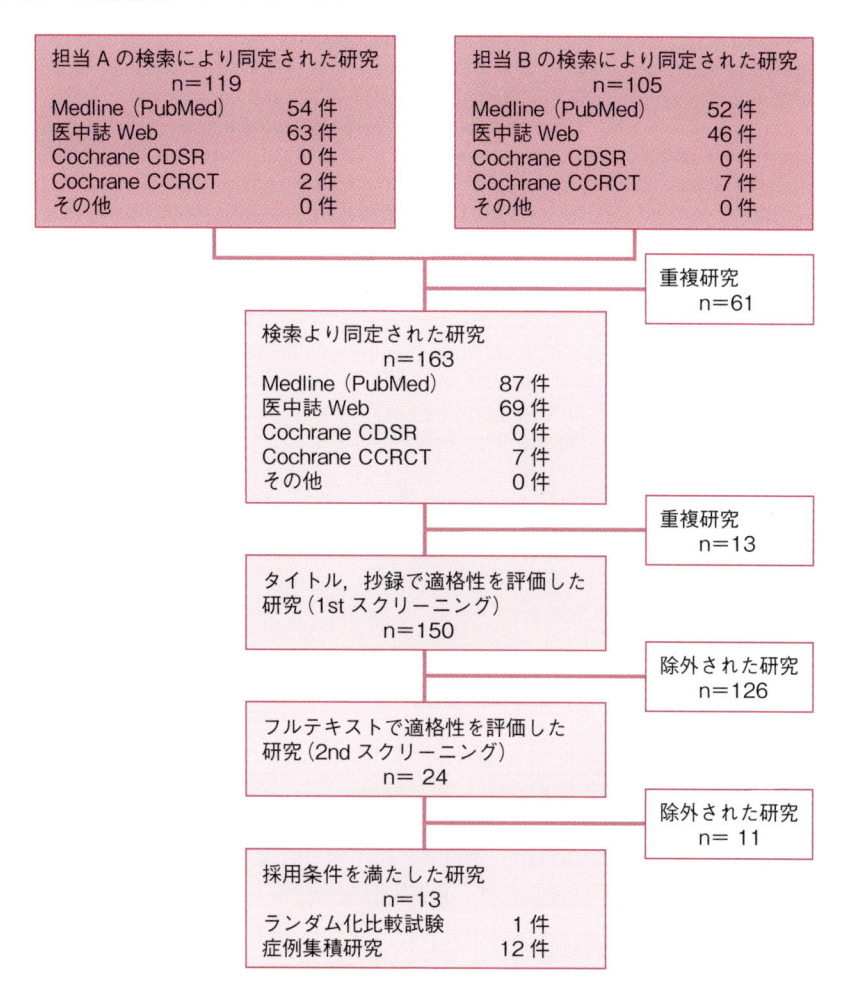

8. 本 CQ で対象とした論文

<ランダム化比較試験>

1) Izumo S, Goto I, Itoyama Y, et al. Interferon-alpha is effective in HTLV-I-associated myelopathy: a multicenter, randomized, double-blind, controlled trial. Neurology. 1996; **46**: 1016-1021

<症例集積研究>

1) Nakamura T, Shibayama K, Nagasato K, et al. The efficacy of interferon-alpha treatment in human T-lymphotropic virus type-I-associated myelopathy. Jpn J Med 1990; **29**: 362-367

2) 出雲周二，中村竜文，柴山弘司ほか．HLBI（天然型インターフェロン-α）の HTLV-1Associated Myelopathy（HAM）に対する臨床効果．基礎と臨床 1994; **28**: 3887-3897

3) Nakagawa M, Nakahara K, Maruyama Y, et al. Therapeutic trials in 200 patients with HTLV-I-associated myelopathy/tropical spastic paraparesis. J Neurovirol 1996; **2**: 345-355

4) Yamasaki K, Kira J, Koyanagi Y, et al. Long-term, high dose interferon-alpha treatment in HTLV-I-associated myelopathy/tropical spastic paraparesis: a combined clinical, virological and immunological study. J Neurol Sci 1997; **147**: 135-144

5) Feng J, Misu T, Fujihara K, et al. Interferon-alpha significantly reduces cerebrospinal fluid CD4 cell subsets in HAM/TSP. J Neuroimmunol. 2003; **141**: 170-173

6) Feng J, Misu T, Fujihara K, et al. Th1/Th2 balance and HTLV-I proviral load in HAM/TSP patients treated with interferon-alpha. J Neuroimmunol. 2004; **151**: 189-194

7) Saito M, Nakagawa M, Kaseda S, et al. Decreased human T lymphotropic virus type I (HTLV-I) provirus load and alteration in T cell phenotype after interferon-alpha therapy for HTLV-I-associated myelopathy/tropical spastic paraparesis. J Infect Dis 2004; **189**: 29-40

8) Narikawa K, Fujihara K, Misu T, et al. CSF-chemokines in HTLV-I-associated myelopathy: CXCL10 up-regulation and therapeutic effect of interferon-alpha. J Neuroimmunol. 2005; **159**: 177-182

9) Arimura K, Nakagawa M, Izumo S, et al. Safety and efficacy of interferon-alpha in 167 patients with human T-cell lymphotropic virus type 1-associated myelopathy. J Neurovirol 2007; **13**: 364-372

10) Yukitake M, Takase Y, Nanri Y, et al. Incidence and clinical significances of human T-cell lymphotropic virus type I-associated myelopathy with T2 hyperintensity on spinal magnetic resonance images. Intern Med 2008; **47**: 1881-1886

11) Rafatpanah H, Rezaee A, Etemadi MM, et al. The impact of interferon-alpha treatment on clinical and immunovirological aspects of HTLV-1-associated myelopathy in northeast of Iran. J Neuroimmunol. 2012; **250**: 87-93

12) Boostani R, Vakili R, Hosseiny SS, et al. Triple Therapy with Prednisolone, Pegylated Interferon and Sodium Valproate Improves Clinical Outcome and Reduces Human T-Cell Leukemia Virus Type 1 (HTLV-1) Proviral Load, Tax and HBZ mRNA Expression in Patients with HTLV-1-Associated Myelopathy/Tropical Spastic Paraparesis. Neurotherapeutics 2015; **12**: 887-895

9. 評価シート（Minds 診療ガイドライン作成マニュアル 2017 第4章テンプレート使用）

CQ2 評価シート 介入研究

診療ガイドライン	HAM診療ガイドライン
対象	成人HAM患者
介入	インターフェロンα（300万国際単位）
対照	インターフェロンα（30万国際単位）

* 各項目の評価は"高(-2)"、"中/疑い(-1)"、"低(0)"の3段階
まとめは"高(-2)"、"中(-1)"、"低(0)"の3段階でエビデンス総体に反映させる

各アウトカムごとに別紙にまとめる

アウトカム：運動機能障害の改善（短期：月単位）

研究コード	研究デザイン	ランダム化	コンシールメント	盲検化	盲検化	ITT	アウトカム不完全報告	選択的アウトカム報告	早期試験中止	その他のバイアス	まとめ	対象	介入	対照	アウトカム	まとめ	対照群分母	対照群分子	(%)	介入群分母	介入群分子	(%)	効果指標（種類）	効果指標（値）	信頼区間
Izumo 1996	RCT	0	0	0	0	-1	-1	0	0	0	-1	0	0	0	0	0	14	0	0.0	15	5	33.3	RR	10.31	1.19-105.3

コメント（該当するセルに記入）

研究コード	研究デザイン					ITT																			
Izumo 1996	RCT					ITT解析非実施	脱落例あり																		

アウトカム：排尿機能障害の改善

研究コード	研究デザイン	ランダム化	コンシールメント	盲検化	盲検化	ITT	アウトカム不完全報告	選択的アウトカム報告	早期試験中止	その他のバイアス	まとめ	対象	介入	対照	アウトカム	まとめ	対照群分母	対照群分子	(%)	介入群分母	介入群分子	(%)	効果指標（種類）	効果指標（値）	信頼区間
Izumo 1996	RCT	0	0	0	0	-1	-1	0	0	0	-1	0	0	0	0	0	14	0	0.0	15	4	26.7	RR	8.44	0.93-87.50

コメント（該当するセルに記入）

研究コード	研究デザイン					ITT																			
Izumo 1996	RCT					ITT解析非実施	脱落例あり																		

CQ2　評価シート　介入研究

診療ガイドライン	HAM診療ガイドライン
対象	成人HAM患者
介入	インターフェロンα（300万国際単位）
対照	インターフェロンα（30万国際単位）

* 各項目の評価は"高(-2)"、"中/疑い(-1)"、"低(0)"の3段階
まとめは"高(-2)"、"中(-1)"、"低(0)"の3段階でエビデンス総体に反映させる

各アウトカムごとに別紙にまとめる

アウトカム：全般的機能障害の改善

研究コード	研究デザイン	ランダム化	コンシールメント	盲検化	盲検化	ITT	アウトカム不完全報告	選択的アウトカム報告	早期試験中止	その他のバイアス	まとめ	対象	介入	対照	アウトカム	まとめ	対照群分母	対照群分子	(%)	介入群分母	介入群分子	(%)	効果指標(種類)	効果指標(値)	信頼区間
Izumo 1996	RCT	0	0	0	0	-1	-1	0			-1	0	0			-1	14	0	0.0	15	12	80.0	RR	23.44	3.36-227.90

コメント（該当するセルに記入）

研究コード	研究デザイン					ITT	アウトカム不完全報告																		
Izumo 1996	RCT					ITT解析非実施	脱落例あり																		

アウトカム：重篤な副作用頻度

研究コード	研究デザイン	ランダム化	コンシールメント	盲検化	盲検化	ITT	アウトカム不完全報告	選択的アウトカム報告	早期試験中止	その他のバイアス	まとめ	対象	介入	対照	アウトカム	まとめ	対照群分母	対照群分子	(%)	介入群分母	介入群分子	(%)	効果指標(種類)	効果指標(値)	信頼区間
Izumo 1996	RCT	0	0	0	0	0	0	0			0	0	0	-1	-1	-2	15	NA	NA	16	NA	NA			

コメント（該当するセルに記入）

研究コード	研究デザイン												対照		アウトカム										
Izumo 1996	RCT												プラセボ群なし		重篤な副作用の記載なし										

CQ2　評価シート　観察研究

診療ガイドライン	HAM診療ガイドライン
対象	成人HAM患者
介入	インターフェロンα治療
対照	対照群なし

*バイアスリスク、非直接性
　各ドメインの評価は"高(-2)"、"中/疑い(-1)"、"低(0)"の3段階
　まとめは"高(-2)"、"中(-1)"、"低(0)"の3段階でエビデンス総体に反映させる
** 上昇要因
　各項目の評価は"高(+2)"、"中(+1)"、"低(0)"の3段階
　まとめは"高(+2)"、"中(+1)"、"低(0)"の3段階でエビデンス総体に反映させる
各アウトカムごとに別紙にまとめる

アウトカム：運動機能障害の改善（短期：月単位）

研究コード	研究デザイン	背景因子の差	ケアの差	不適切なアウトカム測定	不完全なフォローアップ	不十分な交絡の調整	その他のバイアス	まとめ	量反応関係	効果減弱交絡	効果の大きさ	まとめ	対象	介入	対照	アウトカム	まとめ	対照群分母	対照群分子	(%)	介入群分母	介入群分子	(%)	効果指標(種類)	効果指標(値)	信頼区間
Nakamura 1990	症例集積	-2	-1	0	0	-2		-2	0	0	0	0	0	0		0	0	NA	NA	NA	5	1	20.0	NA	NA	NA
出雲 1994	症例集積	-2	-1	0	0	-2		-2	0	0	0	0	0	-1		0	-1	NA	NA	NA	48	18	37.5	NA	NA	NA
Nakagawa 1996	症例集積	-2	-1	0	0	-2		-2	0	0	0	0	-1	0		0	-1	NA	NA	NA	32	7	21.9	NA	NA	NA
Yamasaki 1997	症例集積	-2	-1	0	0	-2		-2	0	0	0	0	0	-1		0	-1	NA	NA	NA	7	5	71.4	NA	NA	NA
Feng 2003	症例集積	-2	-1	0	0	-2		-2	0	0	0	0	0	0		0	0	NA	NA	NA	9	3	33.3	NA	NA	NA
Saito 2004	症例集積	-2	-1	0	0	-2		-2	0	0	0	0	0	0		0	0	NA	NA	NA	25	9	36.0	NA	NA	NA
Arimura 2007	症例集積	-2	-1	0	0	-2		-2	0	0	0	0	0	-1		0	-1	NA	NA	NA	154	45	29.2	NA	NA	NA
Yukitake 2008	症例集積	-2	-1	0	0	-2		-2	0	0	0	0	0	0		0	0	NA	NA	NA	15	12	80.0	NA	NA	NA
Rafatpanah 2012	症例集積	-2	-1	0	-1	-2		-2	0	0	0	0	0	-1		0	-2	NA	NA	NA	56	19	33.9	NA	NA	NA
Boostani 2015	症例集積	-2	-1	0	0	-2		-2	0	0	0	0	0	-1		0	-2	NA	NA	NA	13	11	84.6	NA	NA	NA

コメント（該当するセルに記入）

研究コード	研究デザイン	背景因子の差	ケアの差	不適切なアウトカム測定	不完全なフォローアップ	不十分な交絡の調整	その他のバイアス	まとめ						介入			まとめ
Nakamura 1990	症例集積	単一群のため大きいとみなす	疑われる			単一群のため大きいとみなす											単一群のため評価無
出雲 1994	症例集積	同上	同上			同上								10倍は投与の頻度、量が異なる			同上
Nakagawa 1996	症例集積	同上	同上			同上								ステロイドによる合併症悪化症例に使用			同上
Yamasaki 1997	症例集積	同上	同上			同上								6MUと量が多い			同上
Feng 2003	症例集積	同上	同上			同上											同上
Saito 2004	症例集積	同上	同上			同上											同上
Arimura 2007	症例集積	同上	同上			同上								市販後調査のため、さまざまな使用薬あり			同上
Yukitake 2008	症例集積	同上	同上			同上											同上
Rafatpanah 2012	症例集積	同上	同上		1か月後までに10人脱落	同上								症例はすべてイラン			日本では使用できないIFNα2b使用
Boostani 2015	症例集積	同上	同上			同上								症例はすべてイラン			PSL以外の2剤同時併用

CQ2　評価シート　観察研究

診療ガイドライン	HAM診療ガイドライン
対象	成人HAM患者
介入	インターフェロンα治療
対照	対照群なし

*バイアスリスク、非直接性
　　各ドメインの評価は"高(−2)"、"中/疑い(−1)"、"低(0)"の3段階
　　まとめは"高(−2)"、"中(−1)"、"低(0)"の3段階でエビデンス総体に反映させる
** 上昇要因
　　各項目の評価は"高(+2)"、"中(+1)"、"低(0)"の3段階
　　まとめは"高(+2)"、"中(+1)"、"低(0)"の3段階でエビデンス総体に反映させる
　　各アウトカムごとに別紙にまとめる

アウトカム		排尿機能障害の改善																							
個別研究		バイアスリスク*						上昇要因**				非直接性*					リスク人数(アウトカム率)								
研究コード	研究デザイン	選択バイアス	実行バイアス	検出バイアス	症例減少バイアス	その他			量反応関係	効果減弱交絡	効果の大きさ	まとめ	対象	介入	対照	アウトカム	まとめ	対照群分母	対照群分子	(%)	介入群分母	介入群分子	(%)	効果指標(種類)	効果指標(値)	信頼区間
		背景因子の差	ケアの差	不適切なアウトカム測定	不完全なフォローアップ	不十分な交絡調整	その他のバイアス	まとめ																		
Nakamura 1990	症例集積	−2	−1	0	0	−2		−2	0	0	0	0	0	0		0	0	NA	NA	NA	5	1	20.0	NA	NA	NA
出雲 1994	症例集積	−2	−1	0	0	−2		−2	0	0	0	0	0	−1		−1	−1	NA	NA	NA	32	16	50.0	NA	NA	NA
Feng 2003	症例集積	−2	−1	0	0	−2		−2	0	0	0	0	0	0		−1	−1	NA	NA	NA	9	0	0.0	NA	NA	NA
Saito 2004	症例集積	−2	−1	0	0	−2		−2	0	0	0	0	0	0		0	0	NA	NA	NA	25	8	32.0	NA	NA	NA
Rafatpanah 2012	症例集積	−2	−1	0	−1	−2		−2	0	0	0	0	−1	0		0	−2	NA	NA	NA	NA	NA	NA	NA	NA	NA
Boostani 2015	症例集積	−2	−1	0	0	−2		−2	0	0	0	0	0	−2		−1	−2	NA	NA	NA	10	4	40.0	NA	NA	NA

コメント(該当するセルに記入)

Nakamura 1990	症例集積	単一群のため大きいとみなす	疑われる			単一群のため大きいとみなす				単一群のため評価無し
出雲 1994	症例集積	同上	同上			同上			10例は投与の頻度、量が異なる	同上	排尿障害全体の評価不明
Feng 2003	症例集積	同上	同上			同上				同上	排尿の状態のみ評価可能
Saito 2004	症例集積	同上	同上			同上				同上	
Rafatpanah 2012	症例集積	同上	同上	1か月後までに10人脱落		同上			症例はすべてイラン人	日本では使用できないIFNα2b使用	同上
Boostani 2015	症例集積	同上	同上			同上			症例はすべてイラン人	PSL以外の2剤同時併用	排尿の状態のみ評価可能

CQ2　評価シート　観察研究

診療ガイドライン	HAM診療ガイドライン
対象	成人HAM患者
介入	インターフェロンα治療
対照	対照群なし

*バイアスリスク、非直接性
　　各ドメインの評価は"高(−2)"、"中/疑い(−1)"、"低(0)"の3段階
　　まとめは"高(−2)"、"中(−1)"、"低(0)"の3段階でエビデンス総体に反映させる
** 上昇要因
　　各項目の評価は"高(+2)"、"中(+1)"、"低(0)"の3段階
　　まとめは"高(+2)"、"中(+1)"、"低(0)"の3段階でエビデンス総体に反映させる
　　各アウトカムごとに別紙にまとめる

アウトカム		全般的機能障害の改善																							
個別研究		バイアスリスク*						上昇要因**				非直接性*					リスク人数(アウトカム率)								
研究コード	研究デザイン	選択バイアス	実行バイアス	検出バイアス	症例減少バイアス	その他			量反応関係	効果減弱交絡	効果の大きさ	まとめ	対象	介入	対照	アウトカム	まとめ	対照群分母	対照群分子	(%)	介入群分母	介入群分子	(%)	効果指標(種類)	効果指標(値)	信頼区間
		背景因子の差	ケアの差	不適切なアウトカム測定	不完全なフォローアップ	不十分な交絡調整	その他のバイアス	まとめ																		
Nakamura 1990	症例集積	−2	−1	0	0	−2		−2	0	0	0	0	0	0		0	0	NA	NA	NA	5	4	80.0	NA	NA	NA
出雲 1994	症例集積	−2	−1	0	0	−2		−2	0	0	0	0	0	−1		−1	−1	NA	NA	NA	50	37	74.0	NA	NA	NA
Nakagawa 1996	症例集積	−2	−1	0	0	−2		−2	0	0	0	0	−1	0		−1	−2	NA	NA	NA	32	20	62.5	NA	NA	NA
Saito 2004	症例集積	−2	−1	0	0	−2		−2	0	0	0	0	0	0		0	0	NA	NA	NA	25	16	64.0	NA	NA	NA
Arimura 2007	症例集積	−2	−1	0	0	−2		−2	0	0	0	0	0	−1		−1	−1	NA	NA	NA	154	102	66.2	NA	NA	NA
Rafatpanah 2012	症例集積	−2	−1	0	−1	−2		−2	0	0	0	0	−1	0		0	−2	NA	NA	NA	56	35	62.5	NA	NA	NA

コメント(該当するセルに記入)

Nakamura 1990	症例集積	単一群のため大きいとみなす	疑われる			単一群のため大きいとみなす				単一群のため評価無し	
出雲 1994	症例集積	同上	同上			同上				同上	OMDSと排尿のみを評価
Nakagawa 1996	症例集積	同上	同上			同上			ステロイドによる合併症悪化症例に使用	同上	OMDS以外の評価法が不明
Saito 2004	症例集積	同上	同上			同上				同上	
Arimura 2007	症例集積	同上	同上			同上			市販後調査のため、さまざまな併用薬あり	同上	
Rafatpanah 2012	症例集積	同上	同上	1か月後までに10人脱落		同上			症例はすべてイラン人	日本では使用できないIFNα2b使用	同上

CQ2　評価シート　観察研究

診療ガイドライン	HAM診療ガイドライン
対象	成人HAM患者
介入	インターフェロンα治療
対照	対照群なし

*バイアスリスク, 非直接性
　各ドメインの評価は"高(−2)", "中/疑い(−1)", "低(0)"の3段階
　まとめは"高(−2)", "中(−1)", "低(0)"の3段階でエビデンス総体に反映させる
** 上昇要因
　各項目の評価は"高(+2)", "中(+1)", "低(0)"の3段階
　まとめは"高(+2)", "中(+1)", "低(0)"の3段階でエビデンス総体に反映させる
　各アウトカムごとに別紙にまとめる

アウトカム		重篤な副作用頻度																				
個別研究		バイアスリスク*					上昇要因**				非直接性*					リスク人数(アウトカム率)						
		選択バイアス	実行バイアス	検出バイアス	症例減少バイアス	その他	量反応関係	効果減弱交絡	効果の大きさ	まとめ	対象	介入	対照	アウトカム	まとめ	対照群母	対照群分子	(%)	介入群母	介入群分子	(%)	
研究コード	研究デザイン	背景因子の差	ケアの差	不適切なアウトカム測定	不完全なフォローアップ	不十分な交絡の調整	その他のバイアス	まとめ																効果指標(種類)	効果指標(値)	信頼区間
Arimura 2007	症例集積	−2	−1	0	0	−2		−2	0	0	0	0	0	−1		0	−1	NA	NA	NA	167	24	14.4	NA	NA	NA
出雲 1994	症例集積	−2	−1	0	0	−2		−2	0	0	0	0	0	−1		0	−1	−2	NA	NA	NA	NA	NA	NA	NA	NA	NA
Nakagawa 1996	症例集積	−2	−1	0	0	−2		−2	0	0	0	−1	0			−1	−2	NA	NA	NA	NA	NA	NA	NA	NA	NA
Yamasaki 1997	症例集積	−2	−1	0	0	−2		−2	0	0	0	0	−1			−1	−2	NA	NA	NA	NA	NA	NA	NA	NA	NA

コメント（該当するセルに記入）

Arimura 2007	症例集積	単一群のため大きいとみなす	疑われる		単一群のため大きいとみなす		市販後調査のためさまざまな併用薬あり	単一群のため評価無											
出雲 1994	症例集積	同上	同上		同上		10例は投与の頻度, 量が異なる	重篤な副作用頻度はなし											
Nakagawa 1996	症例集積	同上	同上		同上		ステロイドによる合併症悪化症例に使用	同上	重篤な副作用頻度はなし										
Yamasaki 1997	症例集積	同上	同上		同上		6MUと量が多い	同上	重篤な副作用頻度はなし										

10. GRADE エビデンスプロファイル

Certainty assessment							患者数		効果		Certainty	重要性
研究の数	研究デザイン	バイアスリスク	非一貫性	非直接性	不精確	その他の検討	インターフェロンα300万国際単位	インターフェロンα30万国際単位	相対(95% CI)	絶対(95% CI)		
運動機能障害の改善（長期：年単位）：測定なし												
0									推定不可		−	重大
運動機能障害の改善（短期：月単位）（投与後4週目のOMDS改善の有無）												
1	ランダム化試験	深刻[a]	深刻でない	深刻でない	深刻[b]	なし	5/15 (33.3%)	0/14 (0.0%)	RR 10.31 (1.19〜105.3)	333/1,000 (26〜641)	⊕⊕◯◯ 低	重大
排尿機能障害の改善（投与後4週目の独自排尿指標2ポイント以上の改善の有無）												
1	ランダム化試験	深刻[a]	深刻でない	深刻でない	深刻[b]	なし	4/15 (26.7%)	0/14 (0.0%)	RR 8.44 (0.93〜87.50)	267/1,000 (−26〜560)	⊕⊕◯◯ 低	重大
全般的機能障害の改善（投与後4週目の独自指標（OMDS＋排尿指標＋神経学的所見）の改善（Excellent to fair））												
1	ランダム化試験	深刻[a]	深刻でない	深刻でない	深刻[b]	なし	12/15 (80.0%)	0/14 (0.0%)	RR 23.44 (3.36〜227.90)	800/1,000 (529〜1,000)	⊕⊕◯◯ 低	重大
重篤な副作用頻度：測定なし												
1	ランダム化試験	深刻でない	深刻でない	非常に深刻[c]	深刻[b]	なし			推定不可		⊕◯◯◯ 非常に低	重大

CI：信頼区間, RR：リスク比
a. 脱落例のためアウトカムの報告が不完全で, ITT解析とはなっていないため, バイアスリスクは深刻とした.
b. 1件のランダム化比較試験で, 希少疾患による限界もあり組み込まれた患者数が31名のみであり, 不精確さは深刻とした.
c. 対照がプラセボ対照ではなく低用量群（30万国際単位）であり, アウトカムに関しても副作用のみで重篤な副作用に関する記述はないため, 非直接性は非常に深刻とした.
注）CQ1と異なり, 観察期間が短期（4週間）であることもあり, 効果推定量を算出した3つのアウトカムすべてにおいて, 介入群・対照群いずれも悪化例を認めず, 悪化の有無（悪化 vs. 改善・不変）による評価は実施しなかった.

11. 定性的システマティックレビュー

CQ2	成人 HAM 患者において，インターフェロンα治療は推奨されるか
P	成人 HAM 患者
I	インターフェロンα治療あり
C	インターフェロンα治療なし
臨床的文脈	インターフェロンα治療は，現在 HAM に対して唯一保険適用されている治療法である．これは 1996 年に出雲らによって報告されたランダム化比較試験の結果に基づいている．その有効性は 2007 年の市販後調査の結果により再確認されたが，一方で白血球減少，血小板減少，抑うつなど重篤な副作用の出現が認められた．どちらの文献も評価期間が短く，長期機能予後に対する有効性のエビデンスは存在しない．最近，インターフェロンα治療の実態について，全国規模の HAM 患者レジストリ「HAM ねっと」を用いて調査した結果では，毎年 3％前後しか本治療を受けている患者を認めなかった．したがって，HAM 患者に対する限られた治療の選択肢のなかで，インターフェロンα治療をどのように位置づけるかを明らかにするために，インターフェロンα治療の有効性，安全性を改めて見直すことが必要と考えられる．

O1	運動機能障害の改善（長期：年単位）
非直接性のまとめ	
バイアスリスクのまとめ	
非一貫性その他のまとめ	
コメント	年単位の長期の運動機能障害の改善をアウトカムとして評価した文献はなく，エビデンスの確実性は評価できず

O2	運動機能障害の改善（短期：月単位）
非直接性のまとめ	ランダム化比較試験（RCT）1 編のみであるが，対象，介入，対照，アウトカムいずれも非直接性に問題なしと判断した．
バイアスリスクのまとめ	上記 1 編は，限られた症例数（介入群 16 例，対照群 15 例）のなかで評価時点（投与後 4 週目）に脱落例を認め，ITT 解析が実施されていないため，バイアスリスクは深刻とした．
非一貫性その他のまとめ	RCT 1 編のため，非一貫性は評価できない．希少疾患の限界があり，組み込まれた患者数が 31 名のみであり，不精確さは深刻と判断した．
コメント	エビデンスの確実性は「低い（C）」と判断した．

O3	排尿機能障害の改善
非直接性のまとめ	ランダム化比較試験（RCT）1 編のみであるが，対象，介入，対照，アウトカムいずれも非直接性に問題なしと判断した．
バイアスリスクのまとめ	上記 1 編は，限られた症例数のなかで評価時点（投与後 4 週目）に脱落例を認め，ITT 解析が実施されていないため，バイアスリスクは深刻とした．
非一貫性その他のまとめ	RCT1 編のため，非一貫性は評価できない．希少疾患の限界があり，組み込まれた患者数が 31 名のみであり，不精確さは深刻と判断した．
コメント	エビデンスの確実性は「低（C）」と判断した．

O4	全般的機能障害の改善
非直接性のまとめ	ランダム化比較試験（RCT）1 編のみであるが，対象，介入，対照，アウトカムいずれも非直接性に問題なしと判断した．
バイアスリスクのまとめ	上記 1 編は，限られた症例数のなかで評価時点（投与後 4 週目）に脱落例を認め，ITT 解析が実施されていないため，バイアスリスクは深刻とした．
非一貫性その他のまとめ	RCT1 編のため，非一貫性は評価できない．希少疾患の限界があり，組み込まれた患者数が 31 名のみであり，不精確さは深刻と判断した．
コメント	エビデンスの確実性は「低（C）」と判断した．

O5	重篤な副作用頻度
非直接性のまとめ	ランダム化比較試験（RCT）1 編のみであるが, 対照がプラセボ対照ではなく低用量（30 万国際単位）群であり, アウトカムに関しても副作用のみで重篤な副作用に関する記述はない. したがって, 非直接性は非常に深刻と判断した.
バイアスリスクのまとめ	上記 1 編は, 安全性に関してすべての症例を用いて解析を実施しており, バイアスリスクを認めなかった.
非一貫性その他のまとめ	RCT1 編のため, 非一貫性は評価できない. 希少疾患の限界があり, 組み込まれた患者数が 31 名のみであり, 不精確さは深刻と判断した.
コメント	エビデンスの確実性は非常に低い（D）と判断した.

12. SR レポートのまとめ

　CQ2 の P（HAM 患者）と I（インターフェロン α 治療）に関する文献を網羅的に検索し, 1 次, 2 次スクリーニングを経て, 最終的に選択基準を満たした文献は 13 編であった. 13 編の内訳は, 1 編がランダム化比較試験（RCT）, 残り 12 編は症例集積研究であった（下表参照）. CQ2 では, ①運動機能障害の改善（長期：年単位）, ②運動機能障害の改善（短期：月単位）, ③排尿機能障害の改善, ④全般的機能障害の改善, ⑤　重篤な副作用頻度という 5 つのアウトカムに関してシステマティックレビュー（SR）を行った. アウトカムごとの採用文献は以下のとおりである.（注：スコープに記載されたように RCT を SR の対象とし, 症例集積研究はあくまで参考とした）

No	研究	運動機能障害（長期）	運動機能障害（短期）	排尿機能障害	全般的機能障害の改善	重篤な副作用頻度
ランダム化比較試験						
1	Izumo 1996	−	✓	✓	✓	✓ [a]
症例集積研究						
2	Nakamura 1990	−	✓	✓	✓	−
3	出雲 1994	−	✓	✓	✓	✓ [a]
4	Nakagawa 1996	−	✓	−	✓	✓ [a]
5	Yamasaki 1997	−	✓	−	−	✓ [a]
6	Feng 2003	−	✓	✓	−	−
7	Saito 2004	−	✓	✓	✓	−
8	Arimura 2007	−	✓	−	✓	✓
9	Yukitake 2008	−	✓	−	−	−
10	Rafatpanah 2012	−	✓	✓	✓	−
11	Boostani 2015	−	✓	✓	−	−
12	Feng 2004	−	✓ [b]	✓ [b]	−	−
13	Narikawa 2005	−	−	−	−	−

a　副作用の記述はあるが, 重篤な副作用に関する記述なし
b　Feng 2004 の 2 つのアウトカムに関する記載は Feng 2003 と同一のため, 解析からは除外した

①運動機能障害の改善（長期：年単位）

　年単位の長期の運動機能障害の改善をアウトカムとして評価した文献はないため, この点に関するエビデンスは評価できなかった.

②運動機能障害の改善（短期：月単位）

　本アウトカムに関係する文献は, RCT1 編と参考としての症例集積研究 10 編であった. RCT1

編の検討から，HAM 患者に対するインターフェロン α 治療は，主として投与後 1 ヵ月目の短期において運動機能障害を改善する患者を増やす結果であった（リスク比 10.31［1.19～105.3］）．上記 RCT 1 編の非直接性に問題を認めなかった．しかし，バイアスリスクは，脱落例を認め ITT 解析が実施されていないため，深刻とした．また，不精確さも，組み込まれた患者数は 31 名のみ（高用量群 15 名，低用量群 16 名）であり，深刻と判断した．以上より，エビデンスの確実性は低（C）と判断した．したがって，インターフェロン α 治療が HAM 患者の短期の運動機能障害を改善するという結果は，その点を踏まえて判断する必要がある．

（参考）10 編の症例集積研究は全体としてエビデンスの確実性は非常に低いが，いずれの研究においても運動機能障害が治療前よりも改善した患者を認めている（非直接性に問題のない文献において改善した患者割合は 20～36％）．

③排尿機能障害の改善

本アウトカムに関係する文献は，RCT1 編と参考としての症例集積研究 6 編であった．RCT1 編の検討から，HAM 患者に対するインターフェロン α 治療は，主として投与後 1 ヵ月目の短期において排尿機能障害を改善する患者を増やす結果であった（リスク比 8.44［0.93～87.50］）．RCT1 編の非直接性に問題を認めなかった．しかし，バイアスリスクは，脱落例を認め ITT 解析が実施されていないため，深刻とした．また，不精確さも組み込まれた患者数は 31 名のみであり，深刻と判断した．以上より，エビデンスの確実性は低（C）と判断した．したがって，インターフェロン α 治療が HAM 患者の排尿機能障害を改善するという結果は，その点を踏まえて判断する必要がある．

（参考）6 編の症例集積研究は全体としてエビデンスの確実性は非常に低く，改善例を認めなかった 1 編もあるが，残り 5 編において排尿機能障害が治療前よりも改善した患者を認めている（非直接性に問題のない文献において改善した患者割合は 20～32％）．

④全般的機能障害の改善

全般的機能障害として，運動機能障害に加えて排尿障害や神経学的所見を加味して判断された機能障害の改善が報告されている文献は，RCT1 編と参考としての症例集積研究 6 編であった．RCT1 編の検討から，HAM 患者に対するインターフェロン α 治療は，主として投与後 1 ヵ月目の短期において全般的機能障害を改善する患者を増やす結果であった（リスク比 23.44［3.36～227.90］）．RCT1 編の非直接性に問題を認めなかった．しかし，バイアスリスクは，脱落例を認め ITT 解析が実施されていないため，深刻とした．不精確さも組み込まれた患者数は 31 名のみであり，深刻と判断した．以上より，エビデンスの確実性は低（C）と判断した．したがって，インターフェロン α 治療が HAM 患者の全般的機能障害を改善するという結果は，その点を踏まえて判断する必要がある．

（参考）6 編の症例集積研究は全体としてエビデンスの確実性は非常に低いが，いずれの研究においても全般的機能障害が治療前よりも改善した患者を認めている（非直接性に問題のない文献において改善した患者割合は 64～80％）．

⑤重篤な副作用頻度

副作用の記載があった文献は，RCT 1 編と参考としての症例集積研究 4 編であった．RCT 1 編において，副作用頻度（重篤とは記載なし）に関してインターフェロン α の高用量群（介入群：300 万国際単位），中用量群（100 万国際単位），低用量群（対照群：30 万国際単位）の比較が実施され，自・他覚的副作用全体の頻度に有意差はなかったが，臨床検査値異常全体の頻度は高用量群と低用量群の間で有意差を認めた（$p = 0.037$）．高用量群（16 例）で認められた臨床検査値異

常の上位は白血球減少 4 例（25%），血小板減少 3 例（18.8%）で，低用量群（15 例）にこうした検査値異常は認められなかった．この RCT1 編の非直接性は，対照がプラセボではなく低用量（30 万国際単位）群であり，アウトカムに関しても副作用のみで重篤な副作用に関する記述はないため，非常に深刻と判断した．また，バイアスリスクは限られた症例数のなかで評価時点（投与後 4 週目）に脱落例を認め，ITT 解析が実施されていないため，深刻とした．不精確さも希少疾患の限界があり，組み込まれた患者数が 31 名のみであり，深刻と判断した．以上より，エビデンスの確実性は非常に低（D）と判断した．

　（参考）症例集積研究 4 編のうち，重篤な副作用の頻度に関する記述があったのは市販後調査結果をまとめた 1 編（Arimura 2007）のみで，167 名中 24 名（14.4%）計 46 件認められた．そのうち　8 件は白血球減少，4 件は血小板減少であった．

　以上 5 つのアウトカム全般にわたる全体的なエビデンスの確実性は，対象となった 1 編のランダム化比較試験において益と害のアウトカムが異なる方向を示していて，そのなかで害に関する重大なアウトカム「重篤な副作用頻度」に関するエビデンスの確実性が非直接性，不精確さの問題により非常に低（D）であったため，非常に低（D）と判断された．

13. Evidence to Decision テーブル

CQ 2. 成人 HAM 患者において，インターフェロン α 治療は推奨されるか	
集団	成人 HAM 患者
介入	インターフェロン α 治療あり
比較対照	インターフェロン α 治療なし
主要なアウトカム	運動機能予後の改善（長期：年単位）；運動機能障害の改善（短期：月単位）；排尿機能障害の改善；全般的機能障害の改善；重篤な副作用頻度

問題 この問題は優先事項ですか		
判断	リサーチエビデンス	備考
○いいえ ○おそらく，いいえ ●おそらく，はい ○はい ○さまざま ○分からない	HAM の病態は，HTLV-1 感染細胞の増加と活性化，それによる脊髄の慢性炎症から神経組織の破壊・変性が引き起こされると考えられている [1,2]．現在 HAM の治療薬として唯一保険で認められている インターフェロン α は，抗ウイルス作用，免疫調整作用，腫瘍細胞増殖抑制作用が知られており，こうした作用が HAM の病態改善に寄与していると考えられている．しかし，インターフェロン α は発熱，全身倦怠感，白血球減少などさまざまな副作用があり，筋肉内注射による苦痛や費用の負担もあることなどから，患者がデメリットを受ける可能性も懸念される．以上より，この問題の優先順位は高いと考えられる．	

望ましい効果
予期される望ましい効果はどの程度のものですか

判断	リサーチエビデンス					備考

判断	アウトカム	インターフェロンα 30万 IU	インターフェロンα 300万 IU	差異	相対効果 (95% CI)	備考
○わずか ●小さい ○中 ○大きい ○さまざま ○分からない	運動機能障害の改善（長期：年単位）（評価：OMDS改善の有無）	−	−	−	推定不可	最も重視している長期的な運動機能予後に関するエビデンスはなく，パネル会議において，true endpointに対する望ましい効果は小さいと判断された．
	運動機能障害の改善（短期：月単位）（評価：OMDS改善の有無）	0/1,000	333/1,000 (26〜641)	333/1,000 (26〜641)	RR 10.31 (1.19〜105.3)	
	排尿機能障害の改善（評価：独自排尿指標2段階以上の改善の有無）	0/1,000	267/1,000 (−26〜560)	267/1,000 (−26〜560)	RR 8.44 (0.93〜87.50)	
	全般的機能障害の改善（評価：独自指標 [OMDS＋排尿指標＋神経学的所見] の改善）	0/1,000	800/1,000 (529〜1,000)	800/1,000 (529〜1,000)	RR 23.44 (3.36〜227.90)	
	重篤な副作用頻度	−			推定不可	

注）CQ1と異なり，観察期間が短期（4週間）であることもあり，効果推定量を算出した3つのアウトカムすべてにおいて，介入群・対照群いずれも悪化例を認めず，悪化の有無（悪化 vs 改善・不変）による評価は実施しなかった．

望ましくない効果
予期される望ましくない効果はどの程度のものですか

判断	リサーチエビデンス	備考
○大きい ●中 ○小さい ○わずか ○さまざま ○分からない	RCT 1編において，副作用頻度（重篤とは記載なし）に関してインターフェロンαの高用量群（介入群：300万国際単位），中用量群（100万国際単位），低用量群（対照群：30万国際単位）の比較が実施され，自・他覚的副作用全体の頻度に有意差はなかったが，臨床検査値異常全体の頻度は高用量群と低用量群の間で有意差を認めた（p＝0.037）．高用量群（16例）で認められた臨床検査値異常の上位は白血球減少4例（25%），血小板減少3例（18.8%）で，低用量群（15例）にこうした検査値異常は認められなかった．また，市販後調査結果をまとめた症例集積研究1編（Arimura 2007）において，重篤な副作用が167名中24名（14.4%）計46件認められた．46件のうち 8件は白血球減少，4件は血小板減少であった．	

エビデンスの確実性
効果に関する全体的なエビデンスの確実性は何ですか

判断	リサーチエビデンス			備考

判断	アウトカム	重要性	Certainty of the evidence (GRADE)	備考
●非常に低 ○低 ○中 ○高 ○採用研究なし	運動機能障害の改善（長期：年単位）（評価：OMDS改善の有無）	重大	−	
	運動機能障害の改善（短期：月単位）（評価：OMDS改善の有無）	重大	⊕⊕○○ 低 [a, b]	
	排尿機能障害の改善（評価：独自排尿指標2ポイント以上の改善の有無）	重大	⊕⊕○○ 低 [a, b]	
	全般的機能障害の改善（評価：独自指標 [OMDS＋排尿指標＋神経学的所見] の改善）	重大	⊕⊕○○ 低 [a, b]	
	重篤な副作用頻度	重大	⊕○○○ 非常に低 [a, b, c]	

a. 1件のランダム化比較試験で，希少疾患による限界もあり組み込まれた患者数が31名のみであり，不精確さは深刻とした．
b. 脱落例が評価されずITT解析とはなっていないため，バイアスリスクは深刻とした．
c. 対照がプラセボ対照ではなく低用量群（30万国際単位）であり，アウトカムに関しても副作用のみで重篤な副作用に関する記述はないため，非直接性は非常に深刻とした

価値観
人々が主要なアウトカムをどの程度重視するかについて重要な不確実性はありますか

判断	リサーチエビデンス	備考
○重要な不確実性またはばらつきあり ○重要な不確実性またはばらつきの可能性あり ●重要な不確実性またはばらつきはおそらくなし ○重要な不確実性またはばらつきはなし	アンケート調査結果によれば，HAM 診療において最も重視する点は「症状の改善」（85.1％）であり，今回評価できた 5 つのアウトカム（運動機能障害の改善［長期および短期］，排尿機能障害の改善，全般的機能障害の改善，重篤な副作用頻度）に対して，患者が重視していることに確信がもてる．	

効果のバランス
望ましい効果と望ましくない効果のバランスは介入もしく比較対照を支持しますか

判断	リサーチエビデンス	備考
○比較対照が優位 ○比較対照がおそらく優位 ○介入も比較対象もいずれも優位でない ○おそらく介入が優位 ○介入が優位 ●さまざま ○分からない		いずれのアウトカムも長期的な効果は評価されていないことに留意する．

容認性
この選択肢は重要な利害関係者にとって妥当なものですか

判断	リサーチエビデンス	備考
○いいえ ○おそらく，いいえ ○おそらく，はい ○はい ●さまざま ○分からない	インターフェロン α は基本的に筋肉内注射を連日あるいは週 2 〜 3 回投与するのが一般的であるが，在宅での自己注射が可能になっている．インターフェロン α の薬価は月額 5 万〜 20 万円（週 2 回から連日投与を想定）と費用がかかるが，指定難病により医療費の補助を受けられる方もいる．そのため，容認性は患者により，「さまざま」と考えられる．	

実行可能性
その介入は実行可能ですか

判断	リサーチエビデンス	備考
○いいえ ○おそらく，いいえ ○おそらく，はい ●はい ○さまざま ○分からない	本治療は HAM を含めていくつかの疾患に対して保険適用となっており，その施行に，特別な医療施設・医療資器材を必要としない．	

文献の要約

1) Yamano Y, Sato T. Clinical pathophysiology of human T-lymphotropic virus-type 1-associated myelopathy/tropical spastic paraparesis. Front Microbiol 2012; **3**: 389

2) angham CR, Araujo A, Yamano Y, et al. HTLV-1-associated myelopathy/tropical spastic paraparesis. Nat Rev Dis Primers 2015; **1**: 15012

CQ3 追加資料

7．文献検索式と文献選択

＜検索式：Pubmed＞

検索者 A（2018 年 7 月 2 日 実施）

#1 "Paraparesis, Tropical Spastic"[MeSH] OR "HTLV-1-associated myelopathy" OR "HTLV-I-associated myelopathy" OR "Tropical Spastic Paraparesis" OR HAM/TSP OR TSP/HAM（2,493 件）

#2 ("Human T-lymphotropic virus 1"[MeSH] OR "Human T-cell leukemia virus type 1"[tiab] OR "Human T-cell leukemia virus type I"[tiab]) AND ("Myelitis"[MeSH] OR Myelopathy OR "Paraparesis, spastic"[MeSH])（1,213 件）

#3 #1 OR #2 (2,571 件)

#4 "Anti-Retroviral Agents"[MeSH] OR Zidovudine OR AZT OR Lamivudine OR 3TC OR Tenofovir OR TDF（76,583 件）

#5 #3 AND #4（41 件）

検索結果　41 件

検索者 B（2018 年 6 月 1 日 実施）

((("paraparesis, tropical spastic"[mesh] OR "HTLV-1 associated myelopathy" OR "human T-Lymphotropic virus 1"[mesh] OR HAM[tiab]) AND (zidovudine OR azidothymidine OR AZT OR lamivudine OR 3TC OR tenofovir OR TDF)) Filters: Publication date from 1985/01/01 to 2018/05/31; Humans; English; Japanese

検索結果　85 件

＜検索式：医中誌 Web＞

検索者 A（2018 年 7 月 2 日 実施）

#1 不全対麻痺-熱帯痙性/TH or htlv-1 関連脊髄症/AL or htlv-I 関連脊髄症/AL (1,630 件)

#2 ヒト T リンパ球向性ウイルス 1 型/TH and (脊髄炎/TH or 脊髄症/AL or 不全対麻痺-痙性/TH) (488 件)

#3 #1 OR #2（1,641 件）

#4 抗レトロウイルス剤/TH or 抗レトロウイルス薬/AL（11,613 件）

#5 Zidovudine/TH or zidovudine/AL or ジドブジン/AL（712 件）

#6 Lamivudine/TH or Lamivudine/AL or ラミブジン/AL（3,696 件）

#7 Tenofovir/TH or Tenofovir/AL or テノホビル/AL（898 件）

#8 #4 or #5 or #6 or #7（11,749 件）

#9 #3 and #8（6 件）

#10 (#9) and (PT=会議録除く)（3 件）

検索結果　3 件

検索者 B（2018 年 6 月 1 日 実施）

(((不全対麻痺-熱帯痙性/TH or 不全対麻痺-熱帯痙性/AL) or ヒト T リンパ球性ウイルス 1 型/AL or HAM/ti) and ((抗レトロウイルス剤/TH or 抗レトロウイルス剤/AL))) and (DT=1985: 2018 and PT=会議録除く and CK=ヒト)

検索結果　4 件

＜検索式：Cochrane library＞

検索者 A（2018 年 7 月 2 日 実施）

#1 MeSH descriptor: [Paraparesis, Tropical Spastic] explode all trees (17 件)

#2 "HTLV-1-associated myelopathy" or "HTLV-I-associated myelopathy" or "tropical spastic paraparesis" (25 件)

#3 #1 or #2 (30 件)

#4 MeSH descriptor: [Anti-Retroviral Agents] explode all trees (4,423 件)

#5 Zidovudine OR AZT OR Lamivudine OR 3TC OR Tenofovir OR TDF (5,756 件)

#6 #4 or #5 (8,432 件)

#7 #3 and #6 (4 件)

検索結果　CDSR 0 件，CCRCT 2 件（重複除く）

検索者 B（2018 年 6 月 1 日 実施）

("tropical spastic paraparesis" OR "HTLV-1 associated myelopathy" OR "human T-Lymphotropic virus 1" OR HAM) AND (zidovudine OR azidothymidine OR AZT OR lamivudine OR 3TC OR tenofovir OR TDF)

検索結果　CDSR 0 件，CCRCT 3 件

＜CQ3: 文献検索フローチャート＞

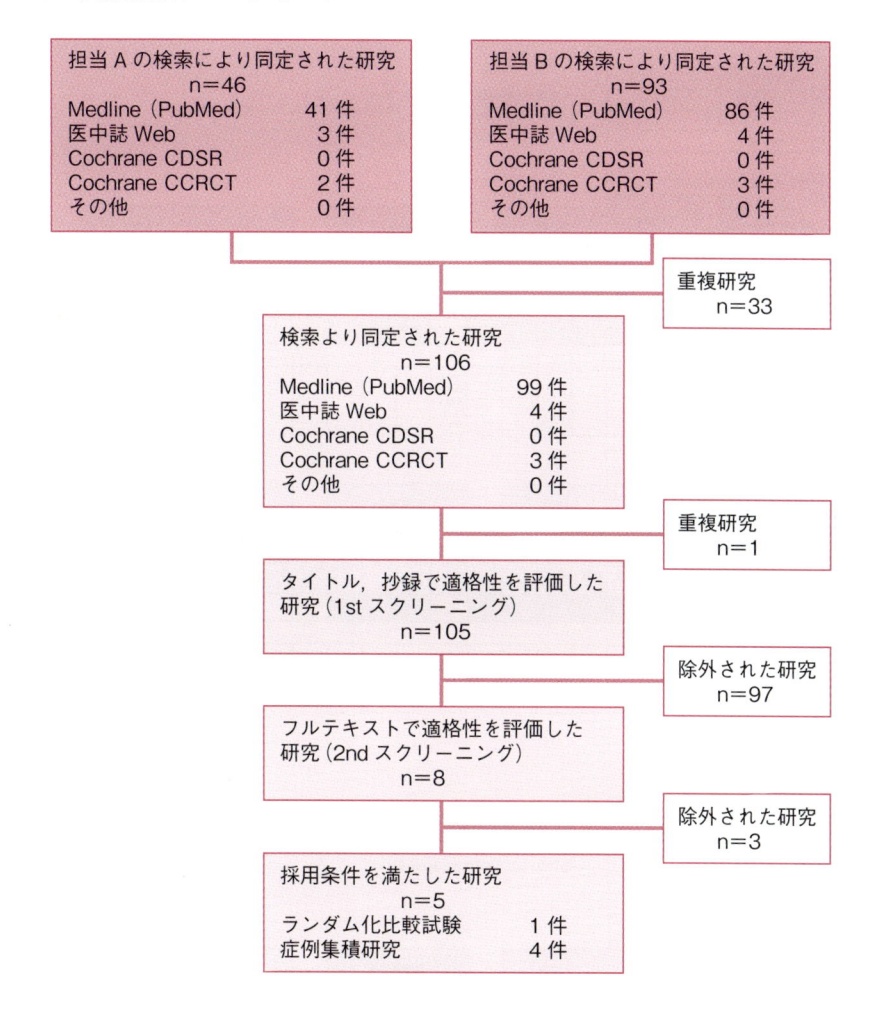

8. 本 CQ で対象とした論文

＜ランダム化比較試験＞

1) Taylor GP, Goon P, Furukawa Y, et al. Zidovudine plus lamivudine in Human T-Lymphotropic Virus type-I-associated myelopathy: a randomised trial. Retrovirology 2006; **3**: 63

＜症例集積研究＞

1) Gout O, Gessain A, Iba-Zizen M, et al. The effect of zidovudine on chronic myelopathy associated with HTLV-1. J Neurol 1991; **238**: 108-109
2) Sheremata WA, Benedict D, Squilacote DC, et al. High-dose zidovudine induction in HTLV-I-associated myelopathy: safety and possible efficacy. Neurology 1993; **43**: 2125-2129
3) Macchi B, Balestrieri E, Ascolani A, et alP. Susceptibility of primary HTLV-1 isolates from patients with HTLV-1-associated myelopathy to reverse transcriptase inhibitors. Viruses 2011; **3**: 469-483
4) Taylor GP, Hall SE, Navarrete S, et al. Effect of lamivudine on human T-cell leukemia virus type 1 (HTLV-1) DNA copy number, T-cell phenotype, and anti-tax cytotoxic T-cell frequency in patients with HTLV-1-associated myelopathy. J Virol 1999; **73**: 10289-10295

9．評価シート（Minds 診療ガイドライン作成マニュアル 2017 第 4 章テンプレート使用）

CQ3　評価シート　介入研究

診療ガイドライン	HAM診療ガイドライン
対象	成人HAM患者
介入	抗レトロウイルス薬投与
対照	プラセボ対照

＊ 各項目の評価は"高(−2)"、"中/疑い(−1)"、"低(0)"の3段階
　まとめは"高(−2)"、"中(−1)"、"低(0)"の3段階でエビデンス総体に反映させる

各アウトカムごとに別紙にまとめる

アウトカム：運動機能障害の改善（短期：月単位）

研究コード	研究デザイン	ランダム化	コンシールメント	盲検化	盲検化	ITT	アウトカム不完全報告	選択的アウトカム報告	早期試験中止	その他のバイアス	まとめ	対象	介入	対照	アウトカム	まとめ	対照群分母	対照群分子	(%)	介入群分母	介入群分子	(%)	効果指標（種類）	効果指標（値）	信頼区間
Taylor 2006	RCT	0	0	0	0	0	0	0	0	0	0	−1	0	0	0	−1	8	NA	NA	8	NA	NA	推定不可		

コメント（該当するセルに記入）

Taylor 2006	RCT											16名中12名が英国人、4名は日本人													

アウトカム：排尿機能障害の改善

研究コード	研究デザイン	ランダム化	コンシールメント	盲検化	盲検化	ITT	アウトカム不完全報告	選択的アウトカム報告	早期試験中止	その他のバイアス	まとめ	対象	介入	対照	アウトカム	まとめ	対照群分母	対照群分子	(%)	介入群分母	介入群分子	(%)	効果指標（種類）	効果指標（値）	信頼区間
Taylor 2006	RCT	0	0	0	0	0	0	0	0	0	0	−1	0	0	0	−1	8	NA	NA	8	NA	NA	推定不可		

コメント（該当するセルに記入）

Taylor 2006	RCT											16名中12名が英国人、4名は日本人													

CQ3　評価シート　介入研究

診療ガイドライン	HAM診療ガイドライン
対象	成人HAM患者
介入	抗レトロウイルス薬投与
対照	プラセボ対照

＊ 各項目の評価は"高(−2)"、"中/疑い(−1)"、"低(0)"の3段階
　まとめは"高(−2)"、"中(−1)"、"低(0)"の3段階でエビデンス総体に反映させる

各アウトカムごとに別紙にまとめる

アウトカム：重篤な副作用頻度

研究コード	研究デザイン	ランダム化	コンシールメント	盲検化	盲検化	ITT	アウトカム不完全報告	選択的アウトカム報告	早期試験中止	その他のバイアス	まとめ	対象	介入	対照	アウトカム	まとめ	対照群分母	対照群分子	(%)	介入群分母	介入群分子	(%)	効果指標（種類）	効果指標（値）	信頼区間
Taylor 2006	RCT	0	0	0	0	0	0	0	0	0	0	−1	0	0	−2	−2	8	NA	NA	8	NA	NA	推定不可		

コメント（該当するセルに記入）

Taylor 2006	RCT											16名中12名が英国人、4名は日本人			−2：副作用のみ、重篤な副作用の記載なし										

CQ3　評価シート　観察研究

診療ガイドライン	HAM診療ガイドライン
対象	成人HAM患者
介入	抗レトロウイルス薬投与
対照	対照群なし

*バイアスリスク、非直接性
　各ドメインの評価は"高(−2)"、"中/疑い(−1)"、"低(0)"の3段階
　まとめは"高(−2)"、"中(−1)"、"低(0)"の3段階でエビデンス総体に反映させる
** 上昇要因
　各項目の評価は"高(+2)"、"中(+1)"、"低(0)"の3段階
　まとめは"高(+2)"、"中(+1)"、"低(0)"の3段階でエビデンス総体に反映させる
　各アウトカムごとに別紙にまとめる

アウトカム　運動機能障害の改善（短期：月単位）

個別研究		バイアスリスク*							上昇要因**				非直接性*					リスク人数（アウトカム率）								
研究コード	研究デザイン	選択バイアス 背景因子の差	実行バイアス ケアの差	検出バイアス 不適切なアウトカム測定	症例減少バイアス 不完全なフォローアップ	その他 不十分な交絡の調整	その他のバイアス	まとめ	量反応関係	効果減弱交絡	効果の大きさ	まとめ	対象	介入	対照	アウトカム	まとめ	対照群分母	対照群分子	(%)	介入群分母	介入群分子	(%)	効果指標（種類）	効果指標（値）	信頼区間
Gout 1991	症例集積	−2	−1	0	0	0	−2	−2	0	0	0	0	−1	0		0	−1	NA	NA	NA	5	0	0.0	推定不可		
Sheremata 1993	症例集積	−2	−1	0	0	0	−2	−2	0	0	0	0	−1	−1		0	−2	NA	NA	NA	10	7	70.0	推定不可		
Macchi 2011	症例集積	−2	−1	0	−1	0	−2	−2	0	0	0	0	−1	0		0	−1	NA	NA	NA	NA	NA		推定不可		

コメント（該当するセルに記入）

Gout 1991	症例集積	単一群のため大きいとみなす	疑われる			単一群のため大きいとみなす							フランスの研究おそらく人種が異なる			単一群のため評価なし	EDSS							半年後EDSS改善なし、悪化1例		
Sheremata 1993	症例集積	同上	同上			同上							10例全例、人種がアジア人以外	ジドブジン投与量が2g/日と高用量	同上	EDSS									
Macchi 2011	症例集積	同上	同上	観察期間が不均一	同上								イタリアの研究おそらく人種が異なる		同上	10m歩行時間									

CQ3　評価シート　観察研究

診療ガイドライン	HAM診療ガイドライン
対象	成人HAM患者
介入	抗レトロウイルス薬投与
対照	対照群なし

*バイアスリスク、非直接性
　各ドメインの評価は"高(−2)"、"中/疑い(−1)"、"低(0)"の3段階
　まとめは"高(−2)"、"中(−1)"、"低(0)"の3段階でエビデンス総体に反映させる
** 上昇要因
　各項目の評価は"高(+2)"、"中(+1)"、"低(0)"の3段階
　まとめは"高(+2)"、"中(+1)"、"低(0)"の3段階でエビデンス総体に反映させる
　各アウトカムごとに別紙にまとめる

アウトカム　重篤な副作用頻度

個別研究		バイアスリスク*							上昇要因**				非直接性*					リスク人数（アウトカム率）								
研究コード	研究デザイン	選択バイアス 背景因子の差	実行バイアス ケアの差	検出バイアス 不適切なアウトカム測定	症例減少バイアス 不完全なフォローアップ	その他 不十分な交絡の調整	その他のバイアス	まとめ	量反応関係	効果減弱交絡	効果の大きさ	まとめ	対象	介入	対照	アウトカム	まとめ	対照群分母	対照群分子	(%)	介入群分母	介入群分子	(%)	効果指標（種類）	効果指標（値）	信頼区間
Gout 1991	症例集積	−2	−1	0	0	0	−2	−2	0	0	0	0	−1	0		−1	−2	NA	NA	NA	NA	NA		推定不可		
Sheremata 1993	症例集積	−2	−1	0	0	0	−2	−2	0	0	0	0	−1	−1		−1	−2	NA	NA	NA	NA	NA		推定不可		

コメント（該当するセルに記入）

| Gout 1991 | 症例集積 | 単一群のため大きいとみなす | 疑われる | | | 単一群のため大きいとみなす | | | | | | | フランスの研究おそらく人種が異なる | | | 単一群のため評価なし | 重篤な副作用頻度はなし | | | | | | | | | |
| Sheremata 1993 | 症例集積 | 同上 | 同上 | | | 同上 | | | | | | | 10例全例、人種がアジア人以外 | ジドブジン投与量が2g/日と高用量 | 同上 | 重篤な副作用頻度はなし | | | | | | | | | | |

10．GRADE エビデンスプロファイル

Certainty assessment							患者数		効果		Certainty	重要性
研究の数	研究デザイン	バイアスリスク	非一貫性	非直接性	不精確	その他の検討	抗レトロウイルス薬投与	プラセボ対照	相対（95% CI）	絶対（95% CI）		
運動機能障害の改善（長期：年単位）：測定なし												
0									推定不可		−	重大
運動機能障害の改善（短期：月単位）（投与後6ヵ月目のOMDS改善の有無）												
1	ランダム化試験	深刻でない	深刻でない	深刻 [a]	深刻 [b]	なし			推定不可		⊕⊕◯◯ 低	重大
排尿機能障害の改善（投与後6ヵ月目の頻尿の改善の有無）												
1	ランダム化試験	深刻でない	深刻でない	深刻 [a]	深刻 [b]	なし			推定不可		⊕⊕◯◯ 低	重大
重篤な副作用頻度												
1	ランダム化試験	深刻でない	深刻でない	深刻 [a,c]	深刻 [b]	なし			推定不可		⊕⊕◯◯ 低	重大

CI：信頼区間
a．組み込まれた16名中12名が英国人のため，非直接性は深刻とした．
b．1件のランダム化比較試験で，希少疾患による限界もあり組み込まれた患者数が16名のみであり，不精確さは深刻とした．
c．副作用のみで重篤な副作用に関する記述はないため，非直接性は深刻とした．

11．定性的システマティックレビュー

CQ3	成人 HAM 患者において，抗レトロウイルス薬（逆転写酵素阻害薬）は推奨されるか
P	成人 HAM 患者
I	抗レトロウイルス薬投与あり
C	抗レトロウイルス薬投与なし
臨床的文脈	HTLV-1 プロウイルス量は HAM の長期機能予後と相関することが報告されているため（Olindo ら，2005，Matsuzaki ら，2001），プロウイルス量を低下させることは HAM の有効な治療法になると考えられてきた．そのため，同じレトロウイルスである HIV の制御に有用な抗レトロウイルス薬が，HTLV-1 プロウイルス量を低下させることで HAM の治療薬になる可能性が考えられ，主に海外において臨床研究が行われてきたが，これまで抗レトロウイルス薬が HAM に有用であったと報告された例はない．そのため，HAM 患者に対する抗レトロウイルス薬の有効性と安全性を改めて評価し，HAM の治療薬としての位置づけを明確化する必要性は高いと考えられる．

O1	運動機能障害の改善（長期：年単位）
非直接性のまとめ	
バイアスリスクのまとめ	
非一貫性その他のまとめ	
コメント	年単位の長期の運動機能障害の改善をアウトカムとして評価した文献はなく，エビデンスの確実性は評価できず．

O2	運動機能障害の改善（短期：月単位）
非直接性のまとめ	非直接性は，ランダム化比較試験（RCT）1 編のみで組み込まれた 16 名中 12 名が英国人のため，深刻とした．
バイアスリスクのまとめ	上記 RCT1 編のバイアスリスクは問題なしと判断した．
非一貫性その他のまとめ	非一貫性は RCT 1 編のため，評価できない．不精確さは，希少疾患の限界があり組み込まれた患者数が 16 名のみであり，深刻と判断した．
コメント	エビデンスの確実性は「低（C）」と判断した．

O3	排尿機能障害の改善
非直接性のまとめ	非直接性は，ランダム化比較試験（RCT）1 編のみで組み込まれた 16 名中 12 名が英国人のため，深刻とした．
バイアスリスクのまとめ	上記 RCT1 編のバイアスリスクは問題なしと判断した．
非一貫性その他のまとめ	非一貫性は RCT 1 編のため，評価できない．不精確さは，希少疾患の限界があり組み込まれた患者数が 16 名のみであり，深刻と判断した．
コメント	エビデンスの確実性は「低（C）」と判断した．

O4	重篤な副作用頻度
非直接性のまとめ	上記 RCT1 編は，アウトカムに関して副作用のみで重篤な副作用に関する記述はない．また，対象に関して組み込まれた 16 名中 12 名は英国人であった．そのため，非直接性は深刻と判断した．
バイアスリスクのまとめ	上記 RCT1 編のバイアスリスクは問題なしと判断した．
非一貫性その他のまとめ	非一貫性は RCT 1 編のため，評価できない．不精確さは，希少疾患の限界があり組み込まれた患者数が 16 名のみであり，深刻と判断した．
コメント	エビデンスの確実性は「低（C）」と判断した．

12. SR レポートのまとめ

　CQ3 の P（HAM 患者）と I（抗レトロウイルス薬）に関する文献を網羅的に検索し，1 次，2 次スクリーニングを経て，最終的に選択基準を満たした文献は 5 編であった．5 編の内訳は，1 編がランダム化比較試験（RCT），残り 4 編は症例集積研究であった（下表参照）．CQ3 では，①運動機能障害の改善（長期：年単位），②運動機能障害の改善（短期：月単位），③排尿機能障害の改善，④重篤な副作用頻度という 4 つのアウトカムに関してシステマティックレビュー（SR）を行った．アウトカムごとの採用文献は以下のとおりである．

　（注：スコープに記載されたように RCT を SR の主な対象とし，症例集積研究はあくまで参考とした）

No	研究	運動機能障害 （長期）	運動機能障害 （短期）	排尿機能障害	重篤な副作用 頻度
ランダム化比較試験					
1	Taylor 2006	−	✓	✓	✓ [a]
症例集積研究					
2	Gout 1991	−	✓	−	✓ [a]
3	Sheremata 1993	−	✓	−	✓ [a]
4	Macchi 2011	−	✓	−	−
5	Taylor 1999	−	−	−	−

a　副作用の記述はあるが，重篤な副作用に関する記述なし

①運動機能障害の改善（長期：年単位）

　次項に示したように短期の運動機能障害の改善が期待できないため，年単位の長期の運動機能障害の改善も期待できない．ただし，長期の運動機能障害の改善をアウトカムとして評価した文献はないため，この点に関するエビデンスは評価できない．

②運動機能障害の改善（短期：月単位）

　本アウトカムに関係する文献は，RCT1 編と参考としての症例集積研究 3 編であった．この RCT1 編（Taylor 2006）には，プラセボ対照群と介入群（ジドブジン 300 mg とラミブジン 150 mg，1 日 2 回）それぞれについて，運動機能障害の改善した患者割合の記載はないため，リスク比，リスク差は算出できなかった．投与 6 ヵ月間における OMDS の変化量の平均値と標準誤差，p 値のみ記載があり，介入群の OMDS の変化はプラセボ対照群と有意差を認めなかった（下表参照）．

	プラセボ対照群 （n=8）	介入群 （n=8）	p 値
OMDS	＋ 0.19 （0.19）	＋ 0.18 （0.34）	0.99

　非一貫性は RCT1 編のみであるため，評価できなかった．バイアスリスクは，割付因子を試験実施施設としてランダム化され，アウトカムとして評価した OMDS，排尿機能障害は背景因子として両群で揃っており，二重盲検化もされていたため，問題なしと判断した．不精確さは組み込まれた患者数が 16 名のみで深刻と判断した．非直接性は，16 名中 12 名が英国人で日本人は 4 名のみであったため，深刻とした．以上より，エビデンスの確実性は低（C）と判断した．

　（参考）RCT 以前に報告された 3 編の症例集積研究があり，1 編（Gout 1991）は 1 日 500mg

または 1g のジドブジンを 6 ヵ月間継続し，EDSS（運動機能の評価指標のひとつ）で HAM 患者 5 名中 4 名不変，1 名悪化という結果であった．もう 1 編（Sheramata 1993）はジドブジンを 4 週間 2g/日投与後，20 週間 1g/日投与し，10 名中歩行可能な 7 名で改善を認めたとされた．残りの 1 編（Macchi 2011）は HAM 患者 6 名に対し，テノホビル 245 mg を連日経口投与し，歩行可能な 5 名の治療前後における 10 メートル歩行時間の変化量に有意差は認められなかったと報告している．

③排尿機能障害の改善

本アウトカムに関係する文献は，RCT1 編のみであった．この RCT 1 編（Taylor 2006）には，上記のアウトカムと同様に，プラセボ対照群と介入群の排尿機能障害（昼間頻尿と夜間頻尿の状態）の改善した患者割合の記載はないため，リスク比，リスク差は算出できなかった．投与 6 ヵ月間の排尿回数に関する平均値と標準誤差，p 値のみ記載があり，介入群の頻尿に関する変化はプラセボ対照群と有意差を認めなかった（下表参照）．

	プラセボ対照群 (n=8)	介入群 (n=8)	p 値
昼間頻尿	− 0.11 (0.38)	− 0.19 (0.62)	0.93
夜間頻尿	− 0.18 (0.55)	− 0.81 (0.47)	0.41

上記 RCT1 編のみであるため，非一貫性は評価できなかった．バイアスリスクは，割付因子を試験実施施設としてランダム化され，アウトカムとして評価した OMDS，排尿機能障害は背景因子として両群で揃っており，二重盲検化もされていたため，問題なしと判断した．不精確さは組み込まれた患者数が 16 名のみで深刻と判断した．非直接性は，16 名中 12 名が英国人で日本人は 4 名のみであったため，深刻とした．以上より，エビデンスの確実性は低（C）と判断した．他に参考となる研究は存在しなかった．

④重篤な副作用頻度

副作用の記載があった文献は，RCT1 編と参考としての症例集積研究 2 編であった．いずれの文献も副作用の記載のみで，重篤な副作用に関する記述はなかった．RCT 1 編（Taylor 2006）における検討では，盲検期間終了後にプラセボ対照群に実薬投与が開始されたが，その 8 名中 5 名が副作用によりジドブジンの投与を中止している．貧血 2 名（1 名を輸血を要した），胃腸症状 1 名，動作緩慢と知覚異常 1 名，傾眠 1 名であった．非直接性は，この 1 編において被験者 16 名中 12 名は英国人（4 名は日本人）で，アウトカムに関して副作用のみで重篤な副作用に関する記述はなかったため，深刻と判断した．不精確さは組み込まれた患者数が 16 名のみで深刻と判断した．以上より，エビデンスの確実性は低（C）と判断した．

（参考）症例集積研究 2 編中 1 編（Sheramata 1993）で 10 名中 3 名に消化器症状が生じ，不眠，食欲不振，筋痙攣それぞれ 2 例に生じた．もう 1 編（Gout 1991）は 5 名中 4 名でヘモグロビンレベルの低下を認めている．

以上 4 つのアウトカム全般にわたる全体的なエビデンスの確実性は，対象となった 1 編のランダム化比較試験においてすべてのアウトカムが害の方向へ向いていて，そのなかで最も高いエビデンスの確実性が非直接性，不精確さの問題により低（C）であったため，全体としても低（C）と判断された．

13．Evidence to Decision テーブル

CQ3．成人 HAM 患者において，抗レトロウイルス薬（逆転写酵素阻害薬）は推奨されるか	
集団	成人 HAM 患者
介入	抗レトロウイルス薬投与あり
比較対照	抗レトロウイルス薬投与なし
主要なアウトカム	運動機能予後の改善（長期：年単位）；運動機能障害の改善（短期：月単位）；排尿機能障害の改善；重篤な副作用頻度

問題		
この問題は優先事項ですか		
判断	リサーチエビデンス	備考
○いいえ ○おそらく，いいえ ●おそらく，はい ○はい ○さまざま ○分からない	HTLV-1 プロウイルス量は HAM の長期機能予後と相関することが報告されているため[1, 2]，プロウイルス量を低下させることは HAM の有効な治療法になると考えられてきた．そのため，同じレトロウイルスである HIV の制御に有用な抗レトロウイルス薬が，HTLV-1 プロウイルス量を低下させることで HAM の治療薬になる可能性が考えられ，主に海外において臨床研究が行われてきたが，これまで抗レトロウイルス薬が HAM に有用であったと報告された例はない．そのため，HAM 患者に対する抗レトロウイルス薬の有効性と安全性を改めて評価し，HAM の治療薬としての位置づけを明確化する必要性は高いと考えられる．	

望ましい効果		
予期される望ましい効果はどの程度のものですか		
判断	リサーチエビデンス	備考
○わずか ○小さい ○中 ○大きい ○さまざま ●分からない	ほかの CQ と異なり，改善した患者数が不明であったことからリスク差，リスク比など算出することができないため，対象の RCT 1 編（Taylor 2006）に実際に掲載されていた比較解析結果を載せる． 投与後 6 ヵ月目の運動機能障害と排尿機能障害に関する 2 群比較（プラセボ vs 介入）	

	プラセボ対照群（n=8）	介入群（n=8）	p 値
OMDS	＋0.19（0.19）	＋0.18（0.34）	0.99
昼間頻尿	−0.11（0.38）	−0.19（0.62）	0.93
夜間頻尿	−0.18（0.55）	−0.81（0.47）	0.41

望ましくない効果		
予期される望ましくない効果はどの程度のものですか		
判断	リサーチエビデンス	備考
○大きい ●中 ○小さい ○わずか ○さまざま ○分からない	RCT 1 編（Taylor 2006）における検討では，盲検期間終了後にプラセボ対照群に実薬投与が開始されたが，その 8 名中 5 名が副作用によりジドブジンの投与を中止している．貧血 2 名（1 名を輸血を要した），胃腸症状 1 名，動作緩慢と知覚異常 1 名，傾眠 1 名であった．参考としての症例集積研究の 2 編中 1 編で 10 名中 3 名に消化器症状が生じ，不眠，食欲不振，筋痙攣それぞれ 2 例に生じた．もう 1 編は 5 名中 4 名でヘモグロビンレベルの低下を認めている．	

エビデンスの確実性
効果に関する全体的なエビデンスの確実性は何ですか

判断	リサーチエビデンス			備考
○非常に低 ●低 ○中 ○高 ○採用研究なし	アウトカム	重要性	Certainty of the evidence (GRADE)	
	運動機能障害の改善（長期：年単位） （評価：OMDS 改善の有無）	重大	−	
	運動機能障害の改善（短期：月単位） （評価：OMDS 改善の有無）	重大	⊕⊕○○ 低 a, b	
	排尿機能障害の改善 （評価：独自排尿指標 2 ポイント以上の改善の有無）	重大	⊕⊕○○ 低 a, b	
	重篤な副作用頻度	重大	⊕⊕○○ 低 a, b, c	

a. 組み込まれた 16 名中 12 名が英国人のため，非直接性は深刻とした．
b. 1 件のランダム化比較試験で，希少疾患による限界もあり組み込まれた患者数が 16 名のみであり，不精確さは深刻とした．
c. 副作用のみで重篤な副作用に関する記述はないため，非直接性は深刻とした

価値観
人々が主要なアウトカムをどの程度重視するかについて重要な不確実性はありますか

判断	リサーチエビデンス	備考
○重要な不確実性またはばらつきあり ○重要な不確実性またはばらつきの可能性あり ●重要な不確実性またはばらつきはおそらくなし ○重要な不確実性またはばらつきはなし	「HAM 診療ガイドライン 2019 策定のための患者の関心・価値観に関わる質問紙調査」（ガイドライン第 4 章図 4-2）によれば，HAM 診療において最も重視する点は「症状の改善」（85.1％）であり，今回評価できた 4 つのアウトカム（運動機能障害の改善［長期および短期］，排尿機能障害の改善，重篤な副作用頻度）に対して，患者が重視していることに確信がもてる．	

効果のバランス
望ましい効果と望ましくない効果のバランスは介入もしく比較対照を支持しますか

判断	リサーチエビデンス	備考
○比較対照が優位 ●比較対照がおそらく優位 ○介入も比較対象もいずれも優位でない ○おそらく介入が優位 ○介入が優位 ○さまざま ○分からない		

容認性
この選択肢は重要な利害関係者にとって妥当なものですか

判断	リサーチエビデンス	備考
○いいえ ●おそらく，いいえ ○おそらく，はい ○はい ○さまざま ○分からない	ジドブジン，ラミブジン，テノホビルといった抗レトロウイルス薬（逆転写酵素阻害薬）を HIV 感染症と同じ用量で使用した場合にかかる薬価はいずれも月額 4 ～ 6 万円である．HAM 患者に対する抗レトロウイルス薬治療は，症状改善効果が認められないので，副作用やコスト，通院や連日服用の負担に見合うものではないことが想定される．	

実行可能性		
その介入は実行可能ですか		
判断	リサーチエビデンス	備考
○いいえ ●おそらく，いいえ ○おそらく，はい ○はい ○さまざま ○分からない	本治療の実施に，特別な医療施設・医療資器材を必要としない．しかし，ジドブジン，ラミブジン，テノホビルといった抗レトロウイルス薬（逆転写酵素阻害薬）は HTLV-1 感染症に対する保険適用はなく，日常臨床の場において使用することは困難である．	

文献の要約

1) Olindo S, Lézin A, Cabre P, et al. HTLV-1 proviral load in peripheral blood mononuclear cells quantified in 100 HAM/TSP patients: a marker of disease progression. J Neurol Sci 2005; **237**: 53-59

2) Matsuzaki T, Nakagawa M, Nagai M, et al. HTLV-I proviral load correlates with progression of motor disability in HAM/TSP: analysis of 239 HAM/TSP patients including 64 patients followed up for 10 years. J Neurovirol; 2001.

CQ4 追加資料

7. 文献検索式と文献選択

＜検索式：Pubmed＞

検索者 A（2018 年 7 月 2 日 実施）

#1 "Paraparesis, Tropical Spastic"[MeSH] OR "HTLV-1-associated myelopathy" OR "HTLV-I-associated myelopathy" OR "Tropical Spastic Paraparesis" OR HAM/TSP OR TSP/HAM（2,493 件）

#2 ("Human T-lymphotropic virus 1"[MeSH] OR "Human T-cell leukemia virus type 1"[tiab] OR "Human T-cell leukemia virus type I"[tiab]) AND ("Myelitis"[MeSH] OR Myelopathy OR "Paraparesis, spastic"[MeSH]) (1,213 件)

#3 #1 OR #2 (2,571 件)

#4 "Adrenal Cortex Hormones"[MeSH] OR "Steroids"[MeSH] OR "Adrenal Cortex Hormone" OR "Adrenal Cortex Hormones" OR Steroid OR Steroids OR Glucocorticoid OR Glucocorticoids OR Corticosteroid OR Corticosteroids OR Methylprednisolone（1,044,949 件）

#5 #3 AND #4（140 件）

検索結果　140 件

検索者 B（2018 年 6 月 1 日 実施）

(("paraparesis, tropical spastic"[mesh] OR "HTLV-1 associated myelopathy" OR "human T-Lymphotropic virus 1"[mesh] OR HAM[tiab]) AND (steroids[majr] OR "adrenal cortex hormones"[majr])) Filters: Publication date from 1985/01/01 to 2018/05/31; Humans; English; Japanese

検索結果　75 件

＜検索式：医中誌 Web＞

検索者 A（2018 年 7 月 2 日 実施）

#1 不全対麻痺-熱帯痙性/TH or htlv-1 関連脊髄症/AL or htlv-I 関連脊髄症/AL (1,630 件)

#2 ヒト T リンパ球向性ウイルス 1 型/TH and (脊髄炎/TH or 脊髄症/AL or 不全対麻痺-痙性/TH) (488 件)

#3 #1 OR #2（1,641 件）

#4 副腎皮質ホルモン/TH or 副腎皮質ホルモン/AL（116,886 件）

#5 Steroids/TH or steroid/AL OR steroids/AL or ステロイド/AL（291,819 件）

#6 Glucocorticoids/AL or Glucocorticoid/AL or 糖質コルチコイド/AL（7,936 件）

#7 Corticosteroids/AL or Corticosteroid/AL or コルチコステロイド/AL（3,450 件）

#8 Methylprednisolone/AL or メチルプレドニゾロン/AL（19,406 件）

#9 #4 or #5 or #6 or #7 or #8（304,096 件）

#10 #3 and #9 (151 件)

#11 (#10) and (PT=会議録除く)（97 件）

検索結果　97 件

検索者 B（2018 年 6 月 1 日 実施）

(((不全対麻痺-熱帯痙性/TH or 不全対麻痺-熱帯痙性/AL) or ヒト T リンパ球性ウイルス 1 型/AL or HAM/ti) and ((Steroids/MTH or 副腎皮質ホルモン/MTH) or 副腎皮質ホルモン/MTH)) and (DT=1985: 2018 and PT=会議録除く and CK=ヒト)

検索結果　43 件

＜検索式：Cochrane library＞

検索者 A（2018 年 7 月 2 日 実施）

#1 MeSH descriptor: [Paraparesis, Tropical Spastic] explode all trees (17 件)

#2 "HTLV-1-associated myelopathy" or "HTLV-I-associated myelopathy" or "tropical spastic paraparesis" (25 件)

#3 #1 or #2 (30 件)

#4 MeSH descriptor: [Adrenal Cortex Hormones] explode all trees (14,038 件)

#5 MeSH descriptor: [Steroids] explode all trees (51,989 件)

#6 "Adrenal Cortex Hormones" or "Adrenal Cortex Hormone" (2,736 件)

#7 Steroid or Steroids or Glucocorticoid or Glucocorticoids or Corticosteroid or Corticosteroids or Methyl-prednisolone (38,518 件)

#8 #4 or #5 or #6 or #7 (78,368 件)
#9 #3 and #8 (3 件)
検索結果　CDSR 0 件，CCRCT 3 件

検索者 B（2018 年 6 月 1 日 実施）
("tropical spastic paraparesis" OR "HTLV-1 associated myelopathy" OR "human T-Lymphotropic virus 1" OR HAM) AND (steroid* OR "adrenal cortex hormones"
検索結果　CDSR 0 件，CCRCT 15 件

＜CQ4: 文献検索フローチャート＞

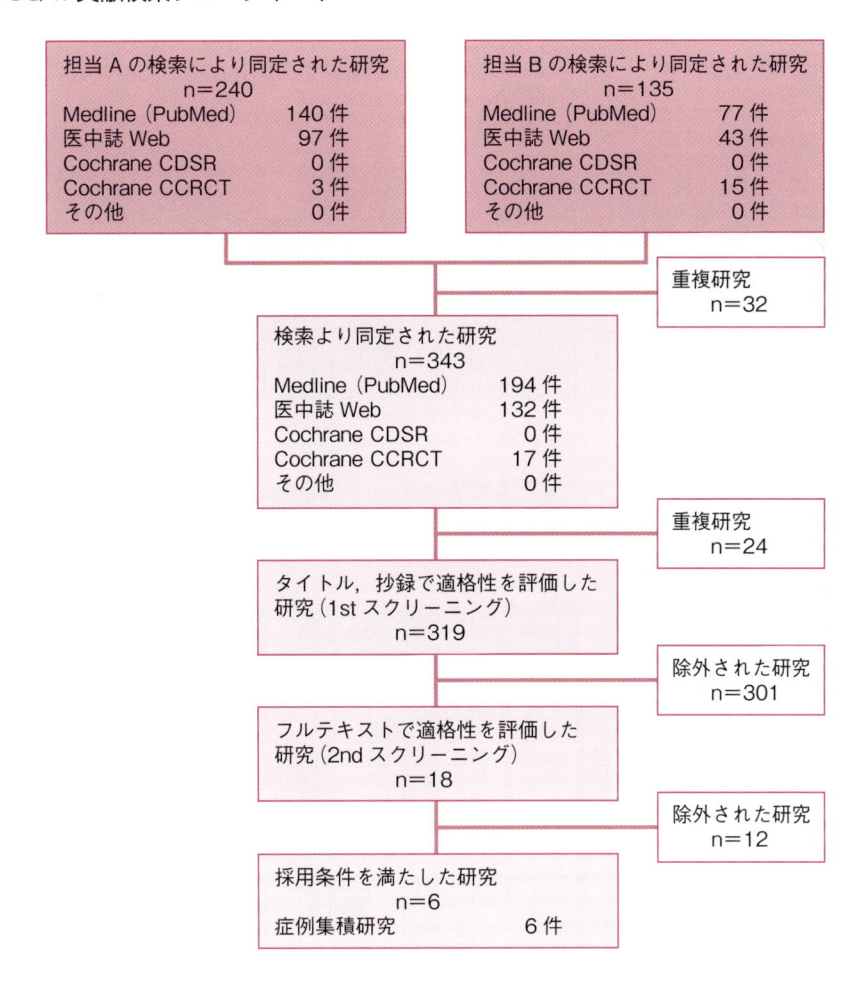

8．本 CQ で対象とした論文

＜症例集積研究＞

1）　Duncan J, Rudge P. Methylprednisolone therapy in tropical spastic paraparesis. J Neurol Neurosurg Psychiatry. 1990; **53**: 173-174
2）　Araújo AQ, Afonso CR, Leite AC, et al. Intravenous methylprednisolone in HTLV-I associated myelopathy/tropical spastic paraparesis (HAM/TSP). Arq Neuropsiquiatr. 1993; **51**: 325-328
3）　Nakagawa M, Nakahara K, Maruyama Y, et al. Therapeutic trials in 200 patients with HTLV-I-associated myelopathy/tropical spastic paraparesis. J Neurovirol 1996; **2**: 345-355
4）　Croda MG, de Oliveira AC, Vergara MP, et al. Corticosteroid therapy in TSP/HAM patients: the results

from a 10 years open cohort. J Neurol Sci 2008; **269**: 133-137

5） Nagai M, Tsujii T, Iwaki H, et al. Cerebrospinal fluid neopterin, but not osteopontin, is a valuable bio-marker for the treatment response in patients with HTLV-I-associated myelopathy. Intern Med 2013; **52**: 2203-2208

6） Buell KG, Puri A, Demontis MA, et al. Effect of Pulsed Methylprednisolone on Pain, in Patients with HTLV-1-Associated Myelopathy. PLoS One. 2016; **11**: e0152557

9. 評価シート（Minds 診療ガイドライン作成マニュアル 2017 第 4 章テンプレート使用）

CQ4　評価シート　観察研究

診療ガイドライン	HAM診療ガイドライン
対象	成人HAM患者
介入	ステロイドパルス療法
対照	対照群なし

*バイアスリスク、非直接性
　各ドメインの評価は"高（-2）"、"中/疑い（-1）"、"低（0）"の3段階
　まとめは"高（-2）"、"中（-1）"、"低（0）"の3段階でエビデンス総体に反映させる
** 上昇要因
　各項目の評価は"高（+2）"、"中（+1）"、"低（0）"の3段階
　まとめは"高（+2）"、"中（+1）"、"低（0）"の3段階でエビデンス総体に反映させる
　各アウトカムごとに別紙にまとめる

アウトカム：運動機能障害の改善（長期：年単位）

研究コード	研究デザイン	背景因子の差	ケアの差	不適切なアウトカム測定	不完全なフォローアップ	不十分な交絡の調整	その他のバイアス	まとめ	量反応関係	効果減弱交絡	効果の大きさ	まとめ	対象	介入	対照	アウトカム	まとめ	対照群分母	対照群分子	（%）	介入群分母	介入群分子	（%）	効果指標（種類）	効果指標（値）	信頼区間
Croda 2008	症例集積	-2	-1	0	0	-2		-2	0	0	0	0	0	-1		0	-1	NA	NA	NA	NA	NA	NA	NA	NA	NA

コメント（該当するセルに記入）

| Croda 2008 | 症例集積 | 単一群のため大きいとみなす | 疑われる | | | 単一群のため大きいとみなす | | | | | | | リハビリや抗痙縮薬など使用療法あり。 | 単一群のため評価無し | | | | | | | | | | | | |

CQ4　評価シート　観察研究

診療ガイドライン	HAM診療ガイドライン
対象	成人HAM患者
介入	ステロイドパルス療法
対照	対照群なし

*バイアスリスク、非直接性
　各ドメインの評価は"高（-2）"、"中/疑い（-1）"、"低（0）"の3段階
　まとめは"高（-2）"、"中（-1）"、"低（0）"の3段階でエビデンス総体に反映させる
** 上昇要因
　各項目の評価は"高（+2）"、"中（+1）"、"低（0）"の3段階
　まとめは"高（+2）"、"中（+1）"、"低（0）"の3段階でエビデンス総体に反映させる
　各アウトカムごとに別紙にまとめる

アウトカム：運動機能障害の改善（短期：月単位）

研究コード	研究デザイン	背景因子の差	ケアの差	不適切なアウトカム測定	不完全なフォローアップ	不十分な交絡の調整	その他のバイアス	まとめ	量反応関係	効果減弱交絡	効果の大きさ	まとめ	対象	介入	対照	アウトカム	まとめ	対照群分母	対照群分子	（%）	介入群分母	介入群分子	（%）	効果指標（種類）	効果指標（値）	信頼区間
Duncan 1990	症例集積	-2	-1	0	0	-2		-2	0	0	0	0	-1			-1	-1	NA	NA	NA	9	5	55.6	NA	NA	NA
Araujo 1993	症例集積	-2	-1	0	0	-2		-2	0	0	0	0	-1			0	-1	NA	NA	NA	NA	NA	NA	NA	NA	NA
Nakagawa 1996	症例集積	-2	-1	0	0	-2		-2	0	0	0	0	0			0	0	NA	NA	NA	10	3	30.0	NA	NA	NA
Croda 2008	症例集積	-2	-1	0	0	-2		-2	0	0	0	0	-1	-1		0	-1	NA	NA	NA	NA	NA	NA	NA	NA	NA
Nagai 2013	症例集積	-2	-1	0	0	-2		-2	0	0	0	0	0			0	-1	NA	NA	NA	7	4	57.1	NA	NA	NA
Buell 2016	症例集積	-2	-1	0	0	-2		-2	0	0	0	0	-1			0	-1	NA	NA	NA	NA	NA	NA	NA	NA	NA

コメント（該当するセルに記入）

Duncan 1990	症例集積	単一群のため内大きいとみなす	疑われる			単一群のため大きいとみなす							UKの研究。日本人ではなさそう	単一群のため評価無	筋力を評価、評価方法が不明									筋力の改善で評価		
Araujo 1993	症例集積	同上	同上			同上							ブラジルの研究。日本人ではなさそう	同上										同上		
Nakagawa 1996	症例集積	同上	同上			同上								同上										OMDSの改善		
Croda 2008	症例集積	同上	同上			同上							ブラジルの研究。日本人ではなさそう	リハビリや抗痙縮薬など使用療法あり	同上											
Nagai 2013	症例集積	同上	同上			同上								同上										OMDSの改善		
Buell 2016	症例集積	同上	同上			同上							UKの研究。他人種が主体	同上											

CQ4 評価シート 観察研究

診療ガイドライン	HAM診療ガイドライン
対象	成人HAM患者
介入	ステロイドパルス療法
対照	対照群なし

*バイアスリスク、非直接性
　各ドメインの評価は"高(-2)"、"中/疑い(-1)"、"低(0)"の3段階
　まとめは"高(-2)"、"中(-1)"、"低(0)"の3段階でエビデンス総体に反映させる
** 上昇要因
　各項目の評価は"高(+2)"、"中(+1)"、"低(0)"の3段階
　まとめは"高(+2)"、"中(+1)"、"低(0)"の3段階でエビデンス総体に反映させる
　各アウトカムごとに別紙にまとめる

アウトカム　排尿機能障害の改善

個別研究		バイアスリスク*							上昇要因**				非直接性*					リスク人数（アウトカム率）								
		選択バイアス	実行バイアス	検出バイアス	症例減少バイアス	その他			量反応関係	効果減弱交絡	効果の大きさ	まとめ	対象	介入	対照	アウトカム	まとめ	対照群母	対照群分子	(%)	介入群母	介入群分子	(%)	効果指標（種類）	効果指標（値）	信頼区間
研究コード	研究デザイン	背景因子の差	ケアの差	不適切なアウトカム測定	不完全なフォローアップ	不十分な交絡の調整	その他のバイアス	まとめ																		
Duncan 1990	症例集積	-2	-1	0	0	-2		-2	0	0	0	0	-1	0		-1	-1	NA	NA	NA	9	0	0.0	NA	NA	NA
Araujo 1993	症例集積	-2	-1	0	0	-2		-2	0	0	0	0	-1	0		-1	-1	NA	NA	NA	22	0	0.0	NA	NA	NA
Nagai 2013	症例集積	-2	-1	0	0	-2		-2	0	0	0	0	0	0		0	0	NA	NA	NA	7	4	57.1	NA	NA	NA
Buell 2016	症例集積	-2	-1	0	0	-2		-2	0	0	0	0	0	0		-1	-1	NA	NA	NA	NA	NA	NA	NA	NA	NA

コメント（該当するセルに記入）

Duncan 1990	症例集積	単一群のため大きいとみなす	疑われる			単一群のため大きいとみなす							UKの研究。日本ではなさそう	単一群のため評価無		評価時期と評価方法が不明										
Araujo 1993	症例集積	同上	同上			同上							ブラジルの研究。日本ではなさそう	同上		評価方法が不明										
Nagai 2013	症例集積	同上	同上			同上								同上										頻尿、残尿感、尿失禁を4段階で評価		
Buell 2016	症例集積	同上	同上			同上							UKの研究。他、人権が主体	同上		昼・夜の頻尿を評価									

CQ4 評価シート 観察研究

診療ガイドライン	HAM診療ガイドライン
対象	成人HAM患者
介入	ステロイドパルス療法
対照	対照群なし

*バイアスリスク、非直接性
　各ドメインの評価は"高(-2)"、"中/疑い(-1)"、"低(0)"の3段階
　まとめは"高(-2)"、"中(-1)"、"低(0)"の3段階でエビデンス総体に反映させる
** 上昇要因
　各項目の評価は"高(+2)"、"中(+1)"、"低(0)"の3段階
　まとめは"高(+2)"、"中(+1)"、"低(0)"の3段階でエビデンス総体に反映させる
　各アウトカムごとに別紙にまとめる

アウトカム　重篤な副作用頻度

個別研究		バイアスリスク*							上昇要因**				非直接性*					リスク人数（アウトカム率）								
		選択バイアス	実行バイアス	検出バイアス	症例減少バイアス	その他			量反応関係	効果減弱交絡	効果の大きさ	まとめ	対象	介入	対照	アウトカム	まとめ	対照群母	対照群分子	(%)	介入群母	介入群分子	(%)	効果指標（種類）	効果指標（値）	信頼区間
研究コード	研究デザイン	背景因子の差	ケアの差	不適切なアウトカム測定	不完全なフォローアップ	不十分な交絡の調整	その他のバイアス	まとめ																		
Nakagawa 1996	症例集積	-2	-1	0	0	-2		-2	0	0	0	0	-1	0		-1	-1	NA	NA	NA	10	1	10	NA	NA	NA
Nagai 2013	症例集積	-2	-1	0	0	-2		-2	0	0	0	0	0	0		0	0	NA	NA	NA	7	0	0.0	NA	NA	NA
Buell 2016	症例集積	-2	-1	0	0	-2		-2	0	0	0	0	-1	0		-2	-2	NA	NA	NA	NA	NA	NA	NA	NA	NA

コメント（該当するセルに記入）

Nakagawa 1996	症例集積	単一群のため大きいとみなす	疑われる			単一群のため大きいとみなす								単一群のため評価無		重篤な副作用頻度の記載なし、入院した例が1例あり					10名中1名サイトメガロウイルス感染症によるARDS					
Nagai 2013	症例集積	同上	同上			同上								同上												
Buell 2016	症例集積	同上	同上			同上							UKの研究。他、人権が主体	同上		重篤な副作用に関する記載なし										

10. GRADE エビデンスプロファイル

Certainty assessment							患者数		効果		Certainty	重要性
研究の数	研究デザイン	バイアスリスク	非一貫性	非直接性	不精確	その他の検討	ステロイドパルス療法	無治療	相対(95% CI)	絶対(95% CI)		
運動機能障害の改善（長期：年単位）：測定なし												
1	観察研究	非常に深刻[a]	深刻でない	深刻[b]	深刻[c]	なし	—	—	—	—	⊕◯◯◯ 非常に低	重大
運動機能障害の改善（短期：月単位）（投与後6ヵ月目のOMDS改善の有無）												
6	観察研究	非常に深刻[a]	深刻でない	深刻[d]	深刻[e]	なし	—	—	—	—	⊕◯◯◯ 非常に低	重大
排尿機能障害の改善（投与後6ヵ月目の頻尿の改善の有無）												
4	観察研究	非常に深刻[a]	深刻でない	深刻[f]	深刻[g]	なし	—	—	—	—	⊕◯◯◯ 非常に低	重大
重篤な副作用頻度：測定なし												
3	観察研究	非常に深刻[a]	深刻でない	深刻[h]	深刻[i]	なし[b]	—	—	—	—	⊕◯◯◯ 非常に低	重大

CI：信頼区間
a. 対照群のない症例集積研究のみの検討であるため，バイアスリスクは非常に深刻と判断した.
b. ほかの治療法を併用している症例の割合が比較的高く（抗痙縮薬（66％），理学療法（41％）），介入に関して深刻な非直接性が存在した.
c. 1件の観察研究で，希少疾患による限界もあり組み込まれた患者数が39名のみであり，不精確さは深刻とした.
d. 6編中4編は海外からの報告でほかの人種が主体であり，非直接性は深刻と判断した.
e. 組み込まれた患者数が6編合わせても114名にすぎず，不精確さは深刻とした.
f. 4編中3編は海外からの報告でほかの人種が主体であり，非直接性は深刻と判断した.
g. 組み込まれた患者数が4編合わせても64名にすぎず，不精確さは深刻とした.
h. 3編中1編は，重篤な副作用頻度の記載なし. また，別の1編は入院を要した副作用が1件あったことが記載されているが，他に重篤な副作用が認められたのか不明であり，非直接性は深刻と判断した.
i. 組み込まれた患者数が3編合わせても42名にすぎず，不精確さは深刻とした.

11. 定性的システマティックレビュー

CQ4	成人HAM患者において，ステロイドパルス療法は推奨されるか
P	成人HAM患者
I	ステロイドパルス療法あり
C	ステロイドパルス療法なし
臨床的文脈	HAMの病態は，HTLV-1感染細胞に起因する脊髄の慢性炎症と，それによる神経の破壊・変性と考えられている. 実際，脊髄の炎症レベルはHAMの進行度や予後とも相関している. ステロイドパルス療法は500mgから1gの大量のメチルプレドニゾロンを短期間（3〜5日間）連日投与する治療法で，その強力な抗炎症作用により，脊髄の炎症レベルを低下させ，HAMの病態を改善する可能性があるとされる. また，本治療法は大量のステロイドを集中的に投与するため，HAM患者全例に使用するのではなく，疾患活動性の高い（脊髄の炎症レベルが高く，急速進行性の）患者に対して使用することが望ましいと考えられるが，明確に示された例はない. そうした現状を踏まえ，これまでのステロイドパルス療法の有効性と安全性に関する報告を改めて評価し，HAMの治療薬としての位置づけを明確化する必要性は高いと考えられる.

O1	運動機能障害の改善（長期：年単位）
非直接性のまとめ	本アウトカムに関係する文献は，参考としての症例集積研究1編のみ（Croda 2008）であった. この1編は，ほかの治療法を併用している症例の割合が比較的高く（抗痙縮薬（66％），理学療法（41％）），介入に関して深刻な非直接性が存在した.
バイアスリスクのまとめ	バイアスリスクは，対照群のない症例集積研究のみの検討であるため，非常に深刻と判断した.
非一貫性その他のまとめ	1編の観察研究のため，非一貫性は評価できない. 不精確さは，希少疾患による限界もあり組み込まれた患者数が39名のみであり，深刻とした.
コメント	エビデンスの確実性は非常に低（D）と判断した.

O2	運動機能障害の改善（短期：月単位）
非直接性のまとめ	本アウトカムに関係する文献は，参考としての症例集積研究のみ6編であった．6編中4編は海外からの報告でほかの人種が主体であり，非直接性は深刻と判断した．
バイアスリスクのまとめ	バイアスリスクは，対照群のない症例集積研究のみの検討であるため，非常に深刻と判断した．
非一貫性その他のまとめ	6編とも改善の程度にバラつきが認められるが，悪化はなく，非一貫性は問題ないと判断した．一方，不精確さは，組み込まれた患者数が6編合わせても114名にすぎず，深刻とした．
コメント	エビデンスの確実性は非常に低（D）と判断した．

O3	排尿機能障害の改善
非直接性のまとめ	本アウトカムに関係する文献は，参考としての症例集積研究のみ4編であった．4編中3編は海外からの報告でほかの人種が主体であり，評価方法も明確な記載がないため，非直接性は深刻と判断した．
バイアスリスクのまとめ	バイアスリスクは，対照群のない症例集積研究のみの検討であるため，非常に深刻と判断した．
非一貫性その他のまとめ	4編中3編は排尿機能障害の改善を認めず，改善を認めたのは1編のみであるため，非一貫性は軽微であり，問題なしと判断した．一方，不精確さは組み込まれた患者数は4編合わせても64名にすぎず，深刻とした．
コメント	エビデンスの確実性は非常に低（D）と判断した．

O4	重篤な副作用頻度
非直接性のまとめ	参考としての症例集積研究3編に副作用の記載あり．3編中1編（Buell 2016）は重篤な副作用に関する記載なく，別の1編（Nakagawa 1996）は入院を要した副作用が1件あったことが記載されているのみであったため，非直接性は深刻と判断した．
バイアスリスクのまとめ	バイアスリスクは，対照群のない症例集積研究のみの検討であるため，非常に深刻と判断した．
非一貫性その他のまとめ	重篤な副作用を認めた例は3編合わせて1件のみであるため，非一貫性は軽微であり，問題なしと判断した．一方，不精確さは，組み込まれた患者数が3編合わせて42名にすぎず，深刻とした．
コメント	エビデンスの確実性は非常に低（D）と判断した．

12. SR レポートのまとめ

　CQ4 の P（HAM 患者）と I（ステロイドパルス療法）に関する文献を網羅的に検索し，1次，2次スクリーニングを経て，最終的に選択基準を満たした文献は6編であった．6編の内訳は，すべて症例集積研究であった（下表参照）．CQ4 では，①運動機能障害の改善（長期：年単位），②運動機能障害の改善（短期：月単位），③排尿機能障害の改善，④重篤な副作用頻度という4つのアウトカムに関してシステマティックレビューを行った．アウトカムごとの採用文献は以下のとおりである．

No	研究	運動機能障害（長期）	運動機能障害（短期）	排尿機能障害	重篤な副作用頻度
症例集積研究					
1	Duncan 1990	−	✓	✓	−
2	Araujo 1993	−	✓	✓	−
3	Nakagawa 1996	−	✓	−	✓ [a]
4	Croda 2008	✓	✓	−	−
5	Nagai 2013	−	✓	✓	✓
6	Buell 2016	−	✓	✓	✓ [b]

a　重篤な副作用の記述はないが，入院を要した1例の記述あり
b　副作用の記述はあるが，重篤な副作用に関する記述なし

①運動機能障害の改善（長期：年単位）

本アウトカムに関係する文献は，参考としての症例集積研究1編のみ（Croda 2008）であった．

この1編は，HAM 患者に対してステロイドパルス療法を3〜4ヵ月毎に繰り返し実施した単一コホートを解析した論文である（平均追跡期間2.2年）．多発性硬化症向けに開発された Incapacity Status Scale という ADL 評価法で，ベースラインと各時点の比較をし，1st visit（平均294日目），2nd visit（平均479日目）と最初の2回の visit において有意な改善を認めている（$p = 0.006$ と $p = 0.01$）．しかし，両時点であっても，運動機能障害の評価である OMDS と DSS では改善傾向はあるものの有意差を認めなかった．

この1編はほかの治療法を併用している症例の割合が比較的高く（抗痙縮薬（66％），理学療法（41％）），介入に関して深刻な非直接性が存在した．また，バイアスリスクは，対照群のない症例集積研究のみの検討であるため，非常に深刻と判断した．不精確さは，組み込まれた患者数が39名のみであり，深刻とした．以上より，エビデンスの確実性は非常に低（D）と判断した．

したがって，HAM 患者に対するステロイドパルス療法の間欠投与が，長期的に運動機能障害の改善をもたらすかどうか判断することは困難であるが，上記1編の結果から大きな改善効果は期待できないと思われる．

②運動機能障害の改善（短期：月単位）

本アウトカムに関係する文献は，参考としての症例集積研究6編であった．6編のうち，前項で取り上げた1編（Crode 2008）を除いた5編はステロイドパルス療法を1回のみ実施した結果に基づいて評価している．5編中2編（Nakagawa 1996, Nagai 2013）は日本人を対象とした日本の研究で，いずれも OMDS の改善を認めている（改善した患者割合：30％と57.1％，ただし評価時点が不明）．残りの3編は海外からの報告で，うち1編（Duncan 1990）は9名中5名に筋力の改善が1〜6週間認められている．1編（Araujo 1993）は DSS で評価し，ほとんど改善なし．1編（Buell 2016）は10メートル歩行がベースラインと比較して3日目のみ有意な改善が認められたという報告であった．

6編中4編は日本人以外が対象であり，非直接性は深刻と考えられた．また，バイアスリスクも対照群のない症例集積研究のみの検討であるため，非常に深刻と判断した．更に，不精確さは，組み込まれた患者数が6編合わせても114名にすぎず，深刻とした．以上より，エビデンスの確実性は非常に低（D）と判断した．

したがって，HAM 患者に対するステロイドパルス療法が，短期的に運動機能障害の改善をもたらすかどうか判断することは難しいが，上記6編の結果から，ステロイドパルス療法を1回のみ実施しただけで効果があったとしても，その後の維持療法を実施しない場合は一過性の効果に留まると考えられる．

③排尿機能障害の改善

本アウトカムに関係する文献は，参考としての症例集積研究4編であった．この4編はいずれもステロイドパルス療法を1回のみ実施した結果に基づいて評価している．4編中1編（Nagai 2013）のみ日本人を対象とした日本の研究で，7名中4名で UDS（頻尿，残尿，失禁を4段階で評価）の改善を認めている（評価時点が不明）．残りの3編は海外からの報告で，いずれも改善効果を認めていない．

4編中3編は日本人以外が対象であり，非直接性は深刻と考えられた．また，バイアスリスクも対照群のない症例集積研究のみの検討であるため，非常に深刻と判断した．更に，不精確さは，組み込まれた患者数が4編合わせても64名にすぎず，深刻とした．以上より，エビデン

スの確実性は非常に低（D）と判断した．

　したがって，HAM 患者に対するステロイドパルス療法が排尿機能障害の改善をもたらすかどうか判断することは難しいが，上記 4 編の結果からあまり改善効果は期待できないと思われる．

④重篤な副作用頻度

　副作用の記載があった文献は，参考としての症例集積研究 3 編であった．3 編中 1 編（Nagai 2013）は，不眠を認めた例があったが，重篤な副作用は 7 例全例（0％）で認めなかった．別の 1 編は，10 例中 1 例（10％）がステロイドパルス療法後に，サイトメガロウイルス感染による急性呼吸窮迫症候群を発症，その後，回復して退院と記載されているため，この症例は重篤な副作用であったと判断した．残りの 1 編（Buell 2016）は 24 例で副作用なし，1 例に軽躁状態を認めたという記述があった（重篤な副作用かどうか判断できず）．

　3 編のうち 1 編は重篤な副作用に関する記述なく，別の 1 編も重篤な副作用と明記してはいなかったので，非直接性は深刻と考えられた．また，バイアスリスクも対照群のない症例集積研究のみの検討であるため，非常に深刻と判断した．更に，不精確さは，組み込まれた患者数が 3 編合わせても 42 名にすぎず，深刻とした．以上より，エビデンスの確実性は非常に低（D）と判断した．

　関節リウマチにおいて，ステロイドパルス療法は大腿骨頭壊死やその他の有害事象を増やさなかったという報告（Williams 1988）やループス腎炎におけるステロイドパルス療法は，高用量ステロイドと同等の有効性を示すが有害事象は少ないといった報告（Garin 1986）もあり，いずれも古いが，こうした報告も踏まえて考えると，HAM 患者におけるステロイドパルス療法も重篤な副作用の頻度はあまり高くないことが想定される．

　結果的に CQ4 は参考としての症例集積研究のみしか得られなかったため，定量的な評価が困難で，上記のように記述的に記載することしかできなかった．そのため，CQ4 は推奨を作成することはできず，本 CQ はそれ自体 Future Research Question と考えられる．現時点で記載可能なステロイドパルス療法に関する内容については，第 3 章 1. HAM の診療に関する Q&A Q4 および Q5 に掲載した．

主な外部評価コメントとその対応について

　本診療ガイドラインは，日本神経学会，日本神経治療学会，日本神経免疫学会，日本神経感染症学会，日本 HTLV-1 学会，日本移植学会および Minds による外部評価を受けた．得られたコメントの中で重要と思われるコメントとそれに対する対応を以下に記載する．

▼本ガイドラインの基本理念および概要
　［コメント］
　患者の年齢・重症度・除外基準等を記載するとよいでしょう．特に設定していない場合もその旨を記載するとよいでしょう．
　［対応］
　「対象患者」の項に「HAM 患者のみ成人を対象とし，HTLV-1 陽性の関節リウマチ患者および臓器移植候補者の年齢は問わない．なお，性別・臨床状況・除外基準などは設定していない．」という文言を追記した．

▼本ガイドラインの基本理念および概要
　［コメント］
　外部評価について，p.v の外部委員と p.xiv～xv の外部評価の内容との関係が不明瞭なため記載を充実させることが求められます．
　［対応］
　p.v の外部委員とは，日本神経学会の「診療ガイドライン作成に関する規程」において，COI などガイドライン作成に必要な専門的事項について指導・助言する役割を担うものとして定められている．その点が分かるように，「外部委員」に続けて（診療ガイドライン作成方法専門家）と追記した．
　それとは別に，p.xiv～xv に記載した各学会の外部評価は，それぞれ担当する委員会において実施されている．そのため，以下のように学会名だけでなく委員会名を追記した（下線部）．
　「日本神経学会<u>ガイドライン統括委員会</u>，日本神経治療学会<u>ガイドライン作成委員会</u>，日本神経免疫学会 <u>MS 委員会</u>，日本神経感染症学会<u>ガイドライン委員会</u>，日本 HTLV-1 学会<u>診療委員会</u>，日本移植学会<u>医療標準化委員会</u>および Minds による外部評価を受けた．」

▼本ガイドラインの基本理念および概要
　［コメント］
　外部評価（Minds による公開前評価・パブリックコメント）について，目的・意図，評価結果，ガイドラインへの反映結果についても明記するとよいでしょう．
　［対応］
　外部評価の目的・意図として，「本ガイドラインを，診療の専門家およびガイドラインの専門家の意見を取り入れて，より質の高いガイドラインとするために外部評価を受けた．」，「本ガイドラインの利用者の意見を取り入れるために」という文言を「外部評価」の項に追記した．また，Minds による公開前評価の結果である AGREE Ⅱ 評価表を同じ「外部評価」の項に掲載した．さらに，ガイドラインへの反映結果を明記するため，本項「主な外部評価コメントとその

対応について」を新たに設けた.

▼本ガイドラインの基本理念および概要

［コメント］

COI については，各委員の状況を具体的に明示し，COI があった場合の対応についても明記することが望まれます.

［対応］

各委員の経済的 COI・学術的 COI（アカデミック COI）と，システマティックレビューやパネリストの担当が分かる表を作成し，掲載した. また，経済的 COI のあった 1 名の委員に対する対応について，以下の文言を追記した.「経済的 COI について日本神経学会の開示基準に該当した委員は 1 名で，SR 作成，パネリストは担当しなかった.」

▼第 1 章 1.5.1.「成人 T 細胞白血病・リンパ腫（ATL）」 図 1-9

［コメント］

この図では，血縁ドナーサーチとなった患者は化学療法をしないで CR，PR/SD，PD となっている.

［対応］

図 1-9 を，化学療法と血縁ドナーサーチが並行して実施されることが分かるように修正した.

▼第 2 章「HAM 診療の CQ と推奨」

［コメント］

全体的には，極めて scientific な構成で，詳細に調べられたエビデンスに基づいて作成されていると思います. 一方，そのため，一般神経内科医が参照したい場合に，わかりにくい印象があります. CQ に対して膨大なデータの調査結果が述べられており，その後に続く Q への回答が，一般神経内科医には参照しやすい.

［対応］

すべての CQ に対して，推奨決定に関わる多くの資料をすべて第 2 章に掲載したが，指摘の通り，参照したい場合に分かりにくく利便性に欠けるため,「文献検索」以降の詳細資料に関しては巻末に掲載することにした.

▼第 3 章 1.「HAM の診療に関する Q&A」

［コメント］

一般神経内科医にとって，治療上参照する際に有用なものは，Q4, Q5, Q6 に対する回答と思われます. ここでは長期成績で，後ろ向きですが，唯一エビデンスのあるステロイド内服維持療法が大事です. 脊髄炎症のレベルの評価は，治療開始時の 1 回は髄液を採取して評価可能ですが，その後の経過観察期間では，通常髄液の採取は行われませんので，現実には脊髄の炎症レベルの評価は難しいと思います. つまり脊髄の炎症レベルの評価に基づいてステロイドの維持量の調整を行うのは困難と思います. 髄液採取以外の方法で，どのようにステロイド維持療法中の疾患活動性をモニターすればよいかが，十分に記載されていないので，ステロイド維持療法を推奨するのはいいですが，実際的には減量・中止をどうすればよいかが不明確と思われます. インターフェロン α に関しては，実際的には長期の使用は難しいと思います.

［対応］

Q5 の回答に以下のような文言（下線部）を追記した.

「通常，緩徐進行例に対してプレドニゾロン 3mg～10mg/day の投与が継続される. ステロイドの長期内服維持量に関しては，<u>症状や髄液所見の改善した状態が維持されることを目標として決定することが重要である</u>. ただし，常に副作用を念頭におき，症状や髄液所見を参考に出来るだけ減量の可能性を検討することが望ましい.」

索 引

HTLV-1 関連脊髄症（HAM）診療ガイドライン 2019
〜HTLV-1 陽性関節リウマチ＆HTLV-1 陽性臓器移植 診療の対応を含めて〜

2019 年 6 月 5 日　発行	監修者　日本神経学会，日本神経治療学会， 　　　　日本神経免疫学会，日本神経感染症学会， 　　　　日本 HTLV-1 学会，日本移植学会 発行者　小立鉦彦 発行所　株式会社 南 江 堂 〒113-8410 東京都文京区本郷三丁目 42 番 6 号 ☎（出版）03-3811-7236　（営業）03-3811-7239 ホームページ https://www.nankodo.co.jp/ 　　　　　　　　　　　　　印刷・製本 真興社

© Societas Neurologica Japonica, Japanese Society of Neurological Therapeutics,
　The Japanese Society for Neuroimmunology, Japanese Society for Neuroinfectious Diseases,
　The Japanese Society of HTLV-1 and Associated Diseases,
　The Japan Society for Transplantation, 2019

定価は表紙に表示してあります．　　　　　　　　　　Printed and Bound in Japan
落丁・乱丁の場合はお取り替えいたします．　　　　ISBN978-4-524-22634-4
ご意見・お問い合わせはホームページまでお寄せください．

本書の無断複写を禁じます．
JCOPY〈出版者著作権管理機構 委託出版物〉

本書の無断複写は，著作権法上での例外を除き禁じられています．複写される場合は，そのつど事前に，
出版者著作権管理機構（TEL 03-5244-5088，FAX 03-5244-5089，e-mail: info@jcopy.or.jp）の許諾
を得てください．

本書をスキャン，デジタルデータ化するなどの複製を無許諾で行う行為は，著作権法上での限られた例外
（「私的使用のための複製」など）を除き禁じられています．大学，病院，企業などにおいて，内部的に業
務上使用する目的で上記の行為を行うことは私的使用には該当せず違法です．また私的使用のためであっ
ても，代行業者等の第三者に依頼して上記の行為を行うことは違法です．